杨华中医临床诊治心法

主编 杨 华

世界图书出版公司

图书在版编目（CIP）数据

杨华中医临床诊治心法/杨华主编．--北京：世
界图书出版公司，2021.4
ISBN 978-7-5192-8475-6

Ⅰ．①杨… Ⅱ．①杨… Ⅲ．①中医诊断学—研究②中
医治疗法—研究 Ⅳ．①R24

中国版本图书馆 CIP 数据核字（2021）第 054326 号

书　　　名	杨华中医临床诊治心法
（汉语拼音）	YANG HUA ZHONGYI LINCHUANG ZHENZHI XINFA
主　　　编	杨　华
总 策 划	吴　迪
责 任 编 辑	韩　捷　崔志军
装 帧 设 计	霍　杰
出 版 发 行	世界图书出版公司长春公司
地　　　址	吉林省长春市春城大街 789 号
邮　　　编	130062
电　　　话	0431-86805551（发行）　0431-86805562（编辑）
网　　　址	http：//www.wpcdb.com.cn
邮　　　箱	DBSJ@163.com
经　　　销	各地新华书店
印　　　刷	河北文盛印刷有限公司
开　　　本	787mm×1092mm 1/16
印　　　张	15
字　　　数	337 千字
印　　　数	1—2 000
版　　　次	2021 年 4 月第 1 版　2021 年 4 月第 1 次印刷
国 际 书 号	ISBN 978-7-5192-8475-6
定　　　价	86.00 元

杨华教授荣誉事迹展

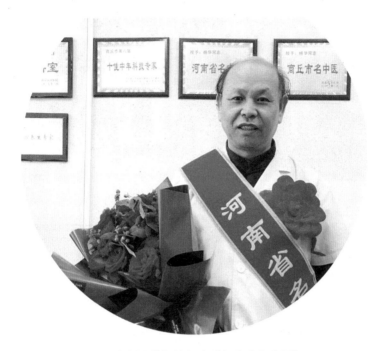

2009 年杨华教授被评为"河南省名中医"

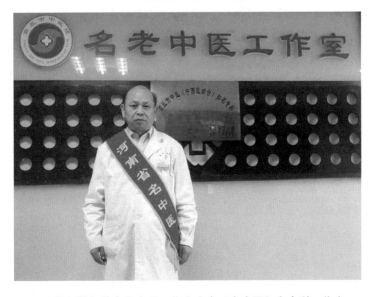

杨华教授带领的名老中医工作室为商丘市中医知名专科工作室

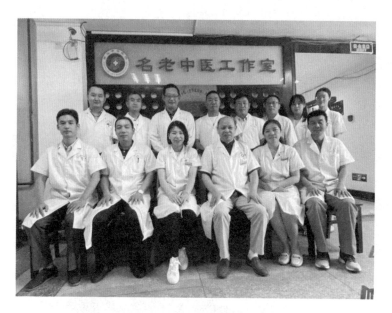

河南省名中医杨华教授传承工作室人员

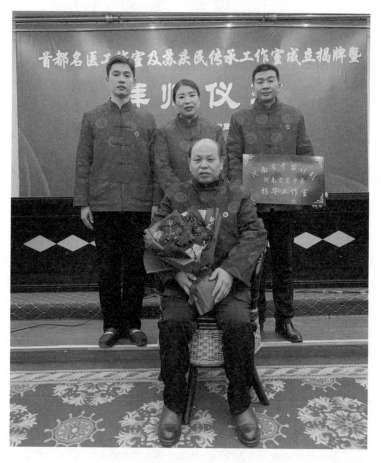

河南省中医青苗计划带教指导老师

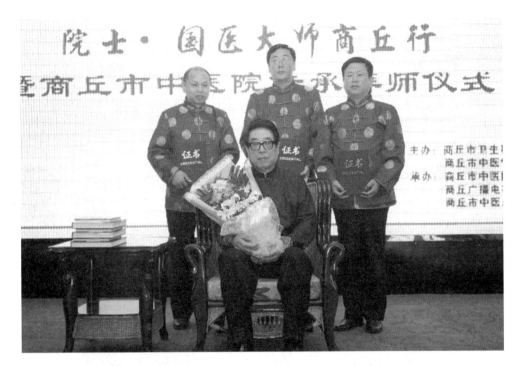

张大宁院士与杨华教授等合影

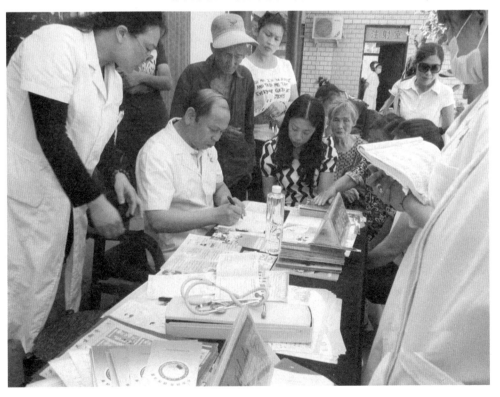

杨华教授在基层扶贫义诊

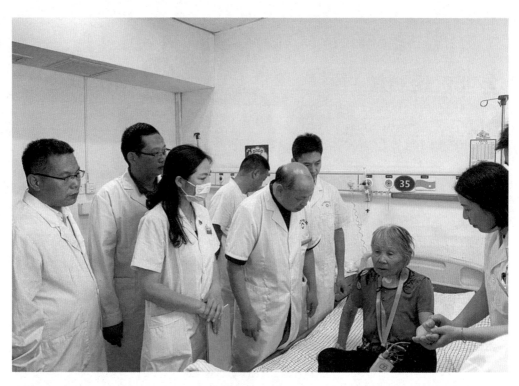

杨华教授在查房、带教

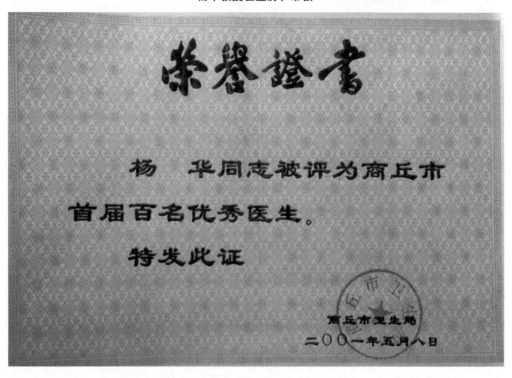

杨华教授被评为"商丘市首届百名优秀医生"

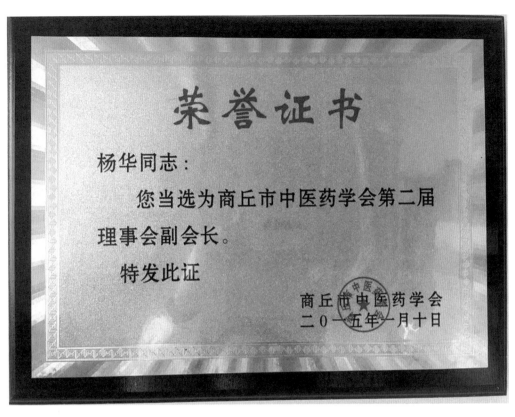

杨华教授被选为"商丘市中医药学会第二届理事会副会长"

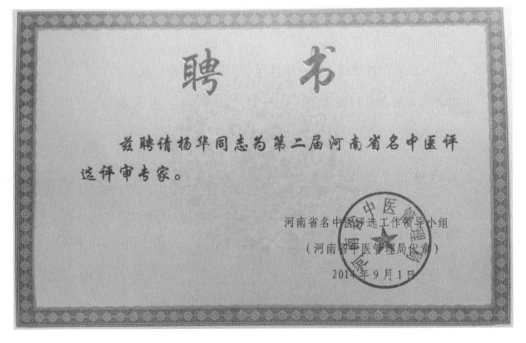

杨华教授被评为"第二届河南省名中医评选评审专家"

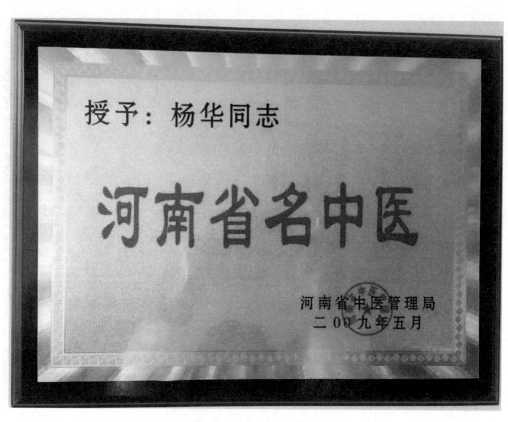

授予：杨华同志

河南省名中医

河南省中医管理局
二〇〇九年五月

杨华教授被评为"河南省名中医"

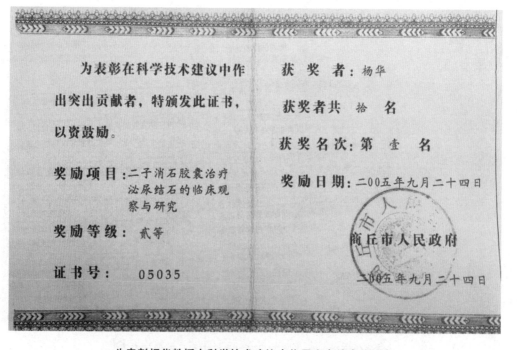

为表彰在科学技术建议中作出突出贡献者，特颁发此证书，以资鼓励。

奖励项目：二子消石胶囊治疗泌尿结石的临床观察与研究

奖励等级：贰等

证书号：　05035

获奖者：杨华

获奖者共 拾 名

获奖名次：第 壹 名

奖励日期：二〇〇五年九月二十四日

商丘市人民政府

二〇〇五年九月二十四日

为表彰杨华教授在科学技术建议中作用突出特发此证书

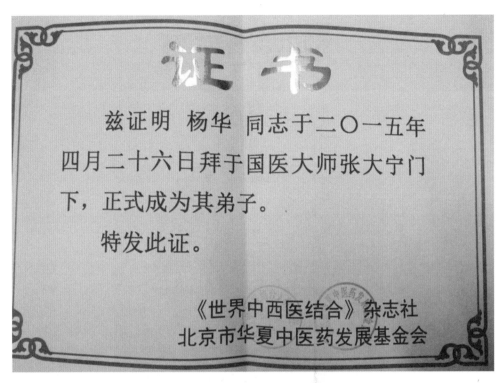

证书

兹证明 杨华 同志于二〇一五年四月二十六日拜于国医大师张大宁门下，正式成为其弟子。

特发此证。

《世界中西医结合》杂志社
北京市华夏中医药发展基金会

杨华教授正式成为国医大师张大宁弟子特发证书

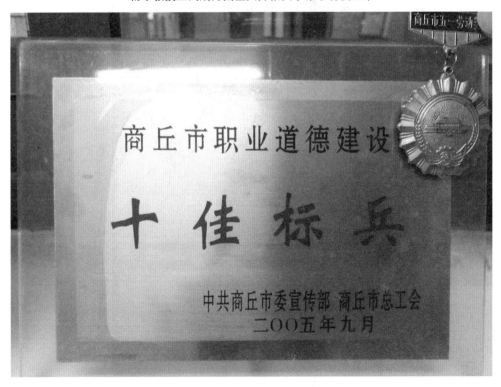

商丘市职业道德建设

十佳标兵

中共商丘市委宣传部 商丘市总工会
二〇〇五年九月

杨华教授被评为商丘市职业道德建设十佳标兵

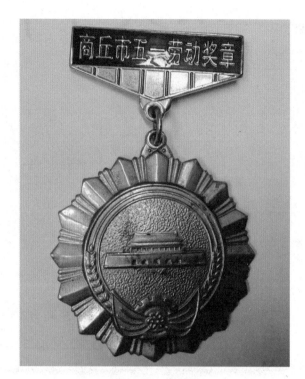

商丘市"五一劳动奖章"

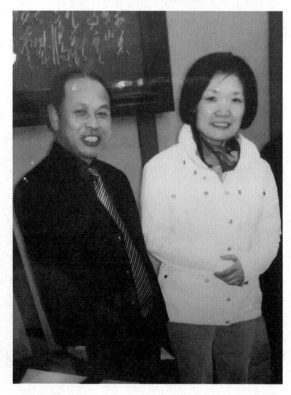

杨华教授与河南中医学院校长郑玉玲合影及学术交流

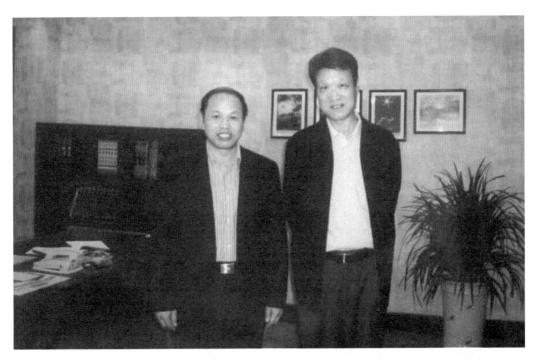

杨华教授与农工党中央副主席、全国政协副主席陈宗兴同志在一起

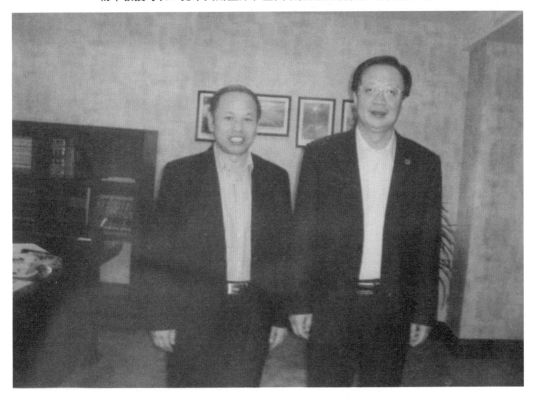

杨华教授与农工党河南省委主委、省政协副主席高体健同志在一起

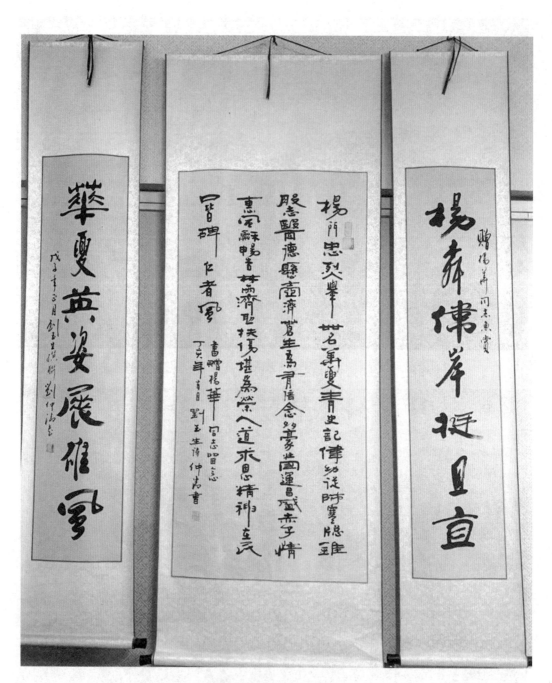

患者赠送藏头诗以表谢意

编　委　会

序

中国医药学是一个伟大的宝库，是中华优秀传统文化的重要组成部分。它的所有理论均来源于实践，最终又回归于临床。中医药学的理论和临床经验记载于四大经典和历代名家著作，也存在于众多名老中医的经验集中。完整地继承、整理、研究他们卓有成效的临床经验和理论，意义重大。

数年前，我曾到商丘讲学并担任商丘市中医院杨华教授的带教老师。商丘，文化积淀深厚，燧人氏钻木取火，中国最早的观星台，商祖王亥，都是最好的见证。商元圣伊尹创制《汤液经》是医圣张仲景《伤寒杂病论》一书主要源泉。斗转星移，商丘名医，层出不穷，金元时期张从正著《儒门事亲》，名彪千古。近现代以来，名医迭出，如胡蔚然、谢裕东、葛子端、郑惠民、万庆林等，但他们的经验心得，未能成书，传于后人，不免遗憾。

"河南省名中医"杨华教授继承了豫东名医葛子端老先生的临床经验，行医四十载，德艺双馨，学验俱丰，慕名求医者甚众，医名远播大江南北。杨华教授在繁忙的工作之余，嗜学不厌，勤于笔耕，著成《杨华中医临床诊治心法》一书，令人欣慰！杨华教授作为河南中医的杰出代表，从此书稿中可以看到，他在中医事业上取得了不凡业绩。

该书内容详实，分上、中、下三篇。上篇介绍了作者师承经历，消渴、中风、风湿及妇科病、肝胆病的防治经验，以及肾虚为百病之长理论和百病痰为先等鲜明的学术思想。中篇详细记录了杨华教授在肝胆脾胃病、心脑血管病、风湿肾病、妇科及常见杂病、内分泌疾病的大量医案。辨证准确、用药精当，按语分析透彻。下篇介绍了其宝贵的临床经验良方，收录多篇论文著作。多年来，杨华教授坚持中西医并重，守正创新，勤耕杏林，积极带教，桃李满门，培养了大批中医人才，为祖国医学的发展做出了突出贡献，精神可嘉！

在该书即将付梓出版之前，欣然为弟子作序。祝愿杨华教授做出更大成绩！

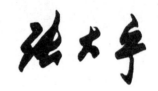

国医大师
中央文史馆馆员
国际欧亚科学院院士
庚子年壬午月于北京

前　言

中医学是具有中国特色的生命科学，它具有丰厚的中国文化的底蕴，其以辩证思维为主导的病证结合辨证论治体系显示了学科的优势和特色。中医学源远流长，绵延数千载，为民族的繁衍、国家的昌盛做出过重大的贡献，尤其是历代遇有天灾战乱、疫病肆虐的紧要关头，中医药防治疫病的功绩，著称于世，彪炳史册。为了促进中医学术自身的发展、完善和提高，充实生命科学的内容，为人类的健康事业做一份有意义的工作，杨华教授组织编写了此书。

杨华教授出身于中医世家，毕业于河南中医学院，早年侍师于豫东名医葛子端老先生，昼工作，夜钻研，如痴如醉钻研中医医理医案。他曾用两年时间反复研读《黄帝内经》《伤寒论》《金匮要略》等古代医学经典，写出了十几万字的读书笔记和心得体会。后又拜国医大师、国际欧亚科学院院士张大宁为师，在学术上达到了很深的造诣。

在长期的临床实践中，杨华教授崇尚"肾为本"理论，充分认识到肾在人体生命过程中的重要性，认为肾虚为百病之长，久病入络，久病入肾，肾虚则瘀。因此，他运用补肾活血法治愈了很多疑难杂症，如慢性肾炎、肿瘤、再生障碍性贫血、风湿病、不孕不育症等。在中医治疗疑难杂症上，杨华教授见解独特，处理棘手病症，游刃有余。他总结出"四形望诊"，即"呼吸形"，此类病人颧骨高，脑门和下巴相对窄，容易患呼吸系统疾病；"消化形"，此类病人国字脸，容易患消化系统疾病和脑血管系统疾病，以及风湿、神经衰弱等疾病；"脑形"，此类患者脑门大，易患头痛、中风、神经衰弱等脑部疾病；"肾病形"，此类患者尖下巴，桃花面，容易患泌尿系疾病。临床中以"四形望诊"结合"望闻问切"辨证准确率更高。

杨华教授行医四十余载，注重医德医风，视患者为亲人，把无数患者从病魔手中挽救过来，使许多患者重新燃起了生命的希望。他总结多年临床经验，创制了"防瘫丸"治疗中风先兆症，"溶栓通脉胶囊"治疗中风后遗症，临床效果显著。写出了医学论文 40 余篇，专著 2 部，有 4 项科研成果获省厅二等奖。

　　杨华教授长期致力于中医临证工作和教学研究，汲取诸家临证精华，勤于临证，积极探索，以四大经典理论精髓作为从事中医工作的基础，在中医现代研究、中医临床治疗、中医人才培养等方面做出了卓越贡献。

　　本书系统、详细介绍了杨华教授在中医药领域的师承经历、学术渊源、学术思想及近四十年的临床经验。在治疗各论中论述了肝胆脾胃系病、心脑系病、风湿肾系病、妇科病及常见杂病、内分泌系统疾病以及临床经验方选等，全部为临床治疗的效例，有助于读者加深理解。杨华教授的中医学术思想贯穿于全书的始终。本书既有传统中医理论的继承，又有当代中医临床的发挥，是一部内容丰富，具有系统性、学术性、实用性和科学性的中医专著。

　　中医药文化博大精深，穷究其理而不践于行则非也，读经典，做临床，师出有门，参悟得道，则成果佳已。本书倾注了本人四十余年来的心血，相信本书能成为广大同道及相关医务人员的良师益友。由于编写时间仓促，书中难免会有错漏之处，敬请广大读者批评指正。

杨华

庚子年壬午月于商丘

目　录

上篇　成长历程

中篇　医案精粹

下篇　经验集萃

上篇 成长历程

第一章 师承经历

一、成长经历

杨华教授出身于中医世家，受家庭影响和熏陶，从小就梦想做一个救死扶伤的白衣战士。17 岁时考入云阳中医药学校。1981 年分配到商丘市第一人民医院工作，跟随中药名师陈文豪、于思善学习中药炮制、调剂；1986 年调入商丘市中医院，师从豫东中医泰斗葛子端老先生。葛老先生德高望重，医术高超，悉心教诲。杨华教授为早日掌握中医学的奥妙，昼工作，夜钻研，每天不到深夜不休息，如痴如醉钻研中医医理医案，有时对老师处理的疑难病例发表独到的见解，与老师反复研讨，虚心求教，直到弄懂为止。他在两年时间内反复研读《内经》《伤寒》《金匮要略》等古代医学经典，写出了十几万字的读书笔记和心得体会，他深知古代几千年来传下来的医疗经验是宝贵的财富，关系到祖国传统医学发展创新，关系到千家万农户的健康与幸福。当他面对病人在疾病折磨下辗转求医，痛苦呻吟，听到无情病魔夺去亲人生命时家属绝望地呼喊，都潸然泪下，病人之痛、病人之苦就是自己的心灵之苦。他发誓一定努力学好医术，抗击疾患对人民健康的危害。为人民健康、家庭幸福奉献自己的智慧和汗水。

斗转星移，三十余年来，杨华教授追逐自己的梦想，技术日益精湛。他用那宽厚的爱心热情服务，把无数病人从病魔手中拯救出来。他的行为使许多患者燃起了生命的希望和战胜病魔的决心。杨华教授尤其是在肝病、肾病、风湿、肿瘤病的防治与治疗方面有独到之处。在成绩和荣誉面前，他不骄不躁，痴心不移，向更高的境界追求登攀。1987年考入河南中医学院。由于工作成绩突出，2002 年破格晋升为主任医师、教授。任主任医师以来，他带领全科人员辛勤工作，以救死扶伤为己任，以为病人服务为中心，踏实耕耘，在豫东中医界逐渐崭露头角。

在长期的临床实践中，杨华教授多崇尚肾为本理论，充分认识肾在人体生命过程中的重要性，认为肾虚为百病之长，久病入络，久病入肾，肾虚则瘀。因此，他运用补肾活血法治愈很多疑难杂症，如慢性肾炎蛋白尿、肾病综合征、鼓胀、肿瘤、再障、风湿、不孕不育等。创制的龙马滋肾胶囊，在治疗男性功能障碍、男女精卵发育不良或畸形方面，疗效确切。创研的"二子消石胶囊"荣获市科技成果二等奖。在未病先防、既病防变的医学思想指导下，创制"中风防瘫丸"通过补肾活血治疗很多肾虚血瘀型的中风先兆患者，大大降低了中风偏瘫的发生，为患者节省大量的医疗费用，同时也给国家社会减轻了负担，目前科技成果正在推广。在中医治疗疑难杂症上，杨华教授见解独特，处理棘手病症，游刃有余，效如桴鼓。

杨华教授40年来，工作兢兢业业，他的爱岗敬业精神激励着医疗卫生战线上的同行们。杨华教授说："要想做个好医生，首先做个好人，要实实在在把病人当亲人，不可疾小而不医，更不能因病重而畏难。"多年来，杨华教授秉承师训，从不懈怠，对待患者一视同仁，态度和蔼，敬畏生命，深受广大患者和同行的尊重和信赖。2005年被商丘市委宣传部评为"商丘市职业道德十佳标兵"，获"五一劳动奖章"等荣誉称号，2007年被商丘市组织部、人事局、科协联合评为商丘市第六届"十佳中年科技专家"荣誉称号，2009年被河南省人事厅、中医管理局评为首届河南省名中医。他把自己的身心全部融入祖国的中医药事业中，决心为传承中医药文化、发展中医药事业贡献自己的一切。他的人生信念是：事虽难，干必成；路虽险，行必至。他时刻牢记以"为人民服务"为己任的宗旨，决心为人民的健康和生活美好奉献自己的全部光和热，用爱心谱写灿烂的人生篇章。

二、跟师名医葛子端（图1-1）

葛子端，字允正，山东省曹县人，河南名老中医，公元1910年生，卒于公元2003年，中共党员，副主任中医师，16岁在本镇中和堂药铺当学徒，拜师于山东名医李金轩先生，19岁行医乡里，声名远播，慕名求医者络绎不绝。1938年后辗转于山东、河南一带行医。新中国成立前夕，定居商丘，曾任三联合医院院长；地区中医院（现商丘市中医院）副院长，商丘市中医学会会长，兼任河南中医学院（现为河南中医药大学）教授。商丘市数届人大、政协常委。1983年作为卫生系统模范出席省先进分子代表大会；被《河南名老中医集锦》一书收录文章7篇。在《黑龙江中医药杂志》《四川中医杂志》《河南中医药杂志》等发表医学论文10余篇。葛子端一生精研岐黄，献身于中医事业70余载，学验具丰，名扬四海，誉满杏林，桃李争荣，带徒授业，传承方术，形成了葛氏中医流派，擅长治疗内、妇、儿科疑难杂症，尤对肝肾血病有独到之处，被誉为苏、鲁、豫、皖中医之冠。

杨华教授自1986年跟师于葛子端老教授，受其言传身教。葛子端教授的医学思想是他医学道路的奠基石。

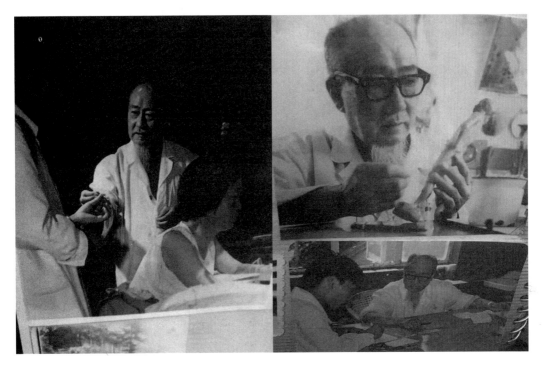

图 1 – 1　跟师名医葛子端

三、师承国医大师张大宁（图 1 – 2、图 1 – 3）

张大宁，中国农工民主党中央副主席，国医大师，国际欧亚科学院院士，中医肾病学的奠基人，中国肾病学泰斗。2011 年成立了全国自然科学二级学会——中医补肾活血法学会，这是第一个以"个人提出的治法"命名的医学学会。为表彰其在医学领域成就，国际天文联合会把中国科学院新发现的 8311 号小行星，命名为"张大宁星"。这不仅是中国，而且是世界上第一颗以医学家名字命名的小行星。2015 年 4 月 26 日，由商丘市卫生和计划生育委员会、商丘市中医药管理局主办，商丘市中医院、商丘广播电视台、商丘市中医药学会举办的"院士·国医大师商丘行暨商丘市中医院传承拜师仪式"上，省级名中医杨华教授拜师于国医大师、中医肾病泰斗张大宁教授，他虚心求教，学习大师的精湛医术，学习大师献身国医、鞠躬尽瘁的敬业精神和关爱患者、大医精诚的医德医风，为人民的健康多做贡献。

杨华教授师从于国医大师张大宁，近几年临床运用"补肾活血法"治疗常见肾系疾病，疗效显著。

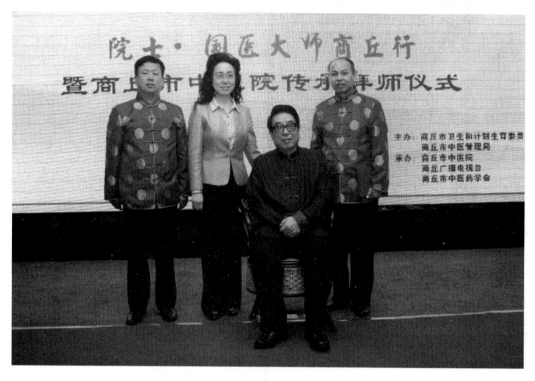

图1-2　杨华教授等拜师张大宁合影

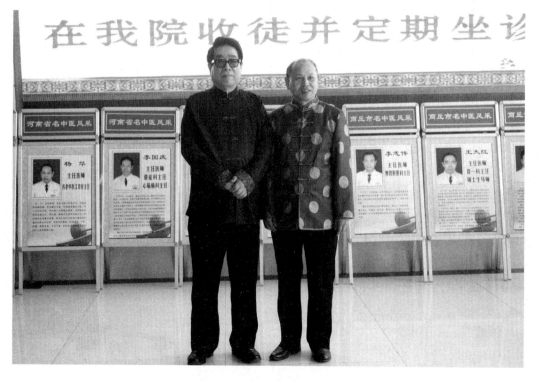

图1-3　师承国医大师张大宁

第二章　学术渊源

一、早年研习经典著作

杨华教授认为，学习研究中医经典并不是"围绕经典打转转"，是需要在学习中医理论中，在临床实践中认识自己的不足，不断地去检验，去感悟。学习中医经典不应是泥古不化，而是为了指导临床实践，开拓创新。而只有具备了深厚的中医功底和丰富的临床经验，才有可能发展和创新。

杨华教授对于《黄帝内经》研究颇深，重视"阴阳理论"在诊病、治疗、预后中的应用，强调人体分阴阳，"体强语盛为阳，体弱懒言为阴"；诊脉分阴阳，结合《素问·阴阳应象大论》："善诊者，察色按脉，先别阴阳"的理论，提出"寸阳尺阴，浮阳沉阴"等基本诊脉思维；重视《内经》中对男子、女子生理功能及生长发育的阐述，经常同患者讲述其发病机制。在中药使用方面，以神农本草经为起点，逐步掌握临床常用药物的四气五味，药物炮制与配伍间的变化，对于"疗寒以热药，疗热以寒药"的典型药物熟记于心。

自古以来，中医、中药并驾齐驱，杨华教授始终以理论知识为导向，审症求因为出发点，药到病除为目的，不断外出学习深造，拜师收徒，使祖国医学文化得以一脉相承。

二、药学向中医学的转变

自古医药一家，难以分离，历代中医大家均以"明医理，知药性"见称，中医药理论实践的精髓在于诊病处方抓药，中药的炮制应用习惯因人而论，前提是精准施治，据证选方用药。

杨华教授早年是当地文科状元出身，专科就读于河南省云阳中医药学校，在校期间文学功底深厚，能诵读四大经典，在中药理论方面卓有建树。毕业后考取药剂师资格证，在商丘市第一人民医院药剂室就职。他对临床医生的处方很感兴趣，看似简单的几味草药相互配伍应用可以医治诸病，于是他开始收集各位医生的处方，对病证用药开始总结，把名医经验化为己用。杨华教授告诉我们："他不甘于做一辈子药剂员。"这也是他萌生学中医临床想法的初衷。后来有幸参加中医函授班考试，以优异的成绩被河南中医学院录取，这为他以后从事临床工作打下了坚实基础。毕业后分配到商丘市中医院实习，跟诊豫东名老中医葛子端学医，尽得真传。

"不积跬步，无以至千里"，杨华教授用切身经历告诉我们，作为一名中医人，学好理论基础是第一步，不断提高理论水平是前进的关键，树立成为一名中医大家的目标是前进的动力与方向，最终在中医的知识海洋中徜徉，怡然自得。

三、承前拓新，中西并重

中医药文化源远流长，历代名医层出不穷，各家学术流派竞相发展，百家争鸣。杨华教授传承"救死扶伤、大医精诚"医道，不断学习前人诊疗思路，借鉴其临床经验，结合实际病情采取"审症求因、缜密辨证"以遣方用药，往往药到病除。"师于古而不泥于古"是他临床诊疗思路的真实写照，通过研习经典著作，诵读经典条文，灵活辨证运用，不断领悟诊疗思路，勇于创新，充分发挥中医四诊诊疗手段，做到"四诊合参，辨证施治"。杨华教授创新精神体现在临床实践中，他善于总结经验方，创制了许许多多的成方验方，并申请专利获得产品批号后加工成院内制剂。他深谙传统的中药膏方"治未病"理论，结合现代工艺将验方加工成具有专人专方的膏剂，临床疗效显著。杨华教授强调"中西并重"思想，经常在诊治过程中结合中医理论、西医诊断结果给我们悉心分析患者病情，他自己潜心于观察肾病各阶段功能指标的舌象脉象变化，从而更好地应用于临床。在近代医家及著作中，他比较推崇张锡纯的《医学衷中参西录》，认为张锡纯朝是近代中西医汇通派的代表人物，而《医学衷中参西录》是他致力沟通中西医学，主张"以中医为主体，取西医之长，补中医之短"的理论结晶。通过西医的"视、触、叩、听、嗅"获得的直观诊断，结合中医"望闻问切"辨析内在脏腑气血变化，准确把握病因病机，达到准确施治的目的。

在临床跟诊中，杨华教授经常告诫他的学生说："想成为一个好的中医大夫，首先要做一个好人，要有坚实的理论基础，广泛的社会交往，长期的临床实践，过硬的医疗技术。同时还要具备观察家的眼睛，哲学家的脑袋，外交家的口才，文学家的灵感。诸类旁通，才能成为一代名医，造福一方百姓。"

第三章　学术思想

杨华教授师从豫东名老中医葛子端先生，早年从事药学专业，对中药性味归经较为擅长，为后来转向临床打下了坚实基础。他遣方用药遵循"有斯证，用斯药，无斯证，不用药"的原则，辨证施治，综合调理，临床疗效显著。

杨华教授在风湿肾病专业领域获得了优异的成果，参与临床复方制剂的研制，如治疗痹症之"痹痛舒胶囊"，中风后遗症之"溶栓通脉胶囊"，哮喘咳嗽发作症之"参蛤定喘胶囊"，胃神经官能症之"枳术解郁丸"，肾虚腰痛伴阳痿症之"龙马滋肾丸"，其创制的"二子消石胶囊"在临床应用广泛，并获得科技进步二等奖。这些行之有效的复方制剂是杨华教授多年临床经验的精华所在。

一、百病生于肾虚

1. 肾精为本　祖国医学认为："肾为先天之本，肾藏精，精生髓，髓养脑。"人体生命气血在于生化有源、气化有常，肾精为先天之精，充养五脏六腑之精气，肾精分阴阳，即元阳、元阴之精，肾中元阳为一身阳气之根本，气化之使，温养五脏六腑及经脉气血。肾中阳气不足，温煦失司，推动气血无力，致使脏腑功能减退，气机失调，使阴阳失衡，疾病乃生；肾中阴精不足，气血化生困乏，肾精不能濡养头目，失却精明之府，致使脑窍不利，精神欠佳，百病乃生。

2. 肾司二便　肾脏与膀胱互为表里，肾司膀胱开阖，肾气失司，膀胱气化不利，引起小便不利，软弱无力。肾阳温运胃肠，大便的排除与肾气的推动和固涩作用有关，同时肾气司肛门开阖，肾气不利，肛门开阖失调，节制不利，出现便秘或腹泻。

3. 肾与肝　"肾藏精，肝藏血""肝肾同源"。肝血需要依赖肾精的滋养，肾精又需肝血不断的补充，两者互相依存，互相滋生。肾精不足，可导致肝血亏虚。反之，肝血亏虚，又可影响肾精的生成。若肾阴不足，肝失滋养，可引起肝阴不足，导致肝阳偏亢或肝风内动的证候，如眩晕、耳鸣、震颤、麻木、抽搐等。

二、百病痰为先

中医理论中，痰分有形之痰与无形之痰。有形之痰，顾名思义就是看得见的痰，通过咳嗽吐痰、呕吐痰涎、久泻便中黏液等观察到；无形之痰存在于肌肤经络、脏腑孔窍，从上至下无处不在，易阻滞气机，是常见的病理因素。

杨华教授在临床上注重痰邪的致病广泛性，强调治痰分虚、实、寒、热。虚证方面：脾虚生痰、肺虚无力化痰等治疗以补气化痰为主；痰饮、痰湿阻肺，困遏脾胃，中焦升降失调以理气化痰为主；外感湿邪，湿聚成痰，寒湿夹杂，痰涎壅阻，治以祛湿化痰为主；痰阻气机，郁而化热，痰热互结，痰黏质稠，热证明显，治以清热化痰为主。

1. 痰与咳嗽 《素问·咳论篇》："肺之令人咳，何也？岐伯对曰：五脏六腑皆令人咳，非独肺也。"中医认为，有声无痰为咳，有痰无声为嗽。痰邪阻于肺，影响肺的宣发肃降，气机不利，痰阻气道，引起咳嗽、咳痰等症状。杨华教授认为，痰饮非温药不化，临床以"温肺化饮"为法加减药物治疗。

2. 从肺脾肾论治哮喘 肺主肃降，脾主运化，肾主纳气，三脏一呼一纳一运，调节呼吸功能。《素问·六节藏象论》："肺者，气之本。"《类证治裁》："肺为气之主，肾为气之根。肺主出气，肾主纳气。"因此，治疗哮喘应以补肾、宣肺、健脾为原则。

肺为肾之母，肾为肺之子，对虚喘病症，肾虚为本，治以补肾纳气、宣肺平喘。痰涎量较多则配以四君子汤、二陈平胃散健脾利湿，肺肾气虚引起虚性哮喘宜用平喘固本汤。

3. 从肺脾论肺系疾病 "脾为生痰之源，肺为储痰之器"。杨华教授临床治疗肺系疾病时注重培土制水法。肺为水之上源，主通调水道，肺气不利则宣发肃降失调，引起体内水液代谢紊乱，水液积聚成饮，饮聚成痰，痰阻气道，出现咳嗽、咳痰等症状；脾主运化，脾虚运化失权引起水湿积于胸腑部位，影响中焦气机，致使脾升肺降之升清降浊异常，出现胸闷、肺胀等病症，故以健脾清肺为治则。

三、内外兼调治消渴

古今医家对消渴病因病理论述其详，多认为病因损伤肺胃肾之阴液而形成本病。张景岳认为："中消病，病在脾胃。"朱丹溪认为："酒而无节……脏腑生热"。河间认为："消渴者……耗乱精神，过违其度之所成也。此乃五志过极，皆从火化，热盛阴伤，致令消渴"。《诸病源候论》云："房事过度，致使肾气虚耗，下焦生热，热则肾燥，燥则渴，肾虚又不得传制水液，故随饮而小便"。本病的发生原因是多方面的，内有素体阳气不足，肾精亏损，外有七情、甘美厚味、饮酒等因素。故临床治疗应内外兼顾，以期治病求本之功。

杨华教授根据多年临床经验，总结出一首针对消渴的歌诀（糖尿病名消渴，吃得多喝得多，体重减尿沫多，五驾车要拉好，多锻炼勤洗澡，日万步不能少，调情志不烦恼，调饮食多吃豆少吃甜，吃中药效最好，能益阴病发少，五驾车拉得好，人活百岁不算老）与病人沟通讲解收效甚佳。

四、肝胆相照治肝胆病症

中医理论认为，肝胆互为表里，肝气条达、疏泄有常则胆汁排出顺畅，胆腑为中精之官，胆汁藏泄有度则肝脏功能有节，肠胃运化正常。杨华教授认为，胆属足少阳经，临床治疗肝胆疾病以和解宣利、清肝利胆为主，方选小柴胡汤加减。另外，《黄帝内经》中有"见肝之病，知肝传脾，当先实脾"的论述，治以调和肝脾、健脾益气、养肝柔肝。

杨华教授治疗疑难病之肝胆重症常见，如肝癌、肝硬化、胆囊癌、甲肝、乙肝传染性疾病，以清热散结、祛湿解毒为主，在临床中运用虎蛇汤加减治疗乙肝大三阳病毒复制期，中药结合三参软肝丸、玄驹灵芝胶囊制剂治疗气虚血瘀所致肝硬化腹水，以仙灵乙肝丸(淫羊藿、桑寄生、丹参、巴戟天、菟丝子、苍术、黄芩、仙茅、虎杖)治疗乙肝病毒携带者，效果显著。

五、痹证善用虫类搜风除湿

痹者，闭而不通也。中医认为，痹证为风寒湿邪气杂合，侵袭肌肤、气血、经络而致病，中老年女性发病较多，临床以小关节病变特征明显，可见肿胀变形，晨起指关节疼痛僵硬，遇寒或遇热症状加重。杨华教授善于运用痹痛舒胶囊治疗风湿、类风湿性关节炎、强直性脊柱炎及骨质增生症，药物组成为熟地黄、枸杞子、杜仲、川牛膝、黄芪、全蝎、蜈蚣、天麻。方中前四味用以滋补肝肾，全蝎、蜈蚣等虫类药具有搜风通络、解痉止痛之功，天麻祛风通络止痛，临床治疗效果显著。

六、膏方治未病

膏方，又叫膏剂。在中医理论里，膏方是在复方汤剂的基础上，根据人的不同体质、不同临床表现而确立的不同处方，一般由多味中药组成，具有很好的滋补作用。冬季是一年四季中进补的最好季节，而冬令进补，更以膏方为最佳。杨华教授研制"八珍养荣膏"治疗中年妇女气血不足、精神气色差、月经过少等症，其他还有补益肝肾之"龙马滋肾膏"，调节胃神经官能症之"解郁安神膏"、养心安神之"百合安眠膏"、清热活血退斑之"凉血化斑膏"，临床效果甚佳。

七、以通为补治妇科杂病

杨华教授认为，女子以气为本，以血为用。妇科病多以虚实夹杂、寒热瘀血互结为主，情志不畅、房事不洁为诱因，引起痛经、月经失调、闭经、黄白赤带等。中医认为，"久病多虚多瘀，不通则痛"，气血以通为补，即运行气血通畅，使瘀去新生、生化有常来补益气血。临床上如果单独的补气或者单独的补血而不重视气血流通，都达不到很好的补益效果。对于血瘀引起的痛经、崩漏、症瘕等症，治宜补气化瘀、活血调经，伴见血热则清热凉血，配以白茅根、益母草、茜草、生地榆等，随症加减。

八、中风临床体会

中风以猝然昏仆，不省人事，半身不遂，口眼歪斜为主症，病轻者可无昏仆，而仅见口眼歪斜及半身不遂等症状。由于本病发生突然，起病急骤，古人形容其为"如矢石之中的，若暴风之急速。"本病临床见证不一，变化多端而疾速、晕仆、抽引，与自然界"风行善行而数变"的特征相似,故古代医学家取类比象而名之为"中风";又因其发病突然,亦称为"卒中"。病因为情志失调、饮食不节、精气亏损。病机为本病病位在脑、肝肾阴虚是致病之本,风、火、痰、瘀是发病之标,两者互为因果。病机主要为阴阳失调、气血逆乱。轻者入中经络,重者入脏腑。

杨华教授临床论治中风,重在分阶段(中风前兆、中风发作、中风后遗症)论治。创制防瘫丸治疗中风先兆症,溶栓通脉胶囊治疗中风后遗症,临床效果显著。

九、情志病之"中药""心理"结合法

临床上常见身心疾病的患者,时有情绪低落,默默欲哭,或情绪急躁,坐卧不安,或言语滔滔不绝,疑病心理。《素问·灵兰秘典论》:"心者,君主之官也,神明出焉。"人体的精神、思维、情感、意识等活动属狭义之神范畴,这类患者精神状态异常,属"心藏神"功能失衡所致,杨华教授重视"五行相克""君相安位"理论在情志疾病中的应用,通过调节各脏腑的盛衰变化,使脏腑间气血阴阳趋于平衡,生克有序;君火在上,为一身之主宰,相火在下,系阳气之根,为神明之基础,两者协调则君安相平。抑郁症患者常见失眠、情绪低落等症状,长时间服用抗抑郁药物治疗,效果一般,杨华教授往往先聆听患者心声,与患者沟通,找出"情结"所在,辅以心理疏导,配合对症下药,往往起到事半功倍的效果,并建议其适当饮酒、加强活动锻炼、积极与人交流等方式调节情志。

中医药文化博大精深,穷究其理而不践于行则非也,读经典,做临床,师出有门,参悟得道,则成果佳已。杨华教授四十余年勤求古方,习闻理法,钻研临床,悬壶济世,是吾辈学习之楷模。

中篇　医案精粹

第四章　肝胆脾胃系病

第一节　胃　痛

一、疾病概述

胃脘部一般系指上、中、下三脘部位，或指两侧肋骨下缘连线以上至鸠尾的梯形部位。凡由于脾胃受损、气血不调所引起的胃脘部疼痛，称之胃痛，又称胃脘痛。

古典医籍中对胃痛的论述较多，《内经》中有关"厥心痛"的内容，与本病有密切的关系。《灵枢·厥病》曰："厥心痛，痛如锥针刺其心，心痛甚者，脾心痛也"。又云："厥心痛，腹胀胸满，心尤痛甚，胃心痛也"。另外，肝心痛、肾心痛等亦可以出现胃脘痛的症状。《内经》还指出造成胃脘痛的原因有受寒、肝气不舒及内热等，《素问·举痛论》曰："寒气客于肠胃之间、膜原之下，血不得散，小络急引故痛。"《素问·六元正纪大论》曰："木郁之发，民病胃脘当心而痛。"《素问·气交变大论》曰："岁金不及，炎火逪行，复则民病口疮，甚则心痛。"《金匮要略》将胃脘部称为心下、心中，将胃病分为痞证、胀证、满证与痛证，对后世很有启发。如"心中痞，诸逆心悬痛，桂枝生姜枳实汤主之。""按之心下满痛者，此为实也，当下之，宜大柴胡汤。"书中所拟的方剂如大建中汤、大柴胡汤等，都是治疗胃脘痛的名方。《仁斋直指方》对胃痛的原因已经认识到"有寒，有热，有死血，有食积，有痰饮，有虫"等不同。《千金要方·心腹痛》在论述九痛丸功效时指出其胃痛病因病机为"一曰虫心痛，二曰疰心痛，三曰风心痛，四曰悸心痛，五曰食心痛，六曰饮心痛，七曰寒心痛，八曰热心痛，九曰去来心痛。"《丹溪心法·心脾痛》在论述胃痛治法时曾指出："诸痛不可补气"，对后世影响很大，而印之临床，这种提法尚欠全面，后世医学逐渐对其进行纠正和补充。对于胃脘痛的辨证论治,《景岳全书·心腹痛》分析极为详尽,对临床颇具指导意义,指出"痛有虚实,……辨之之法,但当察其可按者为虚,拒按者为实;久痛者多虚,暴病者多实;得食稍可者为虚,胀满畏食者为实;痛徐而缓,莫得其处者多虚,痛剧而坚,一定不移者为实;痛在肠脏中有物有滞者多实,痛在腔胁经络,不干中脏而牵连腰背,无胀无滞者多虚。脉与证参,虚实自辨"。除此之外,还须辨其寒热及有形无形。《证治汇补·胃脘痛》对胃痛的治疗提出:"大率气食居多,不可骤用补剂,盖补之则气不通而痛愈甚。若曾服攻击之品,愈后复发,屡发屡攻,渐至脉来浮大而空者,又当培补"值得借鉴。《医学三字经·心腹痛胸痹第七》总结前人治疗经验,概括"心胃痛,有九种,辨虚实,明轻重 ……一虫痛,乌梅圆;二注痛,苏合研;三气痛,香苏专;四血痛,失笑先;五悸痛,妙香诠;六食痛,平胃煎;七饮痛,二陈咽;八冷痛,理中全;九热痛,金铃痊。"有一定参考价值。

古代文献中所述胃脘痛多以"心痛"代之,其原因有二:一则胃脘部的疼痛,不仅胃肠疾患可以引起,同时心脏的疾患亦可以引起,如真心痛等;一则无论哪个脏器引起的胃脘部疼痛,用辨证论治的方法治疗均可获得一定疗效。故在很长一段时间内,胃痛与心痛相通互用。现在看来,在临床上两者应该严格区分。《证治准绳·心痛胃脘痛》就早已指出:"或问丹溪言心痛即胃脘痛然乎?曰心与胃各一脏,其病形不同,因胃脘痛处在心下,故有当心而痛之名,岂胃脘痛即心痛者哉!"《医学正传·胃脘痛》亦云:"古方九种心痛 ……详其所由,皆在胃脘,而实不在于心也。"至于心脏疾患所引起的心痛证,表现为"真心痛,手足青至节,心痛甚,旦发夕死,夕发旦死。"即从症状、体征及预后等方面将两者进行鉴别,这对提高辨证论治水平至关重要。

胃痛以各种性状的胃脘部位的疼痛为主症,往往兼见胃脘部痞满、胀闷、嗳气、吐酸、纳呆、胁胀、腹胀等症。常反复发作,久治难愈,上消化道钡餐造影或胃镜检查多有阳性所见,甚至可见吐血、黑便、呕吐、腹痛等证。

西医学的急、慢性胃炎,消化性溃疡,胃神经官能症,胃癌,以及部分肝、胆、胰疾病,见有胃脘部位疼痛者,可参考本病辨证论治。

二、临床医案

病案1:胃痛(肝胃不和)

患者:曹某,女,82岁。

初诊:2018年7月11日。

主诉:胃脘疼痛不适月余。

现病史:患者1个月前因饮食不当出现胃脘部疼痛,餐后腹部胀满不适伴间断性呃气,饮食欠佳,晨起口苦,眠可,小便频数,大便偏干,舌质红,苔白厚,脉弦细。

既往史:慢性胃炎10年余。

辅助检查：钡餐示：胃液部分反流。

西医诊断：慢性胃炎。

中医诊断：胃痛。

中医证型：肝胃不和。

方药：小柴胡汤加减。

柴胡15g，黄芩15g，半夏15g，木香9g，枳壳15g，砂仁10g（后下），鸡内金15g，黄连10g，炒麦芽15g，神曲15g，陈皮15g，佛手15g，香橼15g，川楝子15g，炒莱菔子25g，炒香附15g，大腹皮25g，甘草6g，莪术10g。7剂，水煎服，日1剂，早晚分服。另予：枳术解郁胶囊，2盒，每次3粒，每日3次。

二诊（9月14日）：服药后胀满减轻，胃痛时作，伴情绪低落，食欲缺乏，大便干，舌质红，苔白，脉弦细。处方：守上方加薄荷10g、大黄10g（均后下）。7剂，水煎服，服同前法。另予：枳术解郁胶囊，2盒，每次5粒，每日3次。

三诊（9月22日）：服药后上述症状明显减轻，情绪好转，胃中及胸骨后灼热感，饭后稍轻，大便质软，舌质红，苔白，脉弦。处方：守上方加当归15g、赤白芍各15g。7剂，服同前法。

医嘱：忌食辛辣、刺激性食物，服药期间宜分药量，少量多次，适当锻炼，调畅情志。

按语：反流性胃炎这个主要是含有胆汁、胰液等十二指肠内容物反流入胃，使胃黏膜产生炎症、糜烂和出血，导致胃黏膜的慢性病变。常见的症状有：胃胀、嗳气、恶心、排便不畅、食欲缺乏、胃灼热、呕吐等。其中胃胀是最常见的症状，表现为胃脘及腹部饱胀不适感。本例患者胃痛伴腹部胀痛、食欲欠佳，大便干，辨证属祖国医学"胃痛"之肝胃不和证。方选小柴胡汤，配以木香、枳壳、砂仁理气和胃，合佛手、香橼、川楝子、炒香附疏肝解郁，炒麦芽、神曲、莱菔子消食通腑，另予和胃止痛之蒲元和胃胶囊。二诊时，配以薄荷增强疏肝之效，加大黄以通腑泄热，合枳术解郁胶囊增疏肝和胃之功。三诊加当归、赤芍、白芍有养阴疏肝、凉血清热之用。

病案2：胃痛（肝胃不和）

患者：朱某，女，50岁。

初诊：2019年5月24日。

主诉：胃痛，泛酸1个月余。

现病史：患者1个月前饱食后出现胃酸，烧心，吐酸水，近来自觉胃泛酸加重，胃痛时作，纳食少，大便少，面色差，舌质红，苔白，脉弦数。

既往史：浅表性胃炎10余年。

辅助检查：无。

西医诊断：慢性浅表性胃炎。

中医诊断：胃痛。

中医证型：肝胃郁热。

治则：清肝泄热，制酸止痛。

方药：左金丸合地及汤加减。

茵陈 15g、炒白术 15g、茯苓 15g、木香 9g、黄连 10g、吴茱萸 3g、鸡内金 15g、炒麦芽 15g、神曲 15g、海螵蛸 15g、蒲公英 15g、甘草 6g、生地榆 15g、白及 10g。7 剂，水煎服，日 1 剂，早晚分服。

二诊(5 月 31 日)：服药后胃痛不适缓解，纳食增加，吐酸苦水症状尚有，舌质红，苔腻，脉弦数。处方：守上方加半夏 15g、川楝子 15g。7 剂，水煎服，服同前法。

三诊(6 月 10 日)：服药后泛酸、口苦明显改善，现嗳气、呃逆时作，舌质淡红，苔厚，脉弦。处方：守上方去吴茱萸，加煅代赭石 30g、旋覆花 15g(布包)。7 剂，水煎服，服同前法。另予：枳术解郁胶囊，2 盒，每次 5 粒，每日 2 次。

四诊(6 月 19 日)：近来证安，嗳气、呃逆明显改善。处方：守上方继开 7 剂，服同前法。

医嘱：平时忌食辛辣、油腻食物，少吃甜品，按时服药，定期复查。

讨论：慢性浅表性胃炎是胃黏膜呈慢性浅表性炎症的疾病，为消化系统常见病，属慢性胃炎中的一种。其可因嗜酒、喝浓咖啡、胆汁反流，或因幽门螺杆菌感染等引起。患者可有不同程度的消化不良症状，如进食后上腹部不适、隐痛，伴嗳气、恶心、泛酸，偶有呕吐。

按语：根据患者临床症状辨证属祖国医学"胃痛"范畴，以肝气郁滞、横逆犯胃、胃失和降为病机，饱食伤胃为诱因，辨证属胃痛之肝胃郁热证，治以清肝泄热、制酸止痛，方选左金丸合地及汤。方中海螵蛸制酸止痛为用，蒲公英、甘草清热去火，使郁热之邪得解。二诊时，吐酸苦水为胆经痰热上扰，配以半夏、川楝子化痰泻热利胆。三诊时，口苦泛酸缓解，为郁热消退，胃气上逆之证明显，配以煅代赭石、旋覆花降气和胃，则嗳气、呃逆不适渐除。四诊临床症状显著改善，继服上方巩固疗效。

病案 3：胃痛(瘀热互结)

患者：杨某，男，59 岁。

初诊：2018 年 9 月 3 日。

主诉：胃痛不适 6 天。

现病史：患者近日出现胃脘部刺痛不适，夜间频发，呃气泛酸，食欲缺乏，晨起口黏，小便调，大便隐血阳性，眠可，舌质暗，舌体小，苔厚，脉弦数。

既往史：慢性糜烂性胃炎 7 年余。

辅助检查：胃镜示：散在黏膜创面出血点，呈溃疡性改变。

西医诊断：慢性糜烂性胃炎。

中医诊断：胃痛。

中医证型：瘀热互结。

治则：清热和胃，化瘀止痛。

方药：地及汤加减。

生地15g，白及15g，黄连10g，木香9g，枳壳10g，鸡内金15g，乌贼骨15g，茯苓15g，砂仁10g（后下），陈皮15g，甘草6g，黄芩18g，麦芽15g，神曲15g，蒲公英15g，三七5g。7剂，水煎服，日1剂，早晚分服。另予：蒲元和胃胶囊，1盒，每次3粒，每日2次，口服。

二诊（9月10日）：服药后夜间疼痛次数减少，呃气泛酸及口黏症状缓解，食欲好转，心情不畅，舌质淡暗，苔腻，脉弦细。处方：守上方加檀香10g、炒香附15g。7剂，水煎服，服同前法。另予：枳术解郁胶囊，2盒，每次5粒，每日2次，口服。

三诊（9月19日）：服药后上述症状明显缓解，心情及食欲好转，小便调，大便隐血阴性，自觉身懒乏力，舌质淡，苔白腻，脉弦。处方：守上方去三七、白及，加黄芪、太子参各15g。7剂，水煎服，服同前法。

四诊（9月26日）：上述症状明显改善，胃脘部刺痛减轻，呃气泛酸基本消失，食欲可，舌质淡，苔腻，脉弦。处方：守上方，7剂，早晚分服。

医嘱：服药期间忌食辛辣、刺激性食物，调畅情志，定期复诊。

按语：慢性弥漫性胃炎即慢性胃炎伴随有糜烂的现象，会表现出有饭后饱胀感、泛酸、嗳气或者是出现无规律性的疼痛，以及消化不良的症状，常会伴有消化性溃疡，表现出有出血的现象。本例患者根据其临床表现辨证为祖国医学"胃痛"之瘀热互结证，治以清热和胃、化瘀止痛。杨华教授认为，胃痛"发作期缓急止痛治其标，缓解期宜清热养阴治其本"，本证方选自拟地及汤，配以黄芩、黄连、蒲公英清热凉血，酌加木香、枳壳行气消积，鸡内金、乌贼骨、砂仁、陈皮和胃止痛，三七凉血止血。二诊时，症状好转，佐以檀香、炒香附增强理气止痛之功。三诊时，症状明显改善，辅以益气养阴之黄芪、太子参，培补中焦之气。四诊时复服上方巩固疗效。

第二节　腹　痛

一、疾病概述

腹痛是指以胃脘以下、耻骨毛际以上部位发生疼痛为主要表现的一种脾胃肠病证。多种原因导致脏腑气机不利，经脉气血阻滞，脏腑经络失养，皆可引起腹痛。文献中的"脐腹痛""小腹痛""少腹痛""环脐而痛""绕脐痛"等均属本病范畴。

《内经》已提出寒邪、热邪客于肠胃可引起腹痛，如《素问·举痛论》曰："寒气客于肠胃之间，膜原之下，血不得散，小络引急，故痛……热气留于小肠，肠中痛，瘅热焦渴，则坚干不得出，故痛而闭不通矣。"并提出腹痛的发生与脾胃大小肠等脏腑有关。《金匮要略·腹满寒疝宿食病脉证治》对腹痛的病因病机和症状论述颇详，并提出了虚证和实证的辨证要点，如谓："病者腹满，按之不痛为虚，痛者为实，可下之。舌黄未下者，下之黄自去。"又说："腹满时减，复如故，此为寒，当与温药。"前条还明确指出了攻下后"黄苔"消退与否是验证肠胃积滞是否清除的标志。同时还创立了许多行之有效的治法方剂，如治疗"腹中寒气，雷鸣切痛，胸胁逆满，呕吐"的附子粳米汤，治疗"心胸中大寒痛，呕不能食，腹中寒，上冲皮起，出见有头足，上下痛而不可触近"的大建中汤等。《诸病源候论·腹痛病诸候》首次将腹痛作为单独证候进行论述，并有急慢腹痛之论。《医学发明·泻可去闭葶苈大黄之属》篇，明确提出了"痛则不通"的病理学说，并在治疗上确立了"痛随利减，当通其经络，则疼痛去矣"的治疗大法，对后世产生很大影响。

内科腹痛作为临床上的常见症状，可见于西医学的许多疾病当中，如急慢性胰腺炎、胃肠痉挛、不完全性肠梗阻、结核性腹膜炎、腹型过敏性紫癜、肠易激综合征、消化不良性腹痛等，当这些疾病以腹痛为主要表现，并能排除外科、妇科疾病时，均可参考本节辨证论治。

二、临床医案

病案1：腹痛（肝脾不调）

患者：梁某，男，11岁。

初诊：2019年5月20日。

主诉：腹部疼痛1周余。

现病史：患者于半年前行阑尾炎术，平素脾气急躁，恼怒后可见腹部胀疼不适，近1周症状加重，现纳差、口苦，情绪低落，眠可，小便调，大便稀，便后疼痛缓解，舌质红，苔白，脉弦滑。

既往史：阑尾炎术后半年。

辅助检查：无。

西医诊断：功能性腹痛。

中医诊断：腹痛。

中医证型：肝脾不调。

治则：调和肝脾，理气止痛。

方药：异功散合丹参饮、左金丸加减。

党参10g，炒白术6g，茯苓6g，木香3g，陈皮3g，砂仁3g，丹参5g，檀香3g，鸡内金10g，炒白芍9g，炒麦芽9g，神曲9g，甘草3g，紫苏梗6g，吴茱萸3g，黄连1g。7剂，水煎服，日1剂，早晚分服。

二诊(5月27日)：服药后腹部胀痛稍有缓解，纳差、口苦症状减轻，大便松软，日行 2 次，舌质红，苔白，脉弦。处方：守上方加炒槟榔 6g。7 剂，水煎服，服同前法。

三诊(6 月 5 日)：服药后精神状态好转，近 2 日内晚上腹疼半小时余，服热水后缓解，舌质红，苔白，脉弦细。处方：守上方去黄连，加干姜 3g。7 剂，水煎服，服同前法。

四诊(6 月 10 日)：近日阑尾炎切口处隐痛不适复发，伴微红肿，余症明显改善，舌质红，苔白，脉弦细。处方：守上方加蒲公英 9g、浙贝母 9g。7 剂，水煎服，服同前法。

五诊(6 月 12 日)：上述症状基本消失，情绪稍有波动，余未见异常。处方：守上方，7 剂，水煎服，服同前法。另予：枳术解郁胶囊，2 盒，一次 2 粒，每日 2 次，口服。

医嘱：服药期间忌食辛辣、油腻食物，多饮温水，调畅情志，定期复诊。

按语：本例患者根据其临床表现辨证属"腹痛"之肝脾不调证，中医理论认为"见肝之病，知肝传脾，当先实脾"。杨华教授认为，青少年所患疾病多为急性发作，病症明显，基础疾病较少，临床处方用药量宜轻，中病即止。本例患者既往有阑尾炎史，术后胃肠消化功能减退，加之易怒伤肝、肝气犯脾、肠腑不和出现腹痛不适、纳差、口苦等，治以调和肝脾、理气止痛，方选异功散合丹参饮、左金丸，方中配以炒白芍、陈皮、紫苏梗柔肝理气健脾，鸡内金、炒麦芽、神曲消食开胃。二诊时，酌加炒槟榔以疏通肠腑气机，使肠腑通而不痛。三诊时，去寒性药黄连，配以干姜暖中止痛，疗效显著。四诊时，患者宿疾欲发，酌加蒲公英、浙贝母消肿止痛，为"急则治其标"之法，再次来诊时症状明显改善，另开枳术解郁胶囊行气解郁、和中止痛，以增强疗效，巩固治疗。

病案 2：腹痛(瘀血内停)

患者：王某，男，27 岁。

初诊：1996 年 3 月 28 日。

主诉：上腹部刺痛 1 周余。

现病史：患者 1 周前饮食辛辣食物后出现上腹部刺痛不适，部位局限，触之明显，伴见晨起干呕、泛酸，饮食欠佳，小便调，大便稀，日行 2~3 次，舌质暗，苔白厚，脉弦涩。

既往史：十二指肠球部炎症 1 年。

辅助检查：暂无。

西医诊断：慢性十二指肠炎症。

中医诊断：腹痛。

中医证型：瘀血内停。

治则：化瘀止痛，理气和中。

方药：地及汤、丹参饮合左金丸加减。

生地榆 30g，白及 20g，三七 6g(冲)，丹参 30g，檀香 9g，乌贼骨 30g，砂仁 10g(后下)，枳壳 15g，木香 9g，延胡索 15g，甘草 6g，黄连 10g，吴茱萸 5g。5 剂，水煎服，日 1 剂，早晚分服。另予：雷尼替丁胶囊，每次 2 粒，每日 3 次，口服。

二诊(4月3日)：腹疼症状缓解，泛酸、干呕减轻，食欲好转，大便次数增多，舌质红，苔白腻，脉弦滑。处方：守上方加茯苓30g、炒扁豆30g。5剂，水煎服，服同前法。香连片，2盒，每次2片，每日3次，口服。补脾益肠丸，3瓶，每次6g，每日3次，口服。

三诊(4月10日)：服药腹部疼痛明显减轻，大便次数尚多，排便伴肛门灼热感，舌质红，苔腻，脉弦数。处方：葛根黄芩黄连汤加减。葛根15g，黄连9g，黄芩10g，木香9g，炒扁豆30g，炒白术15g，茯苓30g，砂仁10g(后下)，煨豆蔻10g，车前子30g(包)，三七6g，焦山楂20g，泽泻18g，甘草6g。5剂，水煎服，服同前法。

四诊(4月19日)：服药大便次数多尚有，肛门不适减轻，舌质红，苔腻，脉弦。处方：守上方加诃子15g、炒罂粟壳10g。5剂，水煎服，服同前法。

五诊(4月26日)：服药后大便次数减少，食欲缺乏，腹痛基本消失，舌质淡红，苔白腻，脉滑。处方：更上方加佩兰15g、藿香15g。5剂，水煎服，服同前法。

医嘱：禁食辛辣、刺激性食物，忌烟酒，少吃多餐，多吃蔬菜水果，注意休息。

按语：十二指肠炎属于一种慢性疾病，刚刚患有十二指肠炎的时候并不会有明显的症状出现，后来随着患者病情的发展会出现上腹疼痛、恶心呕吐、腹部胀痛、胃酸等情况的发生。本病属祖国医学"腹痛"范畴。本病患者为年轻男性，因食用辛辣食物引起上述症状发作。杨华教授分析其肠腑喜湿而恶燥，辛辣食物易伤阴液，肠腑失养，中气失调，瘀血阻滞发为本病，治以化瘀止痛、理气和中。方选"地及汤、丹参饮合左金丸"加减，配以乌贼骨、延胡索制酸止痛，再合西药雷尼替丁胶囊增强药效。二诊时，以健脾祛湿止泻为主，配以茯苓、炒扁豆成方。三诊时，胃肠热盛，更方以清热利湿止泻为本，使湿热从大小便而解；四诊时，邪气已除，着重治标，配以诃子、炒罂粟壳涩肠止泻。五诊时，酌加佩兰、藿香醒脾化湿和中，巩固疗效。

第三节　嘈　杂

一、疾病概述

嘈杂是指胃中空虚，似饥非饥，似辣非辣，似痛非痛，胸膈懊侬，莫可名状，时作时止的病证。可单独出现，又常与胃痛、吞酸兼见。

本病可见于西医学多种疾病之中，如胃及十二指肠溃疡、慢性胃炎和消化不良等。

二、临床医案

病案1：嘈杂(肝胃郁热)

患者：马某，女，70岁。

初诊：1995 年 2 月 28 日。

主诉：胃脘嘈杂伴咽喉不利 10 天。

现病史：患者平素有胃溃疡史，服药治疗期间症状稳定，10 天前与人吵架生气后出现胃脘嘈杂不适，伴咽部发麻感，口干吐黏痰，喜食凉饮，伴晨起白睛泛红，小便调，大便干，舌质红，少苔，脉弦细。

既往史：胃溃疡 9 年。

辅助检查：暂无。

西医诊断：慢性胃溃疡发作期。

中医诊断：嘈杂。

中医证型：肝胃郁热。

治则：清肝泄热，和胃止痛。

方药：仙方活命饮加减。

金银花 30g，连翘 15g，防风 10g（后下），白芷 10g，皂刺 10g，当归 15g，陈皮 10g、浙贝母 20g，炮山甲 3g，天花粉 20g，制乳没各 9g，木蝴蝶 10g，甘草 6g，川连 9g，焦栀子 10g，大黄 9g（后下）。4 剂，水煎服，日 1 剂，早晚分服。

二诊（3 月 4 日）：服药后症状稍有缓解，饭后时有胃脘部热痛感，泛酸，食冷稍减，舌质红，少苔而苔黄，脉弦滑。更上方：法半夏 10g，焦栀子 15g，郁金 25g，赤芍 15g，川连 10g，丹参 30g，杭芍 20g，川楝子 20g，吴茱萸 10g，檀香 9g（后下），三七 6g，枳壳 15g，鸡内金 15g，白及 30g，甘草 6g，茯苓 30g，大黄 10g（后下）。4 剂，水煎服，服同前法。

三诊（3 月 8 日）：服药后症状大减，口中不适消食，胃热感尚有，大便松软，舌质红，苔微黄，脉弦。处方：上方加生地榆 30g、薏苡仁 30g。3 剂，水煎服，服同前法。

四诊（3 月 11 日）：服药后胃脘嘈杂、胃热及不适症状减轻，时有咽干黏痰，舌质红，苔少，脉弦。处方：守上方去大黄，加北沙参 15g、玄参 18g。3 剂，水煎服，服同前法。

五诊（3 月 15 日）：服药后上述症状明显改善，胃脘嘈杂基本消失，咽干缓解，吐痰好转，二便尚可，舌质红，苔少，脉弦。处方：守上方，3 剂，水煎服，服同前法。

医嘱：按时服药，服药期间忌食辛辣、油腻食物，清淡饮食，注意调畅情志。

按语：胃溃疡是指胃黏膜受到自身消化或者其他病而形成的溃疡，表现为反酸、烧心、嗳气、打嗝、上腹不适上腹痛，甚至黑便、呕血等症状。其病因有幽门螺旋杆菌感染、饮食不节、甾体抗炎药刺激等。根据本例患者症状可辨证为中医"嘈杂"，证型属肝胃郁热，治以清肝泄热、和胃止痛之法，方选外科第一方"仙方活命饮。"杨华教授认为，溃疡分表里，在肌肤者属表，在胃肠属里，可异病同治。二诊时，嘈杂缓解，胃热积滞明显，治以降气和胃、通腑泄热。三诊时，上述症状改善，酌加生地榆、薏苡仁清热利湿。四诊时大便好转去大黄，配以北沙参、玄参养阴利咽。五诊症状基本消失，继服中药巩固疗效。

病案 2：嘈杂（肝胃不和）

患者：李某，男，24 岁。

初诊：2019 年 3 月 20 日。

主诉：胃中嘈杂不适，下午隐隐作痛发作月余。

现病史：患者形体肥胖，体重达 150kg，近日出现胃脘部烧心泛酸，嘈杂感，饮食欠佳，口苦，小便量少，大便干燥三日一行，舌质红，苔白，脉弦滑。3 个月前体检示：肝功能：谷丙转氨酶（ALT）：60U/L、谷氨酰转肽酶（GGT）：93U/L。

既往史：脂肪肝 1 年余。

辅助检查：彩超：中度脂肪肝。

西医诊断：胆汁反流性胃炎。

中医诊断：嘈杂。

中医证型：肝胃不和。

治则：疏肝化瘀，利湿和胃。

方药：小柴胡汤加减。

柴胡 15g，黄芩 15g，清半夏 15g，木香 10g，麸炒枳壳 15g（后下），鸡内金 15g，白豆蔻 10g，黄连 10g，砂仁 10g（后下），郁金 15g，牡丹皮 15g，炒白术 15g，冬瓜皮 30g，苏叶 15g，茯苓皮 30g，猪苓 15g，甘草 6g。14 剂，水煎服，日 1 剂，早晚分服。另予：葵花护肝片，2 盒，每次 3 粒，每日 3 次，口服。

二诊（4 月 10 日）：服药后胃中嘈杂减轻，胃中隐痛时作，大便偏干，日行 1 次，小便量可，口苦尚有，舌质红，苔白，脉弦滑。处方：守上方加大黄 10g、茵陈 15g、红景天 20g。14 剂，水煎服，服同前法。

三诊（4 月 24 日）：服药后症状减轻，大便次数正常，小便色浊量少，胃痛未发，舌质红，苔白腻，脉弦。处方：守上方加炒芡实 15g、大腹皮 30g、生桑白皮 25g。14 剂，水煎服，服同前法。

四诊（5 月 8 日）：服药后体重减轻少许，复查肝功能：谷丙转氨酶：43U/L、谷氨酰转肽酶：70U/L。处方：守上方，14 剂，水煎服，继开葵花护肝片 5 盒，服同前法。

医嘱：忌食辛辣、油腻食物、烟酒，适当锻炼。

按语：《景岳全书·杂证谟·嘈杂》说："嘈杂一证，或作或止，其为病也，则腹中空空，若无一物，似饥非饥，似辣非辣，似痛非痛，而胸膈懊侬，莫可名状，或得食而暂止，或食已而复嘈，或兼恶心，而渐见胃脘作痛"。杨华教授认为，本例患者肝功能异常，肝主疏泄功能失调，继而波及脾胃运化，出现胃脘嘈杂、泛酸等胃气不和症状，治以疏肝和胃，方选小柴胡汤加减。患者为痰湿体质，用药时宜兼顾祛湿，配以牡丹皮、冬瓜皮、茯苓皮等；黄连、郁金、鸡内金利胆消食降浊。二诊时，症见大便干及口苦尚有，为胆经郁热未除，加茵陈、大黄清热利胆，使湿与热能随二便排出，进而调和脾胃，使胃脘气机畅通。三诊时，上述症状缓解，因津液从大便出，故见小便色浊量少，配以大腹皮、生桑白皮祛湿利尿，芡实收涩止浊。四诊时药效明显，嘈杂以除，胃痛得止。

第四节　呕　吐

一、疾病概述

呕吐是指胃失和降，气逆于上，胃内容物经食管、口腔吐出的一种病证。古代医家认为呕吐有别，谓有物有声为呕，有物无声为吐，无物有声为干呕。但呕与吐常同时发生，很难截然分开，故并称为呕吐。干呕与两者虽有区别，但在辨证论治上大致相同，所以合为一章。呕吐是内科常见病症，除多属脾胃肠病之外，其他多种急慢性病证中，也常出现呕吐症状。胃主受纳和腐熟水谷，其气主降，以下行为顺，若邪气犯胃，或胃虚失和，气逆而上，则发生呕吐。《圣济总录·呕吐》曰："呕吐者，胃气上逆而不下也。"

呕吐的病因是多方面的，外感六淫、内伤饮食、情志不调、脏腑虚弱均可致呕，且常相互影响，兼杂致病。如外邪可以伤脾，气滞可以食停，脾虚或可成饮，故临床当辨证求因。呕吐病位在胃，病变脏腑除胃以外，尚与肝、脾相关。胃气之和降，有赖于脾气的升清运化以及肝气的疏泄条达，若脾失健运，则胃气失和，升降失职；肝失疏泄，则气机逆乱，胃失和降，均可致呕。

呕吐实者由外邪、饮食、痰饮等邪气犯胃，致胃失和降，气逆而发；虚者由气虚、阳虚、阴虚等正气不足，使胃失温养、濡润，胃气不降所致。一般说来，初病多实，呕吐日久，损伤脾胃，中气不足，由实转虚，基本病机在于胃失和降，胃气上逆。

二、临床医案

呕吐（太阳传阳明证）

患者：吴某，女，60岁。

初诊：1995年4月3日。

主诉：感冒后出现干呕不适1周。

现病史：患者感冒月余，头晕、头痛、恶风寒，服用感冒药后未见明显改善，近1周出现干呕、反酸、胃胀等不适，伴食欲缺乏，小便量少，大便调，舌质红，苔白腻，脉浮滑。

既往史：无。

辅助检查：暂无。

西医诊断：反胃。

中医诊断：呕吐。

中医证型：太阳传阳明证。

治则：解表祛湿，和胃止呕。

方药：葛根加半夏汤加减。

葛根15g，桂枝10g，法半夏10g，茯苓20g，枳壳15g，黄连9g，吴茱萸5g，苏叶15g，炒麦芽18g，陈皮10g，甘草6g，菊花12g，木香9g，六神曲15g，砂仁10g（后下），生姜6g。4剂，水煎服，日1剂，早晚分服。

二诊（4月1日）：感冒症愈，干呕、反胃尚有，今晨起口苦、胃中灼热感，饮食欠佳，舌质红，苔厚，脉弦滑。更上方：柴胡10g，法半夏10g，茯苓15g，炒白术15g，焦三仙各15g，川黄连10g，吴茱萸5g，枳壳15g，白豆蔻10g，鸡内金15g，甘草6g，竹茹15g，木香9g，杭白芍15g。3剂，水煎服，服同前法。

三诊（4月13日）：服药后症状减轻，午后出现胃胀不适，食后明显，食欲欠佳，大便干，小便调，舌质红，苔腻，脉弦。处方：守上方加檀香9g。4剂，水煎服，服同前法。

四诊（4月18日）：胃胀轻，胃热、口苦明显改善，口中黏，饮食少，舌质红，苔白腻，脉滑。处方：守上方加苍术15g。4剂，水煎服，服同前法。

五诊（4月22日）：服药后诸症大减，纳食增，餐后仍觉胃脘发热，小便色黄，舌质红，苔腻，脉滑。处方：守上方去吴茱萸，加焦栀子9g、薏苡仁30g。4剂，水煎服，服同前法。

六诊：上述症状明显改善，呕吐、胃胀消失，胃热轻，小便色淡，舌质红，苔白，脉弦。

医嘱：服药期间忌食辛辣、刺激性食物，避免过饱饮食，定期复诊。

按语：呕吐多见于西医学的神经性呕吐、急性胃炎、幽门痉挛、幽门梗阻、贲门痉挛、十二指肠壅积症等。中医理论认为，呕吐是指胃失和降，气逆于上，迫使胃中之物从口中吐出的一种病证。杨华教授认为，该患者为太阳表邪未解，邪传入阳明，太阳与阳明同时发病，阳明为主。《伤寒论》："太阳与阳明合病，不下利，但呕者，葛根加半夏汤主之"。故本方选葛根加半夏汤加减，配以左金丸制酸和胃，香砂六君子理气健脾。二诊时，感冒症状好转，太阳邪气已去，出现口苦，脉弦滑为胆经有热，更方为小柴胡汤加减。三诊时，主要症状好转，酌加檀香理气除胀。四诊时，脘腹胀为湿阻中焦，配以苍术健脾祛湿消胀。五诊时，食积停胃，郁而化热，去温药吴茱萸，加清热、利水渗湿之焦栀子、薏苡仁，使湿去热清。六诊时，继服上方，巩固疗效。

第五节　梅核气

一、疾病概述

梅核气是一种比较常见的咽喉疾病，好发于中年女性。以咽喉有梅核似的异物堵塞，吞之不下，咯之不出，反复无常，神志不宁为主要症状。汉代张仲景《金匮要略》论述："妇人咽中如有炙脔，半夏厚朴汤主之。"唐代孙思邈在《备急千金要方》中描述："胸满心下坚，咽中帖帖如有炙肉脔，吐之不出，咽之不下。"至明代孙一奎《赤水玄珠》首次提出"梅核气"这一病名。《古今医鉴》曰："梅核气者塞碍于咽喉之间，咯之不出，咽之不下，核之状者是也。"本病多因郁怒忧思等七情所致，以致肝气郁结，痰证与气相搏，上逆咽喉所致。

本病类似于西医学中的慢性咽炎、癔性咽喉异感症、咽喉神经官能症、癔球症等病。

二、临床医案

梅核气（痰郁化火）

患者：马某，女，39岁。

初诊：2018年8月31日。

主诉：咽喉不舒2个月余。

现病史：患者2个月前因感冒出现咽喉肿痛，服用消炎药后症状消失，自诉平时情绪低落，不欲言谈，近日饮食辛辣食物后症状复发，自觉咽中异物感，伴咽部噎塞不利、扁桃体肿大、耳颈部发胀，夜间休息差，晨起口干苦，小便量少，大便调，舌质红，苔腻，脉弦滑。

既往史：月经过多2年余。

辅助检查：彩超：甲状腺囊性结节。

西医诊断：咽炎。

中医诊断：梅核气。

中医证型：痰火瘀结。

治则：行气化痰祛瘀，清火利咽。

方药：半夏厚朴汤合桃红四物汤减。

清半夏15g，厚朴15g，当归15g，川芎15g，桃仁15g，红花10g，陈皮15g，旋覆花15g（布包），炒白术15g，茯神18g，甘草6g，郁金15g，浙贝母18g，牛膝18g，青果18g，山豆根18g，桔梗15g。7剂，水煎服，日1剂，早晚分服。

二诊(9月9日)：患者自诉咽喉疼痛症状未见缓解，现口吐少许黏痰，晨起眼睑水肿，面黄色暗，无光泽，小便短少，舌质红，苔腻，脉滑。处方：守上方加黄芪30g、防风15g、胖大海12g、木蝴蝶12g。7剂，水煎服，服同前法。

三诊(9月17日)：此次服药一周后症状减轻，咳痰及咽部噎塞感稍有缓解，耳颈部发胀减轻。复查彩超示甲状腺结节尚存，舌质淡红，苔腻，脉弦。处方：守上方加夏枯草15g、玄参18g。7剂，水煎服，服同前法。

四诊：近来情绪较前好转，咽部不适缓解，小便调，大便偏稀，舌质淡红，苔腻，脉弦。处方：守上方去茯神，加茯苓15g。7剂，水煎服，服同前法。

医嘱：按时服药，避免生气，忌食辛辣食物，多饮水，定期复诊。

按语：患者中年妇女，考虑其情绪低落，不欲言谈为气郁体质，有咽喉不利病史，遇诱因症状复发，病情加重。根据本例患者临床表现和舌脉象，属祖国医学"梅核气"范畴，辨证为痰火瘀结。《金匮要略·妇人杂病篇》："妇人咽中如有炙脔，半夏厚朴汤主之"。杨华教授分析，痰邪致病，易实易虚，实者夹瘀、阻滞气机、郁而化火，虚者阳气不振、肢寒、飧泄。本患者为痰火瘀结，治以行气化痰祛瘀、清火利咽，处方中半夏、厚朴、旋覆花、浙贝母化痰降气，炒白术、陈皮、郁金健脾疏肝理气，当归、川芎、桃仁、红花、牛膝化瘀散结。二诊时，伴见眼睑水肿，配以黄芪、防风祛风利水湿消肿，酌加胖大海、木蝴蝶利咽散结。三诊时，热象尚存，加夏枯草、玄参清热散结。四诊时，更茯神为茯苓，增健脾祛痰之功。

第六节　痞　满

一、疾病概述

痞满是由于中焦气机阻滞，升降失常，出现以胸腹痞闷胀满不舒为主症的病证。一般触之无形，按之柔软，压之不痛。按部位分有胸痞、心下痞等。心下即胃脘部，故心下痞又称胃痞，该病是脾胃病证中较为常见的病证。痞满的病位主要在胃脘，但与肝、脾密切相关。其致病原因有表邪入里、饮食不化、情志失调、脾胃虚弱等，病机关键在于脾胃功能障碍，致中焦气机阻滞，升降失常从而发生痞满。

脾胃同居中焦，为气机运化之枢纽。脾主升清，胃主降浊，清升浊降则气机调畅。因外邪、食积、痰浊、气滞等邪郁阻，或脾胃虚弱，导致脾之清阳不升，胃之浊阴不降，中焦气机升降失常，不得宣通而发生痞满。同时，中焦气机顺畅，尚赖肝之条达，若肝气郁结，侮脾犯胃，影响中焦气机运行，亦致胃脘痞满。

　　痞满的病理性质有虚实之分：属实者为实邪内阻，如外邪由表入里，食滞中阻，痰湿内郁，气机郁滞，影响中焦气机升降；属虚者为脾胃虚弱，气机不运，升降无力。虚实之间可互相转化，如实邪内阻，日久可损伤脾胃；脾胃虚弱，易产生痰湿、气滞，导致气机升降不利。另外，各种病邪之间，亦可互相影响，如痰湿、食滞均可阻滞气机的正常流通；气郁化热，亦可蒸痰生湿。在痞满病程较长时，常形成正虚邪实、虚实夹杂的格局。若痰湿气滞交结，日久阻碍血液运行，痰、气搏结食管胃口，可致成噎膈之变。或痰气化热，损伤血络，可发生吐血、黑便，变生它病。

二、临床医案

病案1：痞满（肝胃不和）

患者：黄某，男，64岁。

初诊：2019年4月15日。

主诉：胃脘胀满、泛酸月余。

现病史：患者平素泛酸烧心，既往有食管炎、浅表性胃炎史，近来生气后出现胃脘胀满，按之不痛，口干苦，纳差，饭后腹部胀痛，矢气多，小便黄，大便调，舌质红，苔腻微黄，脉弦滑。

既往史：食管炎、浅表性胃炎10余年。

辅助检查：彩超：甲状腺结节。

西医诊断：①浅表性胃炎；②甲状腺结节。

中医诊断：痞满。

中医证型：肝胃不和。

治则：清肝和胃。

方药：小柴胡汤加减。

柴胡15g，黄芩15g，清半夏15g，木香9g，枳壳15g，砂仁10g（后下），鸡内金15g，黄连9g，炒麦芽25g，独活15g，甘草6g，当归15g，炒白芍15g，浙贝母15g，金银花15g。14剂，水煎服，日1剂，早晚分服。枳术解郁胶囊，2盒，每次5粒，每日2次，口服。兰索拉唑胶囊，1盒，每次2粒，每日2次，口服。

二诊（5月1日）：服药后口干苦症状好转，胃胀满尚有，腹痛不适时有发作，可闻及肠鸣音亢进，大便后段呈黑褐色，舌苔暗红，苔腻，脉滑。处方：守上方加厚朴15g、苏叶15g、白及10g。15剂，水煎服，服同前法。

三诊（5月21日）：服药后胃脘痞满好转，腹痛腹胀缓解，大便颜色基本正常，便质偏干，饮食欠佳，舌苔暗红，苔薄腻，脉滑。处方：守上方去苏叶、白及，加炒神曲15g、沉香曲6g。15剂，水煎服，服同前法。

四诊（6月4日）：服药后胃脘痞满大轻，饮食可，大便干尚存，小便调，舌质淡红，苔薄腻,脉滑。处方:守上方加炒紫苏子15g。15剂,水煎服,服同前法。

患者2个月未来诊。电话随访:近来证安,未见明显不适。

医嘱:服药期间忌食刺激性食物,少吃多餐,注意休息,调畅情志。

按语:根据患者胃脘胀满,按之不痛,泛酸口苦症状,属祖国医学"痞满"范畴。其患有食管炎、浅表性胃炎多年,症状稳定,此次因情绪变化而发作,属"肝胃不和"病证。杨华教授分析,肝主疏泄,助脾胃运化。反之,肝气乘脾,脾胃失于和降,则见诸症。本例患者为痞满之肝胃不和证,治以清肝和胃,方选小柴胡汤,方中柴胡、炒白芍清肝柔肝,木香、枳壳、砂仁理气和胃,配以独活、浙贝母、半夏、化痰软坚散结,合金银花、黄连清泻胃火。二诊时,上述症状缓解,胃胀尚存,酌加厚朴、苏叶理气和胃消胀,白及凉血止血、消肿止痛。三诊时,症状明显改善,食欲尚未恢复,遂去苏叶、白及,酌加健胃消食理气之神曲、沉香曲,使胃受纳有节。四诊时,大便干为腑气不通,肠道失于濡养,配以炒紫苏子降气润肠通便,效果显著。

病案2:痞满(脾胃虚弱)

患者:张某,女,20岁。

初诊:1995年3月8日。

主诉:胃胀、纳差1周余。

现病史:患者1周前出现胃胀、纳差,现饮食欠佳,饭后胃胀明显,伴身懒乏力,时有头晕,腰痛不适,小便量少,大便调,舌质红,苔厚,脉沉细。

既往史:腰椎间盘膨出1年余。

辅助检查:暂无。

西医诊断:胃胀。

中医诊断:痞满。

中医证型:脾胃虚弱。

治则:消食健胃,理气消胀。

方药:健脾汤加减。

法半夏12g,川黄连9g,竹茹15g,枳壳15g,木香9g,鸡内金12g,焦三仙各15g,白豆蔻10g,杭白芍12g,白术15g,甘草3g,檀香9g(后下),大腹皮30g,炒莱菔子30g。5剂,水煎服,日1剂,早晚分服。另予:香砂养胃丸,2盒,每次6g,每日3次,口服。

二诊(5月11日):服药后胃胀好转,饮食情况好转,小便量增多,现头晕、乏力明显,测量血压为95/55mmHg,舌质淡红,苔厚,脉沉细。更上方:高丽参10g(炖),炒白术15g,茯苓15g,桂枝10g,当归15g,五味子15g,川芎12g,黄精20g,熟地30g,陈皮10g,杭芍15g,炒麦芽10g,炙甘草10g,砂仁6g(后下)。6剂,水煎服,服同前法。

三诊(5月25日)(代诉):服药身懒乏力明显减轻,纳食可,头晕尚存,血压升高,舌质淡红,苔厚,脉沉。处方:守上方加黄芪30g。4剂,水煎服,服同前法。

四诊(5 月 30 日)：近来证安,胃脘部不适明显改善,头晕消失,舌质红,苔薄,脉沉细。处方：守上方,4 剂,水煎服,服同前法。

医嘱：服药期间忌食油腻食物,少吃多餐,避免劳累。

按语：患者胃脘胀满不适,证为脾胃虚弱,健运失司,而致食积内停,气机不畅,故作胀满;脾气虚弱,脾不升清,脑窍失于濡养,故见头晕不适;治宜健脾消食、理气和胃,标本兼顾。方选健脾汤,为健脾丸化汤剂,出自《医方集解》,具有健脾益气消食之功效。杨华教授分析：脾胃既为后天之本、气血化生之源,同时为一身清气之本,脾升胃降失调,则中焦气机紊乱,故见诸症。患者腰痛、头晕乏力,为肾精不足,精不养髓,不荣则痛。二诊时,配以补肾填精、活血止痛之川芎、黄精、熟地,使标证得以改善。三诊时,胃胀、饮食情况明显好转,头晕,则配以黄芪补益中气,使中精之气得以充脑,则诸症安。

病案 3：痞满(痰湿内阻)

患者：刘某,女,60 岁。

初诊：2018 年 9 月 9 日。

主诉：胃胀伴口中黏腻月余。

现病史：患者 1 个月前感冒发烧,服药一段时间后感冒痊愈,出现晨起口中黏腻、微苦,食欲缺乏等症状,未采取正规治疗,现症状逐渐加重,遂来就诊。现口黏腻、胃脘部胀闷不适,按之不痛,纳差,二便调,舌质红,苔厚腻,脉弦滑。

既往史：感冒月余。

辅助检查：无。

西医诊断：胃胀。

中医诊断：痞满。

中医证型：痰湿内阻。

治则：健脾化痰,芳香利湿。

方药：芳香化湿汤加减。

藿香 15g,佩兰 15g,白豆蔻 10g,木香 10g,炒白术 15g,黄芩 15g,鸡内金 15g,黄连 10g,金银花 15g,连翘 15g,炒麦芽 15g,神曲 15g,茵陈 15g,甘草 6g,茯苓 15g,郁金 15g,焦栀子 15g。7 剂,水煎服,日 1 剂,早晚分服。另予：清肝利胆口服液,2 盒,每次 10ml,每日 3 次。

二诊(9 月 17 日)：服药后症状稍有缓解,现胃胀明显,喜热饮,嗅觉差,口黏,舌质淡红,苔腻,脉弦滑。处方：半夏泻心汤加减。柴胡 15g,黄芩 15g,黄连 10g,清半夏 15g,木香 10g,枳壳 15g,白豆蔻 10g,鸡内金 15g,茵陈 15g,莪术 10g,砂仁 10g(后下),金银花 15g,蒲公英 25g,浙贝母 15g,甘草 6g,当归 15g,神曲 15g,炒薏苡仁 20g,炒麦芽 15g。7 剂,水煎服,服同前法。

三诊(9月26日)：服药后，口臭，眠差好转，纳增，舌质淡，苔白腻，脉滑。处方：守上方加佛手15g。7剂，水煎服，服同前法。

四诊(10月12日)：服药后嗅觉差，有情绪波动，舌质淡，苔腻，脉弦。处方：守上方加炒白术15g、干姜6g。7剂，水煎服，服同前法。另予：枳术解郁胶囊，2盒，每次5粒，每日2次。

医嘱：服药期间忌食油腻食物，注意多穿衣防受凉，适当锻炼，调畅情志。

按语：《伤寒论》："但满而不痛者，此为痞"。根据胃脘部胀闷不适，按之不痛，纳差、口黏腻等表现辨证属中医"痞满"之痰湿内阻证，治以健脾化痰、芳香利湿，方选芳香化湿汤。方中藿香、佩兰、白豆蔻芳香祛湿化浊，痰湿瘀滞，郁而化热，佐以黄芩、黄连、金银花、连翘、栀子清利三焦之热，茵陈、郁金疏泄肝胆。二诊时，症状以寒热错杂为主，处方以半夏泻心汤，调和肝脾，寒热平调，消痞散结。三诊时，配以佛手调畅胸腑气机、消胀除满。四诊时，酌加炒白术、干姜健脾温阳祛湿，使痰湿之邪渐除。

病案4：痞满(饮食内停)

患者：赵某，女，58岁。

初诊：2019年6月19日。

主诉：胃脘部胀满不适半月余。

现病史：缘于患者半月前饮食不当，出现胃脘部胀满，未及时进行治疗，近日上述症状加重，伴见纳差，患者平时思虑过度，食后症状加重，易嗳气，二便尚可，舌质红，苔厚，脉弦数。

既往史：暂无。

辅助检查：暂无。

西医诊断：胃胀。

中医诊断：痞满。

中医证型：饮食内停。

治法：健脾消食，益气和胃。

方药：香砂六君子汤加减。

党参15g，炒白术15g，茯苓15g，木香9g，鸡内金15g，枳壳15g，陈皮15g，黄连10g，砂仁10g(后下)，炒麦芽15g，神曲15g，郁金15g，甘草6g，生姜10g，大枣10g。7剂，水煎服，日1剂，早晚分服。另予：枳术解郁胶囊，每次5粒，每日2次，口服。

二诊(6月26日)：服药后患者胃脘部胀满感明显减轻，饮食增加，后见口干舌燥，小便黄，舌质红，舌尖偏红，苔黄，脉弦数。处方：守上方，加炒焦栀子15g、牡丹皮15g。7剂，水煎服，服同前法。

三诊(7月3日)：患者近日因生气后见腹部胀满明显改善，嗳气时作，口干舌燥基本消失，小便淡黄，情绪欠佳，舌质红，苔黄，脉弦。处方：守上方，加沉香曲15g。7剂，水煎服,服用前法。另予:枳术解郁胶囊,每日2次,每次5粒,口服。

医嘱:忌食辛辣、刺激性食物,少吃多餐,加强活动锻炼,按时服药。

按语:本医案患者为中老年女性,《素问·上古天真论》:"女子一七……五七,阳明脉衰……六七,三阳脉衰于上……"指出阳经气血随着年龄增长逐渐衰弱。本例患者为足阳明胃经气血不足明显,加之忧思伤脾,脾胃气机失调引起诸症,辨证属痞满之饮食内停,治以健脾消食、益气和胃之法,方选香砂六君子汤,以郁金疏肝理气、调和肝脾,黄连清胃肠积热,鸡内金、神曲、麦芽、枳壳消食导滞,佐以姜枣培补胃气,合枳术解郁胶囊倍和解之功。二诊时,口干舌燥、小便黄为胃肠郁热尚存,酌加栀子、丹皮清利三焦之热,利尿通便。三诊时,胀满基本缓解,佐以沉香曲行气和胃消胀,下气除满,使气畅而腑通,则诸症可除。

第七节　鼓　胀

一、疾病概述

鼓胀是以腹部膨胀如鼓而命名,系因肝脾肾三脏受损,气、血、水淤积腹内,临床以腹部胀大如鼓、皮色苍黄、腹壁脉络暴露为特征,或有胁下或腹部痞块、四肢枯瘦等表现的病证。本病反复迁延,久治难愈,晚期可见吐血、便血、昏迷等症。

本病相当于西医学的肝硬化腹水,在历代中医书籍中没有肝硬化腹水的病名,只有与肝硬化病相类似症状的记载。根据肝硬化各阶段、各类型证候表现不同,中医分别称为"胁痛""腹胀""黄疸""癥积""癖块""痃癖""鼓胀""单腹水""单腹胀""蜘蛛鼓""水鼓""石水""肝水""膨脝"等,其中以"鼓胀"最为常用。早在两千多年前,中医医籍即有类似症状的记载和叙述,如《灵枢·水胀》说:"鼓胀何如?岐伯曰:腹胀,身皆大,大与肤胀等也。色苍黄,腹筋起,此其候也。"这段经文,较详细地描述了鼓胀的病理特征。《素问·大奇论》说:"肝肾并沉为石水"。《素问·阴阳别论》说:"阴阳结斜,多阴少阳为石水"。《灵枢·邪气脏腑病形》说:"肾脉……微大为石水,起脐以下至小腹,腄腄然上至胃脘,死不治。"《金匮要略·水气篇》:"肝水者,其腹大,不能自转侧,胁下腹痛"。《景岳全书·肿胀》说:"少年纵酒无节,多成水鼓"。《医门法律·胀病论》曰:"癥积、积块、痞块,即是胀病之根,日积月累,腹大如箕,腹大如瓮,是名单腹胀。"《寓意草》中说:"从来肿胀遍身,头面俱肿尚易治,若只单单腹胀则难治"。说明本病预后不良。

根据历代医家论述和近代认识,鼓胀病的病因主要由于酒食不节,情志所伤,劳欲过度，感染血吸虫，以及黄疸、积聚失治所致。其病机则为肝、脾、肾三脏功能障碍，导致气滞、血瘀、水停，积于腹内而成。

二、临床医案

鼓胀（水湿困脾）

患者：贾某，男，48 岁。

初诊：1996 年 12 月 15 日。

主诉：腹部肿胀半年余。

现病史：患者半年来腹胀、下肢水肿逐渐加重，现胃脘满闷不适，食欲缺乏，身懒乏力，小便黄、量少，大便干，2～3 日行 1 次，舌体暗，边部斑点，苔腻，脉沉缓。

既往史：肝硬化 3 年余。

辅助检查：暂无。

西医诊断：肝硬化腹水。

中医诊断：鼓胀。

中医证型：水湿困脾，瘀血积滞。

治则：清热利湿，化瘀消积。

方药：实脾饮合抵挡汤加减。

柴胡 15g，茯苓 25g，白术 15g，茵陈 30g，焦栀子 10g，厚朴 15g，沉香 9g，大腹皮 30g，败酱草 30g，炒莱菔子 25g，神曲 25g，木香 9g，香附 20g，枳壳 15g，郁金 25g，冬瓜皮 30g，猪苓 18g，水蛭 10g，桃仁 15g，大黄 15g（后下），甘草 6g。4 剂，水煎服，日 1 剂，早晚分服。

二诊（12 月 20 日）：服药后胃脘部胀满缓解，食欲好转，现大便便质软，日行 1 次，无腹痛。舌质暗，苔白腻，脉沉细。处方：守上方加莪术 9g。5 剂，水煎服，服同前法。

三诊（12 月 27 日）：服药后腹胀、下肢肿减轻。近日偶有头晕、头沉不适，肝区时有疼痛，伴吐白痰。更上方为：猪苓汤加减。

茯苓 30g，桂枝 10g，贡白术 20g，猪苓 18g，泽泻 18g，茵陈 30g，焦栀子 10g，枳壳 15g，木香 9g，沉香 9g，大腹皮 30g，炮山甲 10g，草果 15g，香附 20g，炒麦芽 25g，神曲 25g，冬瓜皮 30g，茯苓皮 30g，甘草 6g。3 剂，水煎服，服同前法。

四诊（12 月 30 日）：服药腹胀减轻，食欲欠佳，大便稀，日行 2 次，小便量稍多，舌质暗，苔白腻，脉沉弱。处方：守上方加鸡内金 15g、砂仁 10g。4 剂，水煎服，服同前法。

五诊（1997 年 1 月 4 日）：近来证安，腹水已去大半，食欲增，大便正常，舌质暗，苔白，脉沉。处方：守上方加炒莱菔子 20g。4 剂，水煎服，服同前法。

医嘱：忌食生硬、粗纤维食物，禁辛辣、刺激性食物，少饮水，适当锻炼，定期复查。

按语：肝硬化腹水为肝脏实质性病变引起水液代谢紊乱，临床上以腹部膨隆或状如蛙腹,伴下肢进行性肿胀、小便不利等症。此例患者辨证属"鼓胀"范畴,《金匮要略·水气病脉证并治》所论述的石水、肝水等与本病相似,如谓:"肝水者,其腹大,不能自转侧,胁下腹痛。"此例为水湿困脾,瘀血积滞证,治以清热利湿、化瘀消积,方选实脾饮合抵挡汤,方中柴胡、茵陈、栀子清利肝胆,炒莱菔子、枳壳、郁金疏肝降气和胃,大腹皮、冬瓜皮、茯苓皮、猪苓清热利湿消肿,合抵挡汤破瘀散结,共奏标本兼治之功。二诊时,患者症状缓解,血瘀证明显,酌加莪术活血化瘀、散结消肿。三诊时,有头晕、头沉不适,肝区时有疼痛,为肝气失于疏泄,水湿泛溢,蒙阻清窍,更方为猪苓汤,清热利湿、祛痰化饮,较前方重用软坚散结之炮山甲,燥湿化痰之草果。四诊时,水湿自二便出,故见便稀、小便增多等症,食欲缺乏,酌加鸡内金、砂仁健脾开胃。五诊时,症状明显改善,加炒莱菔子倍行气利湿之功,使水去腹安。

第八节 黄 疸

一、疾病概述

黄疸是指因肝失疏泄,胆汁外溢,或血败不华于色,引发以目黄、身黄、小便黄为主要临床表现的病证。黄疸的病因有外感和内伤两种。外感源于疫毒侵袭或饮食不节,内伤则由脾胃虚弱或宿疾引发。外因重在湿、毒,而内因偏于虚、瘀。

黄疸病之成因,源于疫毒外侵、湿热蕴结、积聚内阻,引发胆汁不循常道,或化源不充、血败不华于色,以致身目而黄。黄疸病所在脏腑主要为脾胃肝胆,所病脏腑间又可相互传变。因感邪性质、体质差异而引发不同的证候。一般而言,属疫毒之邪为病者,多发为急黄;属湿邪为病者,又因素体差异,有热化、寒化之分,湿从热化者,湿热熏蒸肝胆,胆汁泛于肌肤,每发阳黄;湿从寒化,阻遏胆汁,胆汁浸淫肌肉,每发阴黄。积聚内阻致黄者,每在阴黄之列;血败不能华色者,常属虚黄范畴。

二、临床医案

病案1:黄疸(肝胆湿热)

患者:黄某,男,20岁。

初诊:1994年12月24日。

主诉:四肢及颜面部泛黄5天。

现病史:患者5天前开始出现四肢、头面部发黄改变,黄色明亮,伴见口苦纳差,夜间休息欠佳,小便短黄,大便稀,日行3~4次,舌质红,苔黄厚,脉弦数。

既往史:甲型肝炎1年余。

辅助检查：肝功能：总胆红素 25μmol/L、谷丙转氨酶：90U/L。彩超示：肝内回声稍强，胆囊炎性改变。

西医诊断：甲肝发作期。

中医诊断：黄疸。

中医证型：肝胆湿热。

治则：清肝泻胆，利湿退黄。

方药：龙胆泻肝汤加减。

龙胆草8g，栀子9g，黄芩10g，法半夏10g，茯苓15g，柴胡15g，车前子30g（布包），川木通12g，金钱草30g，泽泻15g，干姜5g，滑石30g，鸡内金15g，炒麦芽18g，甘草6g。7剂，水煎服，日1剂，早晚分服。另予：鸡骨草丸，2瓶，每次4粒，每日3次。

二诊（12月31日）：服药后四肢及头面部呈淡黄色，口苦尚有，纳可，小便色浅黄，大便次数减少，舌质红，苔厚，脉弦数。处方：守上方加黄柏12g、茵陈30g、赤芍20g。7剂，水煎服，服同前法。

三诊（1995年1月7日）：近来证安，黄疸色淡黄，口苦饮食明显好转，夜间休息可，大便偏稀，舌质红，苔腻，脉弦。处方：守上方去黄柏、滑石，加砂仁6g、炒薏苡仁20g。7剂，水煎服，服同前法。

四诊（1995年1月15日）：复查肝功能，指标接近正常，大便松软，舌质红，苔薄腻，脉弦。处方：守上方，7剂，服同前法。

医嘱：服药期间忌食辛辣、油腻食物，忌烟酒，多休息，出门戴口罩避免交叉感染，定期复诊。

按语：甲型肝炎是一种临床传染性较强疾病，主要是以消化道传播为主，一般好发于儿童和青少年，部分患者以隐性感染为主但也具有传染性。大部分患者的肝功能损害不是很重，本例患者肝功能轻度异常，症状不明显，平素未服药治疗，进而发展成黄疸。杨华教授认为，本病为肝胆湿热阻滞，肝失疏泄，胆汁外溢而致，辨证属祖国医学"黄疸"之肝胆湿热证。方选龙胆泻肝汤加减，方中龙胆草、金钱草苦寒，清利肝经湿热；黄芩、栀子苦寒泻火，燥湿清热；泽泻、木通、车前子、滑石渗湿泄热，导热下行；肝胃郁热，柴胡条达肝经之气，解郁泄热。根据《内经》中"见肝之病，知肝传脾，当先实脾"，配以鸡内金、茯苓、炒麦芽健护脾胃。鸡骨草丸临床降转氨酶效佳。二诊时，湿热尚存，酌加清热凉血药黄柏、赤芍。三诊时，患者大便稀为湿邪下泻，黄疸色淡，为湿热渐去，故减黄柏、滑石。四诊时，仍以健脾清肝为本，药效佳。

病案2：黄疸（阴黄，湿重于热）

患者：李某，男，48岁。

初诊：2018年9月10日。

主诉：面目及身黄1个月。

现病史：患者平素有乙肝史，未正规化治疗，1个月前出现颜面、眼结膜黄，皮肤黄染不明显，饮食欠佳，眠可，晨起头晕身困，活动后好转，自觉身有微热，小便短黄，大便黏，舌质红，苔厚，脉濡数。

既往史：乙肝携带者8年。

辅助检查：无。

西医诊断：乙型肝炎性黄疸。

中医诊断：黄疸。

中医证型：阴黄，湿重于热。

治则：祛湿退黄，佐以清热。

方药：茵陈五苓散加减。

茵陈25g，炒白术15g，茯苓15g，赤芍15g，牡丹皮15g，木香10g，虎杖15g，半枝莲15g，枳壳15g，炙鳖甲15g，郁金15g，甘草6g，太子参15g，白花蛇舌草15g，麦冬15g，丹参15g。14剂，水煎服，日1剂，早晚分服。另予：玄驹灵芝胶囊（院内制剂），3盒，每次5粒，每日3次。

二诊（9月25日）：服药后症状减轻，头晕身困缓解，纳食可，小便黄尚有，舌质红，苔微厚，脉濡数。处方：守上方加金钱草30g。14剂，水煎服，服同前法。

三诊（10月10日）：服药后颜面、眼结膜黄明显改善，近日身体微热不适消失，时有鼻出血，小便微黄，量少，纳食正常，舌质淡红，苔微厚，舌中部少苔，脉滑。处方：守上方去丹参，加白茅根15g、北沙参15g。14剂，玄驹灵芝胶囊3盒，服同前法。

医嘱：服药期间禁食辛辣、油腻食物，忌烟酒，多饮水，注意休息，定期复诊。

按语：乙肝病毒导致的黄疸性肝炎主要表现是消化道症状，肝功能检查会有胆红素和转氨酶的明显升高，对于这样患者的治疗主要是保肝、降酶、退黄等处理，慢性乙肝临床需要抗病毒治疗，效果显著。患者为中年男性，既往有乙肝病毒史，此次发作皮肤黄染、面黄、小便短黄。杨华教授辨证为阴黄（湿重于热），治以祛湿退黄、佐以清热，方选茵陈五苓散。《金匮要略》曰："黄疸病，茵陈五苓散主之。"茵陈五苓散是治疗湿重于热的黄疸，其表现黄色轻浅，略逊阳黄，形寒身热，其热不扬，腹满便溏，舌体胖淡，肢倦气短，身重困乏，纳呆呕恶，胁肋胀满，小便短少，苔腻脉弦。方中炒白术、茯苓、牡丹皮健脾渗湿，化气行水；配茵陈、虎杖、半枝莲苦寒清热，利湿退黄；酌加丹参、赤芍、鳖甲化瘀散结，太子参、麦冬、甘草益气养阴。二诊时，湿热之象尚存，合金钱草清利湿热、利湿退黄。三诊时，鼻部出血为上焦余热之证，黄疸症状明显改善，去化瘀之丹参，加白茅根、北沙参清热止血，养阴利尿，全方以祛湿邪、利小便为旨，健脾利湿降浊，使湿热之邪有出路，则诸症好转。

病案3：黄疸（阳黄热重于湿）

患者：陈某，男，48岁。

初诊：2019 年 6 月 12 日。

主诉：面目身黄 3 周。

现病史：缘患者平素服用抗病毒药物治疗，症状稳定，3 周前出现面目身皆黄，现肤黄鲜明，巩膜发黄，伴身懒乏力，口干口苦，矢气较多，二便尚可，舌质红，苔黄，脉弦滑。

既往史：乙肝小三阳史 3 年。

辅助检查：胆红素三项：总胆红素指标偏高。

西医诊断：乙型病毒性肝炎发作期。

中医诊断：黄疸。

中医证型：阳黄（热重于湿）。

治法：清肝利胆，解毒退黄。

方药：茵陈蒿汤合自拟虎蛇汤加减。

茵陈 15g，焦栀子 15g，白术 15g，赤芍 15g，虎杖 15g，白花蛇舌草 15g，蒲公英 15g，紫花地丁 15g，炒山药 15g，金银花 15g，玄参 15g，黄连 9g，甘草 6g，炒香附 15g，当归 15g。14 剂，水煎服，日 1 剂，早晚分服。

二诊（7 月 3 日）：服药后面目身黄减轻，口苦减轻，口干尚存，矢气多，身懒乏力稍有好转，舌质红，苔薄黄，脉弦滑。处方：守上方，加鸡内金 15g、郁金 15g，14 剂，服同前法。另予：玄驹灵芝胶囊，每日 2 次，每次 5 粒，口服。

三诊（7 月 18 日）：药后诸症明显改善，面目身黄基本好转，口干苦明显减轻，矢气好转，身懒乏力消失，舌质红，苔薄白，脉弦。处方：守上方，14 剂，服同前法。

医嘱：服药期间忌食辛辣、油腻食物，禁烟酒，多休息，定期复查。

按语：乙肝病毒导致的黄疸性肝炎主要表现是消化道症状，肝功能检查会有胆红素和转氨酶的明显升高，对于这样患者的治疗主要是保肝、降酶、退黄等处理，慢性乙肝携带者临床需要抗病毒治疗，定期复查肝功能。杨华教授分析，黄疸不外乎阴、阳、急黄之分，临床以湿从热化的阳黄居多，如《丹溪心法·疸》所言："疸不用分其五，同是湿热。"患者为中年男性，既往有乙肝病毒史，此次发作皮肤黄明显、面黄、结膜黄染，辨证为祖国医学"黄疸"阳黄之热重于湿证。治以清肝利胆、解毒退黄，方选茵陈蒿汤合自拟虎蛇汤。方中茵陈、栀子、虎杖、黄连以清利湿热为用，合蒲公英、白花蛇舌草、紫花地丁、金银花、甘草清热解毒，当归、赤芍、玄参凉血活血，炒山药、白术健脾利湿，炒香附疏肝行气。二诊时，症状稍有缓解，酌加鸡内金、郁金利胆退热，使胆汁疏泄有节，配以玄驹灵芝胶囊清热解毒。三诊时，患者疗效显著，继服前方巩固疗效。

第九节 胁 痛

一、疾病概述

胁，指胁肋部，位于胸壁两侧由腋部以下至第十二肋骨之间。胁痛是指因脉络痹阻或脉络失养，引发以一侧或两侧胁肋部疼痛为主要表现的病症。

胁痛虽与诸多脏腑功能失调相关，但其病位主要在于肝胆。胁痛之病因，虽有《黄帝内经》力主寒邪客脉、血涩脉急之外感说，但现今临床上更以湿热、情志所伤为多见。不论肝气郁结、瘀血阻络、湿热蕴结所致的脉络不通，抑或肝阴不足所致络脉失养，均可引发"不通则痛"或"不荣则痛"的病理变化。

胁痛病位不离于肝胆，肝胆郁滞，疏泄失调，枢机不利，脉络痹阻或失养是胁痛病机关键，任何原因引发的胁痛均难以逾越于此。胁痛病机有虚、实两种：实者以气滞、血瘀、湿热为主；虚者以肝阴不足或肝肾精血亏损为主，于胁痛病机演变过程中，常见由气及血，即由气滞发展为血瘀，致气血同病，或由实转虚而致虚实夹杂。

二、临床医案

病案1：胁痛（肝胆湿热）

患者：王某，男，31岁。

初诊：1995年1月10日。

主诉：右胁部疼痛加重1周。

现病史：患者1周前饮酒后出现肝区疼痛不适，未采取治疗，现症状加重随诊，症见口苦，饮食正常，小便调，大便干，2日1次。在我院检查肝功能：转氨酶增高。舌质红，舌体胖，苔腻，脉弦数。

既往史：携带乙肝病毒史9年。

辅助检查：HBSAg滴度(1:64)，谷草转氨酶(AST)：50.88U/L。

西医诊断：乙肝。

中医诊断：胁痛。

中医证型：肝胆湿热。

治则：清肝泄热，祛湿解毒。

方药：茵陈蒿汤加减。

茵陈30g，栀子9g，大黄10g(后下)，金钱草30g，木通10g，滑石30g，赤芍20g，黄芪30g，板蓝根30g，虎杖30g，炒白术15g，土茯苓30g，泽泻18g，甘草6g。4剂，水煎服，日1剂，早晚分服。

二诊（1月18日）：服药后症状稳定，肝区疼痛尚有，口苦及大便干缓解，近日受寒感冒，身懒，口黏，平时为易感体质，舌质红，苔微黄腻，脉浮滑。处方：守上方加陈皮10g、柴胡10g、升麻10g。4剂，水煎服，服同前法。另予：康肝胶囊1盒，每次1粒，每日3次，口服。

三诊（7月19日）：服药后症状减轻，肝区疼痛不适减轻，感冒症状明显好转，食欲欠佳，舌质红，苔腻，脉滑。处方：守上方加枳壳15g、白豆蔻10g。4剂，水煎服，继开康肝胶囊2盒，服同前法。

四诊（7月24日）：近来证安，胁痛及饮食明显改善，大便松软，日行1～2次，舌质红，苔薄腻，脉弦。处方：守上方，4剂，水煎服，服同前法。

医嘱：忌食辛辣、油腻食物，禁烟酒，注意休息，避免劳累，定期复查。

按语：根据乙肝表面抗原滴度值和谷草转氨酶（AST）升高可以推断出病人为乙肝病毒阳性，肝功能轻度损害。病毒破坏肝细胞引起血液中转氨酶含量升高，西医常规治疗采用保肝降酶、抗乙肝病毒的方法。患者右胁部疼痛伴口苦明显为中医之胁痛，辨证为肝胆湿热。杨华教授分析，病机为湿热郁结于肝胆，肝胆失于疏泄，气机郁滞，不通则痛。治以清肝泄热、祛湿解毒，方选茵陈蒿汤，方中金钱草、木通、滑石、土茯苓、泽泻清热利湿；板蓝根、虎杖清热解毒；栀子、赤芍清热凉血。二诊时，肝区不适缓解，继发阳虚感冒，配以柴胡、升麻解表升阳，陈皮疏畅中焦之气。三诊时，感冒症状明显改善，肝区疼痛尚有，影响脾胃功能，佐以枳壳、白豆蔻理气和胃，培补中焦。《金匮要略·脏腑经络先后病脉证》："见肝之病，知肝传脾，当先实脾。"肝病重在调理脾胃，培土涵木，使正气驱邪外出，达到标本兼治之功。

病案2：胁痛（肝胆郁热）

患者：沈某，女，54岁。

初诊：1995年2月6日。

主诉：腹痛伴口苦加重1周余。

现病史：患者1周来右上腹部疼痛间断性发作，伴见纳差，口苦，欲食冷饮，胃脘痞满，大便偏干，小便深红色，舌质红，苔白腻，脉弦滑。

既往史：慢性胆囊炎史。

辅助检查：B超提示：胆囊壁毛糙，胆囊底增厚。

西医诊断：慢性胆囊炎。

中医诊断：胁痛。

中医证型：肝胆郁热。

治则：清肝泄热，利胆降浊。

方药：大柴胡汤加减。

柴胡10g，黄芩10g，清半夏12g，枳壳15g，木香9g，川黄连9g，郁金25g，沉香6g（后下），金钱草30g，鸡内金15g，莪术10g，延胡索12g，香附15g，大黄10g（后下），青皮10g，甘草6g，滑石30g，龙胆草10g。3剂，水煎服，日1剂，早晚分服。

二诊（2月9日）：胁痛缓解，口干苦尚有，小便色淡红，大便质软，舌质红，苔腻微黄，脉弦数。处方：加蒲公英30g、地骨皮30g。4剂，水煎服，服同前法。

三诊（2月13日）：服药后症状稳定，头晕，近日肤色偏黄，小便淡红色，舌质红，苔腻微黄，脉弦数。更方为：茵陈30g，焦栀子9g，大黄10g，香附15g，木香9g，代赭石30g，金钱草60g，木通10g，龙胆草10g，干姜6g，沉香6g，莪术15g，枳壳15g，甘草6g，鸡内金15g，磁石30g，川连9g。5剂，水煎服，服同前法。

四诊（2月18日）：服药后症状减轻，饭后时有呃逆，复查B超提示：胆囊壁欠光滑，胆囊底厚度均匀，舌质红，苔厚，脉弦。处方：守上方去干姜，加旋覆花15g（布包），焦三仙各15g。5剂，水煎服，服同前法。

医嘱：服药期间忌食辛辣、油腻食物，忌烟酒，避免熬夜，多休息，定期复查。

按语：临床所见胆囊炎由多种因素引起的胆囊急性与慢性炎症过程，大部分由胆囊结石引起的梗阻、感染所致，急性发作时可有上腹部剧痛，伴恶心呕吐不适，慢性胆囊炎常与胆囊结石长期并存，虽症状不严重，却常影响生活质量。本例患者根据临床表现辨证属中医"腹痛"之肝胆郁热证。杨华教授认为，患者素有慢性胆囊炎，病机为肝失疏泄，胆腑郁热，不通则痛。治疗以清肝泄热、利胆降浊为纲，方选大柴胡汤加减，方中柴胡为君，大黄为臣，清泄少阳、阳明之邪，配以郁金、金钱草、鸡内金、龙胆草清热利胆，沉香、香附、青皮、延胡索等疏肝行气止痛。二诊时，热象明显，酌加蒲公英、地骨皮清热解毒凉血。三诊时，患者有黄疸倾向，湿热渐盛，更方为茵陈蒿汤加减。四诊时，症状改善，少阳邪气侵袭阳明经络，胃失和降，去温热之干姜而酌加旋覆花、焦三仙消食和胃降逆，调畅气机，使肝胆疏泄有度，则症安。

病案3：胁痛（肝经湿盛，热毒蕴结）

患者：张某，女，36岁。

初诊：2019年2月22日。

主诉：右侧胁肋部灼痛感伴腹胀加重1周。

现病史：患者7年前感染乙肝病毒，未见相关症状，1周前胁肋出现灼痛感，逐渐加重，腹部胀满不适，口干口苦，饮食欠佳，小便黄，大便干，舌质红，苔黄腻，脉弦。

既往史：乙肝病毒携带者7年余。

辅助检查：乙肝病毒定量：HBV-DNA：1.83E+008，总胆红素增高。

西医诊断：乙型病毒性肝炎。

中医诊断：胁痛。

中医证型：肝经湿盛，热毒蕴结。

治则：清热解毒，利湿和络。

方药：茵陈四苓散加减。

茵陈 15g、炒白术 15g、泽泻 15g、茯苓 15g、木香 9g、枳实 9g、当归 15g、半枝莲 15g、白花蛇舌草 15g、赤芍 15g、玄参 15g、蒲公英 15g、浙贝母 15g、丹参 25g、甘草 6g、五味子 15g、郁金 15g、紫灵芝 15g。15 剂，水煎服，日 1 剂，早晚分服。另予：恩替卡韦片，每次 1 片，每日 2 次；玄驹灵芝胶囊，2 盒，每次 6g，每日 2 次。

二诊（3 月 13 日）：服药后胁肋灼痛感缓解，口干口苦尚有，饮食尚可，自服酵素粉后大便通，日行 2 次，小便淡黄，舌质红，苔腻，脉弦。处方：守上方加郁李仁 18g、麸炒枳壳 15g。15 剂，水煎服，服同前法。

三诊（3 月 29 日）：症状较前稳定，胁肋部偶发疼痛，触之明显，腹胀及口干口苦症状减轻，食欲增加，舌质红，苔腻，脉弦滑。处方：守上方加大黄 10g（后下）。15 剂，水煎服，玄驹灵芝胶囊，2 盒，服同前法。

四诊（4 月 15 日）：服药后，症上述症状减轻，腹胀感减轻，舌质红，苔白腻，脉滑。处方：守上方加白豆蔻 10g。15 剂，水煎服，恩替卡韦片，1 盒，服同前法。

五诊（6 月 21 日）：复查结果：病毒 DNA 数量明显下降，总胆红素接近正常，胁肋部灼痛感消失，腹胀明显改善，尚有口干欲饮，身懒乏力，小便淡黄，大便调，舌质红，苔白，脉弦。处方：守上方加太子参 15g。15 剂，水煎服，服同前法。

医嘱：服药期间忌食辛辣、油腻食物，注意休息，按时服药，定期复诊。

按语：乙型病毒性肝炎属临床传染性疾病，传染性强，前期病情稳定，症状隐匿，遇诱因则发作，出现肝区疼痛不适，伴见消化道症状。杨华教授认为，临床治疗肝病应遵循"见肝之病，知肝传脾，当先实脾"的原则，本患者为肝经湿盛，热毒蕴结，选方茵陈四苓散。方用茵陈清热利湿，利胆退黄，茯苓、泽泻淡渗利湿，炒白术健脾燥湿。右胁疼痛较甚，配以郁金、木香疏肝理气止痛，半枝莲、紫灵芝、白花蛇舌草清热解毒，丹参、赤芍化瘀止痛。二诊时，配以郁李仁、麸炒枳壳行气通腑，润肠通便。三诊时，配以大黄泻下通肠，驱邪外出。四诊时，症状基本控制，佐以白豆蔻行胃肠之气而消胀。五诊时，气虚乏力症状明显，因肝主筋、体阴而用阳，酌加太子参益气养肝血，使肝脾和调，症状得解。

病案 4：胁痛（肝胃郁热）

患者：张某，女，60 岁。

初诊：1995 年 4 月 1 日。

主诉：右胁部胀痛不适月余。

现病史：患者 1 个月前出现右胁胀痛，自觉胃脘部肿硬不舒，食欲缺乏，晨起口干苦，时发呃气，眠可，大便干，小便黄，舌质红，苔白腻，脉弦滑。

既往史：肝占位。

辅助检查：B超：肝占位；胃脘部触诊：硬胀。

西医诊断：肝癌待查。

中医诊断：胁痛。

中医证型：肝胃郁热。

治则：疏肝解郁，清热和胃。

方药：小柴胡汤合四磨汤加减。

柴胡10g，黄芩12g，法半夏10g，枳壳15g，青木香9g，莪术15g，砂仁10g（后下），沉香9g（后下），槟榔15g，香附15g，焦神曲15g，甘草6g，丹参30g，牡蛎30g，炙鳖甲15g。3剂，水煎服，日1剂，早晚分服。

二诊（4月6日）：服药后右胁胀痛稍有缓解，呃气症状尚有，口干苦症状减轻，食欲欠佳，舌质红，苔白厚，脉弦滑。处方：守上方去牡蛎，加焦麦芽20g、姜黄12g，白花蛇舌草30g。4剂，水煎服，服同前法。

三诊（4月10日）：服药后纳食增加，胁痛症状时发作，伴排便不畅，2～3日行1次，舌质红，苔厚，脉弦。处方：守上方加檀香8g。4剂，水煎服，服同前法。

四诊（4月17日）：服药后纳食大增，胃部不适减轻，近日出现右胁部刺痛感，伴身懒乏力，舌质红，苔厚，脉弦数。更上方：处方：黄芪30g，柴胡10g，法半夏10g，壁虎15g，半枝莲30g，白花蛇舌草30g，三棱15g，莪术15g，沉香9g（后下），姜黄15g，制鳖甲10g，香附20g，丹参30g，枳壳15g，甘草6g，砂仁10g（后下）。4剂，水煎服，服同前法。

五诊（4月21日）：服药后右胁部刺痛稍有缓解，夜间频发嗳气，遇寒加重，舌质暗红，苔腻，脉弦细。处方：守上方加炒麦芽18g、旋覆花10g。4剂，水煎服，服同前法。

六诊（4月26日）：近日右胁疼痛明显减轻，自觉身懒乏力尚有，小便频，舌质暗红，苔薄腻，脉弦。处方：守上方加仙茅15g、枸杞20g。4剂，水煎服，服同前法。

医嘱：服药期间忌食辛辣、油腻食物，注意调畅情志，多休息，定期复查。

按语：患者中老年女性，根据临床表现及B超考虑肝区肿瘤，进一步影响肝功能，引起消化功能障碍，出现食欲缺乏、大便干结等症状。中医辨证属胁痛之肝胃郁热型，肝郁气滞引起胀痛不适，肝失疏泄引起中焦脾胃气机失调，胃失和降则见胃脘部肿硬不舒，时发呃气，郁久化热出现口干苦，大便干结，小便黄。治以疏肝解郁、清热和胃之法，方选小柴胡汤加减，方中枳壳、青木香、砂仁、沉香、香附、槟榔等疏肝解郁，理气和胃；丹参、牡蛎、莪术、鳖甲活血化瘀，软坚散结。二诊时，胃热口苦、纳差明显，酌加下气和胃之姜黄、焦麦芽，合白花蛇舌草清热解毒。三诊时，胁痛伴排便困难为气机不畅所致，配檀香理气止痛、肃降大肠之气。四诊时，上述症状尚存，伴见身懒乏力为"肝主筋"失用，气虚所致，调方以扶正祛邪为主。五诊时，症状缓解，配以旋覆花、炒麦芽下气消食，通畅中焦。六诊时，根据"肝肾同源"理论，肝病日久及肾，配以仙茅、枸杞滋补肾阴肾阳,使肝脏得以充养,达到标本同治之功。

病案5:胁痛(湿热内蕴)

患者:王某,男,48岁。

初诊:2019年6月14日。

主诉:右侧胁肋痛,腹痛3周余。

现病史:缘患者3周前饮酒后出现右侧胁肋疼痛,伴见腹痛,小便短黄,大便溏稀,日引3~4次,平素体力劳动乏力明显。近日来,与家人争执生气后诸症状加重,遂来诊,舌质红,苔腻,脉弦滑。

既往史:乙肝病毒史2年,饮酒史10年。

辅助检查:HBV-DNA:8.0820E+005。

西医诊断:乙型病毒性肝炎。

中医诊断:胁痛。

中医证型:湿热内蕴。

治法:清利湿热,通络止痛。

方药:自拟方加减。

茵陈15g,赤芍15g,白芍15g,五味子15g,蒲公英15g,郁金15g,鸡内金15g,枸杞15g,炒麦芽15g,白花蛇舌草15g,半枝莲15g,牡丹皮15g,板蓝根15g,当归15g,紫灵芝15g,蚂蚁10g,太子参15g,甘草6g。7剂,水煎服,日1剂,早晚分服。另予:玄驹灵芝胶囊:每日2次,每次5粒,口服。

二诊(6月22日):药后患者胁肋痛稍有缓解,腹痛尚存,小便改善,大便溏稀稍有缓解,日行2次,舌质红,苔腻,脉弦。处方:守上方,加荔枝核15g。7剂,服同前法。

三诊(6月29日):胁痛间断性发作,晨起口苦,腹痛明显减轻,乏力尚有,小便可,大便改善,日行1~2次,舌质红,苔白,脉弦。处方:守上方加柴胡15g、清半夏15g、枸杞15g、桑葚子15g、黄精15g。7剂,水煎服,服同前法。

四诊:复查HBV-DNA:3.44E+002,指标较前下降,上述症状明显好转,胁痛及乏力消失,二便可,舌质红,苔白,脉弦。处方:复开上方7剂,水煎服,服同前法。

医嘱:禁饮酒,忌食刺激性食物,避免劳累,注意调畅情志。

按语:患者既往有乙肝病毒携带史,未忌口,饮酒后诱发,症见右侧胁肋疼痛,腹痛,小便短数,大便溏稀,舌质红,苔腻,脉弦滑,辨证属胁痛之湿热内蕴证。《素问·刺热论篇》谓:"肝热病者,小便先黄,……胁满痛"。杨华教授分析,肝主疏泄,参与调解水液代谢,湿热蕴于肝脏,则胁痛作,小便色黄,便溏可见。本例患者治以清利湿热、通络止痛。方中茵陈、赤芍、郁金清肝利胆,白芍、当归、紫灵芝、枸杞养阴柔肝,蒲公英、白花蛇舌草、半枝莲、板蓝根等清热解毒,五味子、太子参、甘草益气固本。全方清、通、补同用,配以玄驹灵芝胶囊,达到祛湿、解毒、扶正之功。二诊时,酌加荔枝核理气、疏肝、止痛，倍郁金之力。三诊时，邪在胆经，故见口苦等症，合柴胡、半夏清胆利湿热，"肝体阴而用阳"，配以枸杞、桑葚子、黄精平补肝肾，使肝经气血化生有源。四诊时，上述症状明显改善，效果显著，继服上方巩固疗效。

病案6：胁痛（瘀血阻络）

患者：崔某，男，42岁。

初诊：2018年11月2日。

主诉：右侧胁肋刺痛不适3周余。

现病史：患者3周以来间断性右侧胁肋刺痛，劳动后或夜间疼痛加重，胃脘部胀满不适伴纳差，面色无华，睡眠可，二便调，舌质紫暗，苔白，脉弦涩。

既往史：无。

西医诊断：胁疼。

中医诊断：胁痛。

中医证型：瘀血阻络。

治则：疏肝理气，化瘀止痛。

方药：柴胡疏肝散合血府逐瘀汤加减。

柴胡15g，黄芩15g，清半夏15g，木香10g（后下），麸炒枳壳15g（后下），炒香附15g，醋延胡索15g，丹参25g，当归15g，川芎15g，甘草6g，郁金15g，赤白芍各15g，大腹皮25g，桃仁15g，红花15g，降香15g（后下）。14剂，水煎服，日1剂，水煎服。另予：枳术解郁胶囊（院内制剂）2盒，每次5g，每日3次。

二诊（11月16日）：服药后右侧胁肋刺痛缓解，胃脘部胀满尚有，饮食情况好转，余未见明显异常，舌质暗，苔白，脉弦。处方：守上方加佛手15g、川楝子15g，14剂，水煎服，服同前法。

三诊（5月24日）：患者近来因两次参加婚礼酒桌，饮酒后出现口中发黏，小便黄，大便调，眠可，纳差，舌质暗，苔厚腻，脉弦滑。处方：三仁汤合藿香、佩兰加减。藿香15g，佩兰15g，白豆蔻10g，黄连10g，炒薏苡仁25g，牡丹皮15g，黄芩15g，金钱草30g，陈皮15g，甘草6g，炒麦芽25g，神曲15g，赤白芍各15g，炒白术15g，茯苓15g，猪苓15g。14剂，水煎服，继开枳术解郁胶囊2盒，服同前法。

四诊（6月6日）：患者服药后口黏好转，小便色转为淡黄，食欲增，舌质暗红，苔腻，脉弦。处方：守上方，14剂，服同前法。

医嘱：平素忌食油腻食物，忌酒，注意调节情绪，避免劳累。

患者服药后未再复诊，随访得知症状基本康复。

按语：本例患者发病机制为肝气郁结、气滞血瘀、瘀血阻络、不通则痛引起胁肋部刺痛不适。杨华教授认为，肝主疏泄，性喜条达，若情志不遂，木失条达，则致肝气郁结，经气不利，故见胁肋刺痛，脘腹胀满。遵《内经》"木郁达之"之旨及王清任活血化瘀大法，选用柴胡疏肝散合血府逐瘀汤，方中以柴胡功善疏肝解郁，用以为君；香附理气疏肝而止痛，川芎活血行气以止痛，二药相合，助柴胡以解肝经之郁滞，并增行气活血止痛之效，共为臣药；降香、枳壳、大腹皮理气行滞，桃仁、红花、赤芍、丹参凉血活血化瘀，共为佐使。二诊时，胁痛症状缓解，为辨证用药正确，遂酌加理气疏肝解郁之佛手、川楝子。酒肉为湿热之品，故三诊时上述症状复发，舌苔厚腻，治以清热祛湿，选用三仁汤加减。配以神曲、麦芽、陈皮等健脾和胃理气，黄芩、黄连清中上二焦热，猪苓、茯苓、薏苡仁利湿，全方合"枳术解郁胶囊"肝脾同调，疗效显著。

第十节 肝 瘟

一、疾病概述

肝瘟是指毒邪侵及肝胆，发病迅速，具有传染性的一类疾病，又称"瘟黄""疫黄"。肝瘟病名最早出自《名医杂著》，因其发病急，《诸病源候论·黄病诸候》又称之为急黄："脾胃有热，谷气郁蒸，因为热毒所加，故卒然发黄，心满气喘，命在顷刻，故云急黄也。"清代陈梦雷编著的《古今图书集成医部全录·卷三百·瘟疫门》列"肝瘟方（玄参、细辛、石膏、栀子、黄芩、升麻、芒硝、竹叶、车前草）治肝脏温病，阳明毒，先寒后热，颈筋挛牵，面目赤黄，身重直强"。从本条可以看出，肝瘟病为肝脏之"温病"，提示其为急性温热性外感病，因其病位在肝，而肝主筋，《内经》认为："诸风掉眩，皆属于肝"，且有"面目赤黄，身重直强"等表现，说明患者有黄疸症状，而黄疸是病毒性肝炎最常见症状之一。肝瘟方以清阳明及肝经热毒为主，恰好可以用于治疗病毒性肝炎。综合分析，本段记载从中医学角度应该属于肝之瘟疫。如果从西医学角度分析，则相当于急性病毒性肝炎及急性重症肝炎。

二、临床医案

肝瘟（热毒伤阴）

患者：李某，男，44岁。

初诊：1998年10月8日。

主诉：肝区隐隐作痛半月。

现病史：患者自诉全身无力，右胁胀闷不舒1年，服用恩替卡韦治疗效果一般，近半月来肝区隐隐作痛，夜不能寐，口苦纳减，小便溲黄，舌质红，苔黄腻，脉弦数。

既往史：乙肝病毒携带6年余。

辅助检查：肝功能检查：谷丙转氨酶：248U/L，谷草转氨酶：162U/L，γ-GT：80U/L，总胆红素：32U/L，血清碱性磷酸酶：100U/L，HBsAg：阳性，乙肝五项指标：大三阳。

西医诊断：慢性乙型病毒性肝炎。

中医诊断：肝瘟。

中医证型：热毒伤阴。

治则：清肝泄热，解毒养阴。

方药：自拟虎蛇汤加减。

虎杖30g，白花蛇舌草30g，板蓝根20g，金银花15g，柴胡15g，当归15g，赤芍18g，白芍18g，茵陈18g，生薏苡仁18g，土茯苓30g，败酱草20g，麦芽20g，神曲20g，酸枣仁15g，枳壳15g，炒莱菔子15g。30剂，水煎服，日1剂，早晚分服。

二诊（11月9日）：复查肝功已接近正常，HBsAg滴度（1:64），乙肝五项指标已转小三阳，纳差好转，睡眠正常，舌质红，苔腻，脉弦。处方：守上方去酸枣仁，加太子参15g、黄芪30g。15剂，煎服同前法。

三诊（11月26日）：上述指标明显改善，临床症状基本消失，舌质红，苔白腻，脉弦。处方：守上方，30剂，煎服同前法。

患者未再复诊。随访：停药查肝功能正常，HBsAg转阴，HBsAb抗体形成。

按语：乙型肝炎近年发病率明显上升，外因为湿邪疫毒感染所致，内因为肝、脾、肾气血功能失调，但最主要的还是外因，所以清热、利湿、解毒为治疗大法。针对不同的临床证型及症状，进行适当的辨证治疗，都能取得较好的效果，即使是虚证明显的患者也应抓住三个环节，即清除余邪、扶正补虚、调理脾胃。慢性乙型肝炎病机复杂，变化多端，病程迁延，缠绵难愈，在临床上应从长计议，病情稳定后应注意饮食及精神调养，坚持服药以巩固疗效。本例患者属祖国医学之肝瘟范畴，为慢性肝炎发作期，临床症状全身无力，右胁胀闷不舒均为肝脏病变。《灵枢·九针论》论述五主为："心主脉，肺主皮，肝主筋，脾主肌，肾主骨。"热毒耗伤肝血、肝阴，筋脉失于濡养则乏力，肝失疏泄功能异常，治以清肝泄热、解毒养阴。方选自拟虎蛇汤，方中虎杖、白花蛇舌草、板蓝根、茵陈、败酱草清热解毒，柴胡、当归、赤芍、白芍清肝养阴柔肝，生薏苡仁、土茯苓利湿退热，配以麦芽、神曲、枳壳、莱菔子调理脾胃。二诊时，睡眠好转，去酸枣仁，因肝体阴而用阳，酌加益气阴之太子参、黄芪，使肝脏条达。三诊时，症状基本消失，继服前法巩固疗效。

第十一节　便　秘

一、疾病概述

便秘是指大肠传导功能失常，导致大便秘结，排便周期延长，或周期不长，但粪质干结，排便艰难，或粪质不硬，虽有便意，但便出不畅的病证。便秘是临床上的常见症状，也可出现于各种急慢性疾病过程中。中医学根据不同的病因症状，对便秘有以下不同的命名，如"大便难""后不利""脾约""闭""阴结""大便秘"等。《济生方》曰："摄养乖理，三焦气涩，运掉不行，于是乎壅结于肠胃之间，遂成五秘之患……夫五秘者，风秘、气秘、湿秘、寒秘、热秘是也。"

饮食入胃，经过脾胃运化其精微，吸收其精华后，所剩糟粕由大肠传送而出，成为大便。正如《素问·灵兰秘典论》曰："水谷者，常并居于胃中，成糟粕而俱下于大肠"。又曰："大肠者，传导之官，变化出焉"。如果胃肠功能正常，则大便畅通，不致发生便秘。若胃肠受病，或因燥热内结，或因气滞不行，或因气虚传送无力、血虚肠道干涩及阴寒凝结等，均可导致便秘。便秘病因不外热、实、冷、虚四个方面，胃肠积热者发为热秘，气机郁滞者发为实秘，阴寒积滞者发为冷秘，气血阴阳不足者发为虚秘。便秘的病位主要在大肠，病机为大肠传导功能失常，与肺、脾、肾关系密切。肺与大肠相表里，肺燥肺热移于大肠，导致大肠传导失职而形成便秘；脾主运化，脾虚运化失常，糟粕内停而致便秘；肾主五液，司二便，肾精亏耗则肠道干涩，肾阳不足，命门火衰则阴寒凝结，传导失常亦形成便秘。可见，便秘虽属大肠传导失职，但与其他脏腑之功能亦密切相关。

二、临床医案

病案1：便秘（津亏热结）

患者：李某，女，74岁。

初诊：2019年5月15日。

主诉：便秘3个月余。

现病史：患者3个月来便秘症状逐渐加重，现10余天行大便1次，大便干结如条索，口臭，纳可，饭后腹胀不适，小便短少，舌质红，少苔而黄，脉弦滑。

既往史：糖尿病6年。

辅助检查：无。

西医诊断：便秘。

中医诊断：便秘。

中医证型：津亏热结。

治则：滋阴润肠，清热通便。

方药：增液承气汤加减。

北沙参15g，麦冬15g，黑玄参18g，枳实15g，火麻仁30g，郁李仁15g，鸡内金15g，当归15g，杏仁15g，厚朴10g，肉苁蓉15g，生地15g，制首乌15g，甘草6g，大黄10g（后下），甘草6g。10剂，水煎服，日1剂，早晚分服。另予：麻仁润肠丸，2盒，每次1丸，每日2次，口服。

二诊（5月24日）：服药后便秘症状减轻，自诉矢气频作，口干欲饮，饭后腹胀感缓解，舌质红，苔微黄，脉弦。处方：守上方去厚朴、杏仁。10剂，水煎服，服同前法。

三诊（6月3日）：服药后大便干结尚有，蹲便后时有腰酸不适，矢气次数减少，舌质红，舌根少苔，脉弦。处方：守上方加白芍、熟地各15g。10剂，水煎服。麻仁润肠丸，2盒，每次1丸，每日2次，口服，服同前法。

四诊（6月10日）：便秘症状明显好转，大便2日1次，饮食佳，饭后腹胀不适好转，小便量可，舌质红，苔白，脉弦。处方：守上方，10剂，服同前法。

医嘱：忌食甜性食物，按时服用降血糖药物，多吃蔬菜水果，适当锻炼。

按语：中医理论认为，消渴病燥热为标，气阴两虚为本，又因"肾司二便"，患者年老久病则肾阴亏虚明显，阴液不足使胃肠失于濡养则功能障碍，引起大便干结。老年人正常情况下也会出现习惯性便秘证，同属肾阴亏虚。杨华教授认为，该患者消渴以中、下消为主，大便干结如条索，口臭为便秘之津亏热结证，治以滋阴润肠、清热通便，方选增液承气汤，方中火麻仁、郁李仁、当归润肠通便；杏仁、厚朴上则肃肺气，下则清润大肠；肉苁蓉、生地、制首乌补肾滋阴润肠；大黄、枳实攻下热结，通腑泄热。二诊时，矢气频作，去厚朴、杏仁缓解胃肠下气之力。三诊时，酌加补肾滋阴之熟地、白芍润肠通便，使阴液化生有源。四诊时药效显著，继服药物巩固疗效。

病案2：便秘（气阴两虚）

患者：孟某，男，82岁。

初诊：2019年6月5日。

主诉：大便干结半月。

现病史：患者半月来大便干结症状明显，2～3日1次，平素喜食凉性食物，现口干欲饮，纳差，食后腹胀不适，排便乏力，夜间睡眠一般，小便频，舌质暗，少苔，脉弦细。

既往史：高血压20余年，肾结石10年。

辅助检查：无。

西医诊断：老年性便秘。

中医诊断：便秘。

中医证型：气阴亏虚。

中医治法：健脾理气，润肠通便。

中医方药：七味白术散加减。

党参15g，炒白术15g，茯苓15g，木香9g，厚朴15g，当归身15g，川芎15g，火麻仁25g，郁李仁18g，枳壳15g，黄连10g，鸡内金15g，白豆蔻10g，炒麦芽15g，神曲15g。7剂，水煎服，日1剂，早晚分服。

二诊(6月26日)：服药后大便干好转，久坐轮椅出现腰酸不适，口干欲饮好转，血压较前偏高，舌质暗，少苔，脉弦细。处方：守上方加枸杞、杜仲各15g。7剂，水煎服，服同前法。

三诊(7月4日)：近来症状明显改善，大便日行1次，腰酸不适减轻，食欲增加，饭后胃胀尚有，舌质暗，苔中间厚，脉弦细。处方：守上方加炒莱菔子、陈皮各15g。7剂，水煎服，服同前法。

医嘱：嘱其多食蔬菜水果，忌辛辣食物。

按语：西医认为，老年性便秘多属功能性便秘，年老胃肠蠕动减退，主要表现为排便次数减少和排便无力感，症状呈逐渐加重型。杨华教授认为，该患者便秘伴口干欲饮、身懒乏力，为气阴两虚证。气虚则排便无力，小便频；阴虚则口干欲饮，伴见纳差胃胀不适，治以健脾益气、养胃生津、润肠通便，方选七味白术散。方中党参、炒白术、茯苓益气健脾；厚朴、枳壳、豆蔻行气消胀；当归身、火麻仁、郁李仁润肠通便。患者年老肾亏，二诊时，配以杜仲、枸杞补肾填精，潜阳降压。三诊时，饭后腹胀症状尚有，酌加炒莱菔子、陈皮行气消胀，和胃消食，使肠胃清畅，则便秘渐除。

第十二节　泄　泻

一、疾病概述

泄泻是以排便次数增多，粪便稀溏，甚至泻出如水样为主症的病证，多由脾胃运化功能失职，湿邪内盛所致。泄者，泄漏之意，大便稀溏，时作时止，病势较缓；泻者，倾泻之意，大便如水倾注而直下，病势较急。故前贤以大便清薄势缓者为泄，大便清稀如水而直下者为泻。但临床所见，难于截然分开，故合而论之。本病证是一种常见的脾胃肠病证，一年四季均可发生，但以夏秋两季为多见。

《内经》称本病证为"鹜溏""飧泄""濡泄""洞泄""注下""后泄"等，且对本病的病机有较全面论述，如《素问·生气通天论》曰："因于露风，乃生寒热，是以春伤于风，邪气留连，乃为洞泄。"《素问·阴阳应象大论》曰："清气在下，则生飧泄。""湿胜则濡泻。"《素问·

举痛论》曰："寒气客于小肠，小肠不得成聚，故后泄腹痛矣。"《素问·至真要大论》曰："诸呕吐酸，暴注下迫，皆属于热。"说明风、寒、热、湿均可引起泄泻。《素问·太阴阳明论》指出："饮食不节，起居不时者，阴受之，……阴受之则入五脏，……下为飧泄。"《素问·举痛论》指出："怒则气逆，甚则呕血及飧泄。"说明饮食、起居、情志失宜，亦可发生泄泻。另外，《素问·脉要精微论》曰："胃脉实则胀，虚则泄。"《素问·脏气法时论》曰："脾病者，……虚则腹满肠鸣，飧泄食不化。"《素问·宣明五气》谓："五气所病，……大肠小肠为泄。"说明泄泻的病变脏腑与脾胃大小肠有关。《内经》关于泄泻的理论体系，为后世奠定了基础。张仲景将泄泻和痢疾统称为下利。《金匮要略·呕吐哕下利病脉证治》中将本病分为虚寒、实热积滞和湿阻气滞三型，并且提出了具体的证治。如"下利清谷，里寒外热，汗出而厥者，通脉四逆汤主之。""气利，诃黎勒散主之。"指出了虚寒下利的症状，以及治疗当遵温阳和固涩二法。又说："下利三部脉皆平，按之心下坚者，急下之，宜大承气汤。""下利谵语，有燥屎也，小承气汤主之。"提出对实热积滞所致的下利，采取攻下通便法，即所谓"通因通用"法。篇中还对湿邪内盛，阻滞气机，不得宣畅，水气并下而致"下利气者"，提出"当利其小便"，以分利肠中湿邪，即所谓"急开支河"之法。张仲景为后世泄泻的辨证论治奠定了基础。《三因极一病证方论·泄泻叙论》从三因学说角度全面地分析了泄泻的病因病机，认为不仅外邪可导致泄泻，情志失调亦可引起泄泻。

泄泻的病变主脏在脾，病理因素主要是湿，故《医宗必读》有"无湿不成泻"之说。脾病湿盛是导致泄泻发生的关键所在。急性暴泻以湿盛为主，多因湿盛伤脾，或食滞生湿，壅滞中焦，脾不能运，脾胃不和，水谷清浊不分所致，病属实证。慢性久泻以脾虚为主，多由脾虚健运无权，水谷不化精微，湿浊内生，混杂而下，发生泄泻。他如肝气乘脾，或肾阳虚衰所引起的泄泻，也多在脾虚的基础上产生的，病属虚证或虚实夹杂证。

本病可见于西医学中的多种疾病，如急慢性肠炎、肠结核、肠易激综合征、吸收不良综合征等，当这些疾病出现泄泻的表现时，均可参考本节辨证论治。

二、临床医案

病案 1：泄泻（脾胃虚寒）

患者：吴某，男，72 岁。

初诊：2019 年 3 月 27 日。

主诉：胃部冷痛 3 个月，腹泻加重 1 周。

现病史：患者自去年入冬以来，逐渐出现胃脘部冷痛感，饮热水后缓解，纳食少，近日出现大便溏明显，每日 3~4 次，肠鸣音明显，小便调，舌质红，苔腻，脉迟滑。

既往史：慢性腹泻 2 年。

辅助检查：无。

西医诊断：慢性肠炎。

中医诊断：泄泻。

中医证型：脾胃虚寒。

治则：健脾温胃。

方药：自拟健脾温肾止泻方。

党参15g，炒白术15g，茯苓15g，木香9g，焦山楂15g，煨肉豆蔻10g，煨诃子15g，干姜9g，砂仁9g（后下），红参10g，鸡内金15g，车前子25g（布包），炒山药15g，莲子15g，甘草6g，吴茱萸3g。15剂，水煎服，日1剂，早晚分服。另予：归脾丸，2盒，每次6g，每日2次，口服；参苓肠胃胶囊，2盒，每次6粒，每日2次，口服。

二诊（4月15日）：服药后纳食增加，胃脘难受好转，大便次数减少，便质稀，舌质红，苔薄腻，脉迟滑。处方：守上方加炒扁豆25g。15剂。参苓肠胃胶囊，2盒，服同前法。

三诊（4月30日）：患者近来症状缓解，肠鸣音减弱，纳食一般，大便松软，小便微黄，舌质红，苔薄白，脉弦。处方：守上方去红参、吴茱萸，加陈皮15g、炒麦芽15g。

医嘱：服药期间忌食寒凉食物、水果等，注意胸腹部保暖，定期复诊。

按语：患者慢性泄泻以肠胃虚寒为主，腹泻伴肠鸣音为腑气不通畅，脉迟细为虚寒证，久病伤肾，肾阳不足，治以温脾补肾、涩肠止泻。李中梓《医宗必读》中提出了止泻九法："淡渗、升提、清凉、疏利、甘缓、酸收、燥脾、温肾、固涩。"杨华教授结合上述理论辨证施治于临床，效果显著。分析本例年老患者，脾肾阳虚，肠胃失于温阳，故见喜温喜按，大便溏稀，方选健脾温肾止泻方，此方集香砂六君子汤、参苓白术散、四神丸加减而成，脾肾同补，涩肠止泻；配以归脾丸益气健脾，参苓肠炎胶囊健脾利湿止泻。二诊时，配以炒白扁豆健脾化湿，倍止泻之功。三诊时，小便发黄，考虑用温补药物后小肠有热象，遂去红参、吴茱萸，酌加陈皮、炒麦芽健脾消食，培补脾胃。

病案2：泄泻（脾虚湿盛，肾阳不足）

患者：刘某，男，49岁

初诊：2019年5月31日。

主诉：腹泻半月余。

现病史：患者半月前不明原因出现泄泻，大便日行2~3次，未予治疗，现大便时溏时止，日渐消瘦，气色较差，畏寒喜暖，饮食可，食后稍有胃胀不适，休息可，小便短，舌质淡，苔白腻，脉沉弦。

既往史：不详。

辅助检查：无。

西医诊断：急性肠胃炎。

中医诊断：泄泻。

中医证型：脾虚湿盛，肾阳不足。

治则：健脾祛湿，温阳止泻。

方药：健脾温肾止泻方。

党参15g，炒白术15g，茯苓15g，木香9g，炒扁豆25g，焦山楂15g，煨诃子15g，煨肉豆蔻10g，莲子15g，车前子25g（布包），五味子15g，甘草6g，砂仁10g（后下），炒山药15g，人参12g。7剂，水煎服，日1剂，早晚分服。

二诊（6月14日）：服药后大便次数每日1～2次，于晨起解便，畏寒喜暖症状尚有，舌质淡，苔腻，脉沉细。处方：守上方加补骨脂10g、石榴皮15g、陈皮15g。7剂，水煎服，服同前法。另予：参苓肠炎胶囊，2盒，每次5粒，每日2次。

三诊（6月22日）：自诉近来证安，形体及气色逐渐恢复，畏寒症状减轻，大便松软，舌质淡红，苔白，脉细。处方：守上方加炮姜6g。7剂，服同前法。

医嘱：服药期间忌食生冷、油腻、不易消化的食物，避免受凉，适当运动。

按语：泄泻是以排便次数多、便质稀溏，严重者泻下如水样，主要病变部位在脾胃与大肠，脾失健运为关键。病机是脾虚湿盛，脾失健运，水湿不化，肠道泌别清浊失调，常兼有腹胀、腹疼、食欲缺乏等。杨华教授认为，本例为脾虚湿盛，肾阳不足以温补脾阳，则湿盛脾虚愈重。方选健脾温肾止泻方，方中白术、茯苓益气健脾渗湿，配伍山药、莲子肉以健脾益气，兼能止泻；并用白扁豆、车前子助白术、茯苓以健脾渗湿，更用砂仁醒脾和胃，配以煨肉豆蔻、人参温补元阳，煨诃子、五味子收涩止泻。二诊时，阳虚五更泻症状明显，酌加石榴皮、陈皮、补骨脂温补肾阳止泻，辅以前方，有四神丸之效。三诊时，症状明显改善，更加炮姜温补脾肾，巩固疗效。

第十三节　肠　痈

一、疾病概述

肠痈是一种内痈疾病。具体来说，本病多因暴饮暴食，肥甘厚味，恣食生冷，寒温不适，负担重物，暴急奔走，抑郁，肝气郁结等，以致生痰生湿，壅遏气血，郁而化热，气血阻滞肠胃，因而生痈。在病因与病机方面，《灵枢·上膈》云："喜怒不适，食饮不节，寒温不时，则寒汁流于肠中……积聚以留，留则痈成。"陈实功说："夫肠痈者，皆湿热瘀血流入小肠而成也。"《诸病源候论》指出："肠痈者，由寒温不适，喜怒无度，使邪气与荣卫相干，在于肠内，遇热加之，血气蕴积，结聚成痈，热积不散，血肉腐坏，化而为脓。"《医灯续焰》也指出："大抵得之不节饮食，不适寒温，或积垢瘀凝，或败血留滞，壅塞不行，久郁化热，久热腐脓，而痈斯成矣。"在治疗上，《本草经疏》谓："肠痈属大肠实火，忌燥热，宜下，宜寒，解毒。"现在治疗一般分为三个阶段，即未成脓、已成脓及脓已溃。未成脓者，腹痛阵作,发热恶寒,恶心呕吐,大便秘结,苔腻而黄,脉洪有力,治宜泄热祛瘀,以《金匮要略》牡丹皮汤为主方;脓已成者腹痛剧烈,阑尾处可触及肿块,壮热自汗,大便秘结,脉洪数,治宜活血化瘀,排脓消肿清热,以《医宗金鉴》薏苡仁汤为主方;脓成已溃者,腹软而痛,时下脓血,舌色淡,脉濡软,宜托里排脓,以《外科正宗》牡丹皮散为主方。用药方面清热解毒、消肿散结,可选用金银花、连翘、红藤、紫花地丁、蒲公英;清血热破积可用大黄、赤芍、牡丹皮;理气止痛可用川楝子、延胡索、木香、香附、枳壳;托脓固气用生黄芪、党参、当归;脓成可加皂刺、炮穿山甲;脓已成未成均可加入冬瓜仁、薏苡仁、桃仁以消肿散结排脓。腑以通为用,治肠痈要善用行气通腑之品,气行则血行,气和血散,肿痛自消。

肠痈,西医多谓之阑尾炎。

二、临床医案

肠痈(热毒蕴结)

患者:贾某,女,42岁。

初诊:2018年8月16日。

主诉:转移性右下腹痛2天。

现病史:2天前晚饭后即参加文艺会演,5小时后即感上腹部撑痛不适,伴有恶心、头痛,按胃肠型感冒给予口服藿香正气口服液等药物,效果差,至次晨渐觉满腹疼痛,阵发性加剧。现腹部触压、咳嗽时疼痛加重,呕吐胃内未消化食物,口干苦,食欲缺乏,眠可,小便黄,大便干燥,舌质偏红,苔厚微黄,脉细数。

既往史:无。

辅助检查:白细胞:13.2×10^9/L,淋巴细胞:1.8×10^3/L。

西医诊断:急性阑尾炎。

中医诊断:肠痈。

中医证型:邪毒蕴结。

治则:清热解毒,破瘀消肿。

方药:大黄牡丹汤加减。

败酱草30g,蒲公英30g,炮山甲5g,牡丹皮15g,炒桃仁30g,炒冬瓜仁30g,大黄15g(后下),玄明粉20g(冲服),柴胡20g,甘草10g。7剂,水煎服,日1剂,早晚分服。

二诊(8月16日):上述症状稍有缓解,腹部触痛感减轻,口干苦好转,呕吐症状尚有,食欲欠佳,舌质红,苔厚,脉细滑。处方:守上方加炒鸡内金15g、砂仁10g、醋香附15g。7剂,水煎服,服同前法。

三诊(8月24日):患者近来症状明显改善,腹部触痛缓解,口干苦及胃纳差好转,大便偏干,2日1次,小便淡黄,舌质红,苔薄,脉细弦。处方:守上方加生地20g、当归

15g。7剂，水煎服，服同前法。

四诊(9月2日)：上述症状基本消失，复查血常规指标接近正常，欲停药观察。

医嘱：服药期间忌食油腻食物，少吃硬质食物，多饮水，减少锻炼，定期复查。

按语：患者为西医疾病之急性阑尾炎，多由饮食辛辣、油腻食物、饮酒、慢性阑尾炎症急性发作引起。本病属中医的肠痈范畴，主要病机表现在气滞、血瘀、湿热三方面，发病的原因大多为邪毒内侵、湿热蕴结、气滞血瘀、腐肉蒸脓而成。如《外科正宗》谓："肠痈者……饱食劳伤……或生冷并进，以致气血乖违，湿动痰生，多致肠胃痞塞，运化不通，气血凝滞而成。"治以清热解毒、破瘀消肿，方选大黄牡丹汤，配以炮山甲搜瘀刮毒、清理窍络；玄明粉通腑泄热，以逐肠间瘀结，解毒行血而驱邪；大剂量柴胡佐以清热之效。二诊时，脾胃运化功能减退，酌加砂仁、鸡内金、香附健脾消食，理气止痛。三诊时，为邪毒后期，耗伤阴液，加生地、当归养阴润肠通便，达到预后良好效果。

第十四节　中气下陷

一、疾病概述

中气下陷指中气虚弱而致下陷的病理现象。"中气"一般泛指中焦脾胃之气，而"下陷"主要是指脾气。脾主升清，脾气强盛，则升举有力，运化正常。如脾气虚弱，可导致中气下陷，水谷精微不能上输而布散于全身。临床表现为食欲缺乏、倦怠乏力、大便溏薄、脱肛、内脏下垂、小便频数等。

西医中相当于胃下垂等疾病。

二、临床医案

中气下陷(脾胃虚弱)

患者：崔某，女，87岁。

初诊：2019年5月10日。

主诉：胃肠下垂感伴纳差2周。

现病史：症见年老体衰，行动不便，自诉2周以来自觉胃肠下垂感，饮食欠佳，口干欲饮，面色黧黑，精神尚可，小便频数，大便干结，舌质淡，苔厚，脉细。

既往史：习惯性便秘10余年。

辅助检查：暂无。

西医诊断：胃下垂。

中医诊断：中气下陷。

中医证型：脾胃虚弱。

治则：健脾益气，升阳举陷。

方药：补中益气汤加减。

黄芪30g，炒白术15g，茯苓18g，木香9g，当归15g，川芎15g，陈皮15g，升麻9g，柴胡15g，枳壳15g，鸡内金15g，甘草6g，炒麦芽25g，神曲15g，太子参15g，麦冬15g。7剂，水煎服，日1剂，早晚分服。

二诊（5月17日）：服药后症状缓解，胃下坠感稍有好转，现饮食后腹胀不适明显，矢气少，舌质淡，苔厚，脉弦细。处方：守上方加杏仁15g、厚朴15g。7剂，水煎服，服同前法。

三诊（5月24日）：服药后胃下垂症状减轻，近1周纳食逐渐好转，腹胀不适缓解，时有口苦，舌质淡，苔厚，脉弦细。处方：守上方加炒莱菔子15g、苏叶10g、黄连9g。7剂，水煎服，服同前法。

四诊（5月31日）：服药后症状减轻，做饭劳累后又见纳差、懒动乏力。更上方：处方：守上方加五味子15g。7剂，水煎服，服同前法。另予：多潘立酮（吗丁啉），1盒，每次1粒（饭前服）；复方消化酶胶囊，1盒，每次1粒，每日2次，口服。

五诊（6月7日）：服药后身懒好转，纳食增加。处方：守上方，7剂，水煎服。复方消化酶胶囊、吗丁啉，各1盒，服同前法。

医嘱：服药期间忌食生硬食物，避免劳累，饭后多休息，定期复诊。

按语：该患者年事已高，脏腑功能减退，脾胃亏虚，中气不能正常升提胃肠，引起诸症。杨华教授分析，"脾胃为后天之本，主中焦之气机"，脾胃不足则中焦气机失调，中气下陷，结合"脾升胃降"理论，确立治疗原则为健脾益气、升阳举陷。方选补中益气汤，方中以柴胡、升麻、黄芪升提脾气，因胃气主降，配以枳壳通畅胃肠，使脾胃升降有序；佐以炒白术、茯苓、木香、炒麦芽、鸡内金健脾和胃，当归、川芎养血活血，太子参、麦冬、甘草益气养阴。根据"肺与大肠相表里"，故二诊时配以杏仁、厚朴肃肺行气，通腑清肠。三诊时，胃肠气虚，饮食积滞，郁于化热，故见腹胀、口苦不适，酌加炒莱菔子、苏叶和胃降气，配以黄连清胃热，使气畅热清。四诊时，久病多虚，配以五味子，合太子参、麦冬有生脉饮之效。

第十五节 噎 膈

一、疾病概述

噎膈是由于食管干涩或食管狭窄而引起的以吞咽食物哽噎不顺，甚则食物不能下咽入胃，食入即吐为主要表现的一种病证。噎即噎塞，指食物下咽时噎塞不顺；膈为格拒，指食管阻塞，饮食格拒不能下咽入胃，食入即吐。噎属噎膈之轻证，可以单独为病，亦可为膈的前驱表现，故临床统称为噎膈。噎膈多发病于中老年人，如出现原因不明的吞咽障碍时，应及早就诊，进行有关方面的检查，以明确诊断，早期治疗。

噎膈以内伤饮食、情志、年老肾亏为主因，且三者之间相互影响，互为因果，共同致病，使气滞、痰阻、血瘀三种邪气阻于食道，而使食管狭窄；也可造成津伤血耗，失于濡润，食道干涩，食饮难下。本病以气滞、痰阻、血瘀标实，津枯血燥为本虚，在病理性质上表现为本虚标实。噎膈病位在于食道，属胃气所主，所以其病变脏腑关键在胃，又与肝、脾、肾有密切关系，因三脏与胃、食道皆有经络联系，脾为胃行其津液，若脾失健运，可聚湿生痰，阻于食道。胃气之和降，赖肝之条达，若肝失疏泄，则胃失和降，气机郁滞，甚则气滞血瘀，食管狭窄。中焦脾胃赖肾阴、肾阳的濡养和温照，若肾阴不足，失于濡养，食管干涩，均可发为噎膈。反之噎膈由轻转重，常病及脾、肝、肾，变证丛生。肝脾肾功能失调，导致气、痰、血互结，津枯血燥而致的食管狭窄、食管干涩是噎膈的基本病机。

西医学的食管癌、贲门癌、贲门痉挛、食管憩室、食管炎、食道狭窄、胃神经官能症等，均可参照本节内容辨证论治。

二、临床医案

噎膈(痰瘀互结)

患者：李某，男，64岁。

初诊：1995年4月10日。

主诉：吞咽困难1个月余。

现病史：患者1个月来逐渐出现吞咽困难，进食受限，未采取检查及治疗措施，现饮食稀饭可，硬物较难下咽，食欲缺乏，胸口上段时有隐痛感，吐黏痰少许，大便干燥，小便量少，舌质红，苔白厚，脉弦滑。

既往史：无。

辅助检查：CT：食管中段肿瘤。

西医诊断：食管癌。

中医诊断：噎膈。

中医证型：痰瘀互结。

中医治则：破痰化瘀，解毒散结。

方药：温胆汤加减。

法半夏12g，茯苓30g，枳壳15g，竹茹15g，瓜蒌30g，浙贝母15g，三七9g，壁虎15g，砂仁9g(后下)，郁金15g，白花蛇舌草30g，鸡内金15g，莪术12g，沉香8g(后下)，甘草6g。5剂，水煎服，日1剂，早晚分服。另予：食管宁，2瓶，每次3粒，每日3次；沉香化滞丸，2盒，每次5丸，每日3次。

二诊(4月18日)：患者因事未自行复诊。儿子代诉：服药后吞咽困难尚有，纳食较前增加，大便松软，吐黏痰好转，舌质红，苔白厚，脉弦。处方：守上方加急性子30g、王不留行30g。7剂，水煎服，服同前法。另予：冬凌草片，2瓶，每次4片，每日3次，口服。

三诊(4月25日)：服药后症状减轻，吞咽大有好转，有时疼，大便调，小便量可，舌质红，苔厚，脉弦。处方：守上方加猫爪草15g。10剂，水煎服，服同前法。

四诊(5月11日)：服药吞咽困难大有好转，现饮食热饭后则咽部灼疼感，饮食尚可，舌质红，苔微黄，脉弦数。处方：守上方加金银花30g。10剂，水煎服，服同前法。

五诊(5月22日)：近来症状基本稳定，吞咽不适及吐痰明显减轻，饮食可，二便调，舌质红，苔薄黄，脉弦。处方：守上方，10剂，服同前法。

医嘱：服药期间忌食生硬食物，禁食辛辣、刺激性食物，忌烟酒，定期复诊。

按语：食管癌是指食管上皮来源的恶性肿瘤感、异物感、胸骨后疼痛或明显的吞咽困难，若发生转移或侵犯邻近器官，可出现疼痛和被累及器官的相应不适。本病属祖国医学"噎嗝"范畴，为中医四大难症"风、痨、臌、嗝"之一。杨华教授分析，食管癌早期多为痰阻气滞，中期继发瘀血阻滞食管脉络，痰瘀互结，后期正虚毒侵而发病。本例患者进展较快，发病症状明显，为痰瘀毒并见之证，治以破痰化瘀、解毒散结。方中法半夏、茯苓、枳壳、沉香、竹茹、瓜蒌化痰下气，三七、莪术、壁虎、白花蛇舌草破血逐瘀解毒，砂仁、鸡内金消食健胃。二诊时，配以急性子、王不留行加强破血、消积之功。三诊时，合一味猫爪草软坚散结、解毒。四诊时，食管部热象尚存，酌加金银花清热凉血，随症加减，则诸症皆可改善。

第十六节　胃　癌

一、疾病概述

中医学认为胃癌的发病与外邪侵袭、情志失调、饮食不节、正气不足等因素有关，使胃失和降，气滞血瘀痰结，最终聚而成形，导致胃癌。《丹溪心法》归结为"翻胃，大约有四：血虚、气虚、有热、有痰。"

《灵枢·五变》曰："邪气稍至，蓄积留止，大聚乃起。《诸病源候论》曰："集聚者，由寒气在内所生也，气血虚弱，风邪搏于脏腑，寒多则气涩，气涩则生积聚也。"外邪通过肌表内侵，及于脏腑，导致气机阻滞，瘀血、痰浊内生，最终形成积块；情志不遂，肝气郁结，气滞血瘀，则胃脘胀满或痛如针刺；胃失和降，则朝食暮吐，暮食朝吐。《素问·通评虚实论》曰："隔塞闭绝，上下不通，则暴忧之病也。"饮食失当，或饥饱失调，或恣食肥甘厚味，损伤脾胃，运化功能失常，饮食停留，或与痰瘀互结，或尽吐而出。《素问·痹论》篇曰："饮食自倍，肠胃乃伤。"素体虚弱，脾胃虚寒，或劳倦过度，久病伤正，均可导致中焦受纳运化无权，气滞血瘀、痰浊食积共同为患。《临证指南医案》曰："夫反胃乃胃中无阳，不能容受食物，命门火衰，不能熏蒸脾土，以致饮食入胃，不能运化，而为朝食暮吐，暮食朝吐。"

上述病理过程经常互相交织，共同作用，从而导致胃癌的发生。胃癌的病位在胃，与肝脾肾关系密切，病性本虚标实，以标实为主,病机特点是气滞血瘀，痰浊互结。

二、临床医案

胃癌（正虚血瘀，热毒互结）

患者：何某，女，46 岁。

初诊：2018 年 8 月 22 日。

主诉：进行性消瘦 4 个月余。

现病史：患者 3 年前行胃体肿瘤切除术，经放、化疗后病情稳定。近来身体逐渐消瘦，手术部位时有隐痛感，呈贫血貌，身懒乏力，食欲欠佳，眠可，口干欲饮，小便量少，大便干燥，舌质紫暗，苔白厚，脉弦涩。

既往史：胃恶性肿瘤切除 3 年。

辅助检查：暂无。

西医诊断：①胃癌；②贫血。

中医诊断：胃癌。

中医证型：正虚血瘀，热毒互结。

治则：扶正破瘀，清热解毒。

方药：六君子汤合升降散加减。

太子参 12g，炒白术 12g，茯苓 15g，姜半夏 9g，陈皮 5g，鸡内金 12g，生山楂 9g，红藤 30g，菝葜 30g，野菊花 30g，藤蓟根 30g，夏枯草 9g，壁虎 3g，生薏苡仁 15g，半枝莲 12g，半边莲 15g，白花蛇舌草 15g，制鳖甲 12g，姜黄 5g，大黄 15g（后下），神曲 9g，怀山药 9g，杜仲 9g，黄精 12g，补骨脂 9g，鸡冠花 15g，旱莲草 12g，生白芍 15g，葛根 9g。20 剂，水煎服，日 1 剂，早晚分服。

二诊（9 月 12 日）：服药后食欲较前好转，四肢活动力量增加，贫血面容尚有，小便量增多，大便干，舌质暗，苔厚，脉弦细。处方：守上方加莲子肉 12g。30 剂，水煎服，服同前法。

三诊（10 月 15 日）：上述症状明显缓解，贫血样貌好转，小便量少，大便松软，舌质淡，苔薄腻，脉弦细。处方：守上方加蛇蜕 12g、土茯苓 12g。30 剂，水煎服，服同前法。

医嘱：忌食刺激性食物，清淡饮食，少吃多餐，加强锻炼，定期复查。

按语：西医认为，大部分胃癌早期无明显症状，小部分会出现饱胀不适或消化不良等消化系统病症，进展期出现上腹部疼痛、体重下降等体征，晚期患者还会出现贫血、厌食、消瘦等情况，称之为恶病质。根据发病部位及临床表现，本例患者辨证为祖国医学"胃癌"之正虚血瘀，热毒互结证。《素问遗篇·刺法论》中说："正气存内，邪不可干"。杨华教授认为，胃癌病症以正邪交争，正不胜邪，邪毒入脏腑为病机，方选六君子汤合升降散达到扶正破瘀、清热解毒之功。配以红藤、菝葜、藤蓟根活血散瘀解毒，半枝莲、半边莲、白花蛇舌草、野菊花等清热解毒，杜仲、黄精、补骨脂、旱莲草、生白芍等滋补肝肾、扶正固本。二诊时，部分症状改善，酌加莲子肉健脾养血。三诊时，合蛇蜕、土茯苓利湿解毒。全方标本兼顾，使正胜邪退。

第十七节　肠　癌

一、疾病概述

中医古典医籍中无大肠癌的确切称谓，但相关论述散在于多种病症之中。《内经》所述之"肠瘤""肠中积聚""腹痛伏梁""肠覃""肠澼""便血"等疾病，与大肠癌的症状体征相类似；尚有关于"肠痛疽""锁肛痔""脏毒"等病证的描述也与结直肠癌非常类似。

《灵枢·刺节真邪》首先提出"肠溜"这一病名，认为："有所结，气归之，卫气留之，不得反，津液久留，合而为肠溜。"《灵枢·水胀》中描述"肠覃"为："寒气客于肠外，与卫气相搏，气不得荣，因有所系，癖而内著，恶气乃起，息肉乃生。"《素问·腹中论》云："病有少腹盛，上下左右皆有根……病名曰伏梁。""伏梁"则相当于结肠癌可触及腹部肿块的症状。"肠澼"首见于《素问·生气通天论》："因而饱食，筋脉横解，肠澼为痔。"明代张景岳《景岳全书·杂证谟》曰："痢疾一证，即《内经》之肠澼也，古今方书，因其闭滞不利，故又谓之滞下。"清代尤在泾《金匮翼》曰："痢疾古名滞下，亦名肠澼。"之后沿用至今。由此可见，中医古籍中之"痢疾"并非仅指西医学之细菌性痢疾，部分结直肠癌患者也有"腹痛""里急后重""脓血便"等类似于"痢疾"的临床表现，而且血便为结直肠癌的重要症状之一，故结直肠癌与中医古籍中之"肠澼""痢疾""便血"密切相关。便血之名首出于《素问·阴阳别论》："结阴者，便血一升。"宋代许叔微在《普济本事方》中提出便血有肠风、脏毒之不同，并对其临床特点做了说明："如下清血色鲜者，肠风也；血浊而色黯者，脏毒也。"《外科正宗》云："又有生平性情暴急，纵食高粱，或兼补术，蕴毒结于脏腑，火热流注肛门，结而为肿，其患痛连小腹，肛门坠重，二便乖违，或泻或秘，肛门内蚀，串烂经络，污水流通大孔，无奈饮食不餐，作渴之甚，凡犯此未得见其有生。"这些描述与直肠癌相似。清代祁坤在《外科大成·二十四痔》中对"脏痈痔""锁肛痔"进行了描述："脏痈痔，肛门肿如馒头，两边合紧，外坚而内溃，脓水常流，此终身之疾，治之无益。""锁肛痔，肛门内外如竹节紧锁，形如海蜇，里急后重，便粪细而带扁，时流臭水，此无治法。"所述症状体征类似于直肠癌。

大肠癌还与中医古籍中的积聚症瘕密切相关。积聚之名，首见于《灵枢·五变》曰："黄帝曰，人之善病肠中积聚者，何以候之？少俞答之，皮肤薄而不泽，肉不坚而淖泽，如此则肠胃恶，恶则邪气留止，积聚乃伤。脾胃之间，寒温不次，邪气稍至，蓄积留止，大聚乃起。"症瘕之名，迄东汉张仲景始立，其在《金匮要略·疟病脉证并治》中首先提出了症瘕这一病名："此结为症瘕。"晋代葛洪在《肘后备急方》中对症瘕的发病过程做了初步的描述："凡癥坚之起，多以渐生，如有卒觉，便牢大自难治也。腹中癥有结积，便害饮食，转羸瘦。"隋代巢元方在《诸病源候论》中认为积聚的产生是由"阴阳不和，腑脏虚弱，受于风邪，搏于腑脏之气所为也"。巢氏对症瘕的概念也分析得甚为透彻："癥者，由寒温失节，致腑脏之气虚弱，而食饮不消，聚结在内染渐生长，块段盘牢不移动者，是癥也。""若病虽有结瘕而可推移者，名为瘕，瘕者假也，谓虚假可动也。"从腹内肿块的活动情况介绍了症瘕的鉴别要点，并阐明了癥即是积，瘕就是聚，因此，宋元以后医家多将之统归于"积聚"门。有关论述与结直肠癌的症状、体征多有关联。

二、临床医案

肠癌（正虚湿阻，瘀毒内结）

患者：李某，女，80岁。

初诊：2018 年 10 月 24 日。

主诉：腹痛、纳差半年余。

现病史：缘患者半年前行结肠癌手术，术后切口部位隐痛感，腹痛时作，饮食欠佳，寐可，小便短少，大便溏，舌质暗红，苔少而白，脉弦滑。

既往史：既往体健。

辅助检查：暂无。

西医诊断：结肠癌。

中医诊断：肠癌。

中医辨证：正虚湿阻，瘀毒内结。

治则：健脾祛湿，逐瘀排毒。

方药：小柴胡汤合香砂四君子汤加减。

柴胡 15g，黄芩 15g，清半夏 15g，煨木香 9g，麸炒枳壳 9g，砂仁 9g，炒鸡内金 15g，浙贝母 15g，醋香附 15g，炒神曲 15g，炒麦芽 15g，甘草 6g，半枝莲 15g，白花蛇舌草 15g，猫爪草 15g，蚤休 15g，醋莪术 10g，炒白术 15g，党参 15g，茯苓 15g，姜枣各 5g。14 剂，水煎服，日 1 剂，分两次温服。另予：虎七散（壁虎、三七）：每次 1g，每日 2 次。

二诊（2019 年 11 月 7 日）：近来证安，腹痛症状稍有轻微改善，食欲好转，大便松软，舌质暗红，苔薄白，脉弦滑。处方：守上方加醋延胡索 15g。14 剂，服同前法。

三诊（2018 年 11 月 23 日）：（代诉）此次晨起服中药未加热，服药后间断出现腹痛、腹泻，大便夹杂不吸收药液，饮食尚可，舌质淡红，苔白腻，脉弦滑。遂变方如下：处方：参苓白术散加减。党参 15g，莲子肉 20g，麸炒薏苡仁 25g，砂仁 6g，炒白扁豆 25g，茯苓 15g，炙甘草 6g，炒白术 15g，炒山药 15g，吴茱萸 3g，黄连 10g，浙贝母 15g。14 剂，水煎服，服同前法。

四诊（2018 年 12 月 31 日）：近来患者腹痛症状明显减轻，出现口干欲饮，饮食尚可，二便调，眠可。舌质暗红、舌苔白腻，脉弦。处方：守上方去吴茱萸，加车前子 15g（布包）。14 剂，服同前法。

五诊（2019 年 1 月 18 日）：近来证安，患者按要求按时服药，现腹痛、头痛症状缓解，未有懈怠，饮食、二便均正常，精神改善，寐可，舌质红，苔腻，脉弦滑。处方：守上方 14 剂，服同前法。

2019 年 6 月 24 日：肝脾胰彩超：未见明显异常，CT 示：腹部正常。

医嘱：嘱其 3 个月后复查，饮食方面忌口辛辣、刺激的食物，少吃多餐。

按语：西医中大肠癌分直肠癌和结肠癌两种。中医认为，结肠癌患者早期以湿热下注证为主，当病至中晚期及接受手术、放疗、化疗后，其证候大多向脾虚血亏的正虚邪衰的方向转化。患者老年女性，行结肠癌手术后胃肠功能减退，气滞胃肠、血瘀不通引起疼痛，治疗首选健护脾胃、培补正气的原则，配以活血化瘀、清热解毒药物，本方选小柴胡汤和香砂君子汤加减。

　　《伤寒论》第96条：伤寒五六日中风……或腹中痛……小便不利……小柴胡汤主之，方中柴胡、黄芩、清半夏共为清热和胃肠之功；六君子汤益气健脾、调中和胃；炒焦三仙开胃消食；姜枣引顾护脾胃；半枝莲、白花蛇舌草、猫爪草、蚤休清热解毒散结；醋香附、醋莪术、虎七散理气活血止痛。二诊时，饮食及小便情况稍有好转，腹痛症状尚有，加醋延胡索理气止痛。三诊时，出现明显泄泻症状，处以参苓白术散健脾祛湿止泻。四诊时，泄泻减轻，出现口干欲饮，去吴茱萸，加车前子利湿止泻；五诊之后症状基本缓解，辨证用药正确。

第五章　心脑系病

第一节　头　痛

一、疾病概述

头痛是指头部经脉绌急或失养，清窍不利所引起的头部疼痛为特征的一种病证。头为"诸阳之会""清阳之府"，五脏之精血，六腑之清气，皆上注于脑。若六淫之邪外袭，或直犯清空，或循经上干，致经脉绌急；或内伤诸疾，致正气内虚，阴阳失调，脑脉失养等，均可导致头痛的发生。头痛之因有外感与内伤两端。外感者，其病机为邪塞经脉，气血不畅，经脉绌急。内伤者，病位虽在脑，但与肝、脾、肾关系最为密切。因于肝者，多为肝气郁结化火，上扰清空。因于脾者，或为痰浊内生，痰浊上蒙清窍；或为生化之源不足，气血亏虚，脑脉失养。因于肾者，或为肾虚无以生髓，髓海空虚；或为肾水亏虚，水不涵木，肝阳偏亢，上扰清空。此外，跌仆外伤，久病入络，亦可致瘀血内阻而为病。凡此种种，或单独为患，或相互作用，互为影响，兼夹为患，形成气血、阴阳同病，脏腑虚实并见的复杂局面。

二、临床医案

病案1：头痛（肝阳上亢）

患者：陈某，男，34岁。

初诊：1995年3月20日。

主诉：双侧头痛1周。

现病史：患者1周前因停服硝苯地平2天后出现双侧头痛、头昏、脑涨感，头晕多梦，口苦，饮食尚可，大便干，小便短赤，舌质红，苔黄腻，脉弦滑。

既往史：血压高2年余。

辅助检查：血压：180/110mmHg。

西医诊断：高血压性头痛。

中医诊断：头痛。

中医证型：肝阳上亢。

治则：镇肝潜阳。

方药：天麻钩藤饮加减。

石决明 30g，钩藤 20g，白芍 20g，天麻 15g，川芎 15g，菊花 15g，草决明 20g，地龙 18g，夏枯草 25g，牛膝 15g，黄芩 12g，延胡索 15g，甘草 6g，生地 18g。3 剂，水煎服，日 1 剂，早晚分服。另予：复方罗布麻片，1 瓶，每次 3 片，每日 3 次。

二诊（3 月 23 日）：服药后症状稍有缓解，头痛、头昏发作次数减少，口苦好转，小便短黄，大便干，舌质红，苔腻，脉弦滑。处方：守上方加黄柏 15g、熟地 30g。4 剂，水煎服，服同前法。

三诊（3 月 28 日）：服药后上述症状明显减轻，大便松软，小便淡黄，量少，头痛症状尚有，今晨血压 150/95mmHg，舌质红，苔厚，脉弦。处方：守上方加全蝎 10g。5 剂，水煎服，服同前法。

四诊（3 月 31 日）：服药头疼基本消失，血压稍高，二便调，夜间休息好转，舌质淡红，苔厚，脉弦。处方：守上方，5 剂，水煎服，服同前法。

医嘱：按时服用降压药巩固治疗，避免劳累，定期复诊。

按语：杨华教授认为，头痛为患者自我感觉症状，其病因多为感受外邪、情志失调、饮食劳倦等，其病机不外外感内伤，外感者以风邪为主上扰清窍，壅滞经络；内伤者或肝阳上扰，或瘀血阻络，或头目失荣而发头痛。头痛应与眩晕相鉴别：临床上头痛有外感、内伤两方面，眩晕以内伤为主。临床表现头痛以疼痛为主，实证较多；而眩晕则以昏眩为主，虚证较多。本证患者肝肾阴虚、肝阳上亢所致，治当镇肝潜阳。方中川芎性味辛温，善于祛风活血而止头痛，长于治少阳、厥阴经头痛。天麻、钩藤、石决明合用，平肝潜阳，又佐以菊花、夏枯草、黄芩清肝热、祛肝火，生地、牛膝合用既能滋补肝肾，又引血下行而使肝阳不亢，又因患者病程日久，给予延胡索以活血止痛之功。二诊时，疼痛大减，效果佳，但虚热之象明显，稍加熟地、黄柏滋阴清热而善后。三诊时，患者症状减轻，但头痛症状尚有，给予全蝎以搜风通络止痛以善后。

病案 2：头痛（风寒入络）

患者：贾某，女，65 岁。

初诊：2019 年 5 月 29 日。

主诉：头痛、头晕、畏风 6 年，近期加重。

现病史：头痛、头晕，怕冷畏风，双膝软无力，舌质淡、苔白，脉沉细。

既往史：头痛、头晕、畏风 6 年。

辅助检查：暂缺。

西医诊断：偏头痛。

中医诊断：头痛。

中医证型：风寒入络。

治则：疏风散寒，通络止痛。

方药：川芎茶调散加减。

炒苍耳子25g，白芷15g，川芎15g，防风15g，秦艽15g，威灵仙15g，羌活15g，蔓荆子15g，细辛5g，桂枝15g，白芍15g，川断15g，当归15g，黄芪30g，天麻10g，钩藤15g。

二诊（6月5日）：服药后症状减轻，头晕大轻，头痛止，膝软无力。处方：守上方加桑寄生15g。7剂，水煎服。

三诊（6月12日）：服药后头晕减轻，眩晕时间大减，膝软无力缓解。处方：守上方去桑寄生，加杏仁15g、川贝10g。7剂，水煎服。

四诊（6月28日）：服药后头晕大减。处方：守上方去杏仁、川贝、川断，加独活15g。7剂，水煎服。另予：痹骨舒胶囊，每次5粒，每日2次。

按语：本病属于头痛范畴，西医分为偏头痛、丛集性头痛、紧张性头痛等，在治疗原则上多以止痛、镇静、肌松药为主，但不良反应大，治疗效果往往不太理想。杨华教授运用中医辨证论治，在临床上多有不错的疗效。本例患者老年女性，素体虚弱，舌质淡、苔白，正气虚弱，外感风寒而卫表不固，则头痛怕风，肝肾同源，子盗母气，肝肾两亏，则膝软无力。杨华教授在治疗本病时多在祛风止痛药物基础上，佐以当归、川芎、白芍等养血药物，是"治风先治血，血行风自灭"之理。本方为川芎茶调散加减，方中以炒苍耳子、白芷、防风、羌活、蔓荆子、细辛、桂枝等祛风散寒为主，佐以当归、川芎、白芍、黄芪等补气养血以祛风为治疗大法。另外，患者老年女性，素体肝肾亏虚而致腰膝酸软，在本方基础上稍加祛风湿、补肝肾之威灵仙、秦艽、川断等佐以治疗，余则来诊时随症加减。

病案3：头痛（风寒头痛）

患者：李某，女，19岁。

初诊：2019年3月27日。

主诉：偏头痛3年，加重4天。

现病史：患者3年前出现一侧头疼不适，未予治疗，症状逐渐消失，4天前遇风寒复发，现外出吹风或恼怒均头痛加重，流涕，眠可，纳可，舌质红，苔白，脉沉细。

既往史：无。

辅助检查：暂无。

西医诊断：偏头痛。

中医诊断：头痛。

中医证型：风寒头痛。

治则：祛风散寒，活血止痛。

方药：川芎茶调散加减。

当归15g，川芎25g，桃仁15g，红花15g，辛夷10g，菊花15g，赤芍15g，甘草6g，延胡索 15g，全蝎 10g，苍耳子 25g，白芷 15g，蔓荆子 15g，羌活 9g，炒香附 15g。10 剂，水煎服，日 1 剂，早晚分服。

二诊(4 月 5 日)：服药后头痛减轻。处方：守上方，7 剂，水煎服，服同前法。

三诊(4 月 21 日)：头痛大减，尚有畏风寒。处方：守上方加防风 15g。7 剂，水煎服，服同前法。

四诊(4 月 29 日)：服药后面红痊愈，头痛已愈。处方：守上方，7 剂，水煎服，服同前法。

医嘱：嘱患者避风寒，禁食辛辣、生冷、油腻之品。

按语：杨华教授认为，头痛为患者自我感觉症状，其原因多由感受外邪、情志失调、饮食劳倦等，其病机不外外感内伤两类，外感者以风邪为主上扰清窍，壅滞经络；内伤者或肝阳上扰，或瘀血阻络，或头目失荣而发头痛。头痛应与眩晕相鉴别：临床上头痛有外感、内伤两方面，眩晕以内伤为主。临床表现头痛以疼痛为主，实证较多；而眩晕则以昏眩为主，虚证较多。本例患者受凉后复发，由于风寒袭络、气血失调所致，治当祛风散寒、活血止痛。方中川芎性味辛温，善于祛风活血而止头痛，长于治少阳、厥阴经头痛。桃仁、当归合用，一则补血，一则活血，既能养血止痛，又能活血通络；羌活、白芷均能疏风止痛，其中羌活长于治太阳经头痛；白芷长于治阳明经头痛(前额及眉心痛)；辛夷、苍耳子祛湿，又能宣通鼻窍；蔓荆子疏风，清利头目，又因患者病程日久，给予全蝎以活血通络、搜风于脑窍；延胡索以活血止痛之功。二诊、三诊时，疼痛大减，效果佳，稍加防风以增强祛风之力而善后。

病案 4：头痛(风寒袭络，气血失调)

患者：宁某，男，15 岁。

初诊：2019 年 6 月 14 日。

主诉：头痛，鼻塞，伴纳差 2 周。

现病史：缘患者 2 周前因受凉后出现头痛，鼻塞，流清涕，未进行及时治疗，晨起头痛，受凉后情况加重来诊，纳寐欠佳，恶心，小便可，大便日行 2 次，舌质淡红，苔白腻，脉浮滑。

既往史：暂无。

辅助检查：暂无。

西医诊断：头疼。

中医诊断：头痛。

中医证型：风寒袭络，气血失调。

治法：祛风散寒，养血通络。

方药：川芎茶调散加减。

当归 12g，川芎 12g，桃红 10g，白芷 10g，防风 9g，菊花 9g，砂仁 6g，鸡内金 9g，炒麦芽

9g,神曲9g,甘草3g,辛夷10g,羌活10g,蔓荆子10g。7剂,水煎服,日1剂,早晚分服。

二诊(6月22日):药后患者头痛缓解,现见鼻塞,鼻干,时流鼻血,舌质红,苔薄黄,脉浮数。处方:北沙参12g,麦冬12g,防风12g,鸡内金12g,金银花12g,连翘9g,川芎12g,辛夷10g,当归12g,赤芍15g,白芍15g,枸杞15g,白茅根15g,制何首乌10g,甘草3g。14剂,服同前法。

三诊(7月6日):药后诸症明显改善,头痛基本消失,鼻塞、鼻干明显好转,时流鼻血止,舌质淡红,苔薄白,脉浮数。处方:守上方,加菊花10g。7剂,服同前法。

医嘱:避免受寒感冒,多饮热水,按时服药,多休息。

按语:杨华教授认为,头痛为患者自我感觉症状,其病因为感受外邪、情志失调、饮食劳倦等,其病机不外外感内伤两类,外感者以风邪为主上扰清窍,壅滞经络;内伤者或肝阳上扰,或瘀血阻络,或头目失荣而发头痛。头痛应与眩晕相鉴别:临床上头痛有外感内伤两方面,眩晕以内伤为主。临床表现头痛以疼痛为主,实证较多;而眩晕则以昏眩为主,虚证较多。本例患者受凉后鼻塞、流涕等是由于风寒袭络、气血失调所致,治当祛风散寒、养血通络。方中川芎性味辛温,善于祛风活血而止头痛,长于治少阳、厥阴经头痛。桃仁、当归合用,一则补血,一则活血,既能养血止痛,又能活血通络;羌活、白芷均能疏风止痛,其中羌活长于治太阳经头痛;白芷长于治阳明经头痛(前额及眉心痛);防风、蔓荆子辛散上部风邪。加鸡内金、炒麦芽等消食和胃。二诊时,头痛缓解,但此外感最易变证,此时头痛虽止,但以鼻干流血为主,此为肺燥,当以养阴为主。方中多用凉血止血、滋阴润燥之药。三诊时,其症状大减,守方而能尽守全功。

病案5:头痛(气虚血瘀)

患者:王某,男,40岁。

初诊:2018年9月3日。

主诉:脑部外伤4个月余。

现病史:缘患者4个月前脑部外伤,未到医院就诊,现言语塞涩,牙龈时有出血,伴腰背酸痛,纳可,眠差,二便调,舌质暗红,苔白,脉弦滑。

既往史:不详。

辅助检查:暂缺。

西医诊断:脑外伤。

中医诊断:头痛。

中医证型:气虚血瘀。

治则:补气活血化瘀。

方药:补阳还五汤加减。

黄芪30g,当归15g,川芎15g,桃仁15g,红花15g,土鳖虫15g,地龙15g,川断15g,怀牛膝15g,骨碎补15g,枸杞15g,苏木15g,自然铜25g,甘草6g,巴戟天15g,炒香附 15g，三七 5g（冲）。7 剂，水煎服，日 1 剂，服同前法。另予：溶栓通脉胶囊，2 盒，每次 2 粒，每日 2 次。

二诊（9 月 10 日）：上述症状轻，言语如前，腰部酸沉及休息好转，舌质暗红，苔白，脉弦滑。处方：守上方加益智仁 15g。7 剂，水煎服，服同前法。

三诊（9 月 18 日）：言语蹇涩及牙龈出血症状明显好转，腰痛缓解，舌质暗红，苔白，脉弦。处方：守上方，7 剂。溶栓通脉胶囊，2 盒，服同前法。

按语：本例患者为颅脑损伤，根据辅助检查确定是否有颅骨骨折等指征确定是否需要手术，给予调节电解质、酸碱平衡，对症治疗。杨华教授指出：脑外伤稳定期中医药有相应优势，其病机多以头部外伤，气血瘀滞脑窍为主。瘀血停积，经脉痹阻，气血不能濡养机体，见言语蹇涩，久则气血两虚，故牙龈出血，方用补阳还五汤加减。本方重用生黄芪补益元气，意在气旺则血行，瘀去络通，为君药。当归尾活血通络而不伤血，用为臣药，川芎、桃仁、红花、土鳖虫等协同当归尾以活血化瘀；地龙通经活络，力专善走，周行全身，以行药力，亦为佐药，更用自然铜、骨碎补等续筋接骨，对症相应治疗。

病案 6：头痛（肾阴不足，阴虚阳亢）

患者：王某，女，20 岁。

初诊：1995 年 3 月 22 日。

主诉：血压升高伴头痛不适 1 周余。

现病史：患者近日来因服用感冒药后突然出现头痛不适，头面部发热感，腰部时有疼痛，小便浊，大便调，饮食可，睡眠一般，月经量少，舌质红，苔腻，脉细滑。

既往史：无。

辅助检查：血压：145/95mmHg。

西医诊断：继发性高血压。

中医诊断：头痛。

中医证型：肾阴不足，阴虚阳亢。

治则：滋肾养阴，清肝平阳。

方药：知柏地黄汤加减。

熟地 30g，怀山药 30g，山萸肉 15g，泽泻 15g，黄柏 15g，芡实 30g，防风 10g，茯苓 15g，薏苡仁 30g，丹皮 15g，白术 15g，夏枯草 25g，肉桂 5g，桃仁 15g，当归 15g，甘草 6g，泽泻 15g。5 剂，水煎服，日 1 剂，早晚分服。

二诊（3 月 28 日）：服药腰部疼痛症状减轻，小便白浊，头部热痛感不适尚有，舌质红，苔白腻，脉细弦。处方：守上方加柴胡 10g。5 剂，水煎服，服同前法。

三诊（4 月 1 日）：症如前，头痛而胀，此次月经已行，经期 4 天，量可，小便浊，查尿常规：尿蛋白（PRO）：2＋，潜血（BLD）：3＋，舌质红，苔薄腻，脉细弦。石决明 30g，钩藤 20g，地龙 18g，芡实 25g，夏枯草 25g，牛膝 15g，茯苓 25g，薏苡仁 30g，防风 10g，白术15g,泽泻15g,车前子30g,甘草6g,生牡蛎30g,杭白芍15g,蒲公英30g。3剂,水煎服,服同前法。

四诊(4月4日):服药血压下降,Bp:125/90mmHg,头痛及腰痛症状明显好转小便色转淡,舌质淡红,苔白,脉细弦。处方:守上方加山萸肉15g、枸杞30g。4剂,水煎服,服同前法。

五诊(4月8日):服药后症状持续好转,头痛、腰痛、尿浊基本消失,复查尿常规:尿蛋白(-)。处方:守上方,5剂,水煎服,服同前法。

医嘱:按时服用降压药巩固治疗,避免劳累,定期复诊。

按语:杨华教授认为,头痛为患者自我感觉症状,其病因为感受外邪、情志失调、饮食劳倦等,其病机不外外感内伤两类,外感者以风邪为主上扰清窍,壅滞经络;内伤者或肝阳上扰,或瘀血阻络,或头目失荣而发头痛。本证患者平素肝肾阴虚,虚火上扰,感受外邪后虚实夹杂则头痛难忍,患者此时外感已愈,此时为继发性头痛,治当滋肾养阴,清肝平阳。方用知柏地黄丸加减,方中三补三泻(熟地、山药、山萸肉三补,泽泻、茯苓、丹皮三泻),合知母、黄柏为知柏地黄丸,滋阴补肾又兼除骨蒸潮热;更佐芡实增加补肾之功;当归、桃仁合用,补血而又活血;薏苡仁、防风合用,一则祛湿,一则祛风,实为治湿需用风药也;夏枯草清肝火,肉桂引火归原,两者合用使火邪有出路矣。二诊时,疼痛减轻,效果佳,但热象明显,稍加柴胡退热。三诊患者头痛变为胀痛,此肝阳上亢也,滋阴补肾之药已有不适,当于平肝潜阳之理,给予天麻钩藤饮加减平肝潜阳、通络止痛以善后。

病案7:头痛(瘀血内阻)

患者:轩某,女,55岁。

初诊:2019年5月8日。

主诉:头痛、头沉1周。

现病史:患者1周前因失眠出现晨起头部刺痛感、头沉症状,休息后缓解,现自觉左腰部发热,月经量大,休息欠佳,纳可,二便调,舌质淡紫,苔白,脉沉数。

既往史:脑梗死2年。

辅助检查:无。

西医诊断:脑梗死后遗症。

中医诊断:头痛。

中医证型:瘀血内阻。

治则:活血止痛,养血调经。

方药:加味四物汤加减。

当归15g,白芍15g,党参15g,炒白术15g,茯苓15g,牡丹皮15g,杜仲炭15g,续断炭15g,炒酸枣仁15g,柏子仁15g,女贞子15g,旱莲草15g,炒薏苡仁25g,川芎15g,甘草6g。7剂，水煎服，日1剂，早晚分服。

二诊(5月17日)：服药后症状减轻。处方：守上方加桃仁15g、红花15g。7剂，水煎服，服同前法。

三诊(5月27日)：服药后症状减轻。处方：守上方加金银花15g、石决明25g。7剂，水煎服，服同前法。

四诊(6月3日)：服药头疼大轻，腰部热大轻。处方：守上方去石决明，加连翘12g。7剂，水煎服，服同前法。

医嘱：嘱患者多休息，少活动，定期复查。

按语：本例患者根据既往病史确定为脑梗死后遗症，西医治疗应以营养脑神经、清除自由基，及相应的对症治疗。杨华教授指出，脑梗死后遗症期瘀血阻络中医药有相应优势，本病多以脑梗死后继发气血瘀滞脑窍为主。瘀血停积，经脉痹阻，气血不能濡养机体，见言语蹇涩，久则气血两虚，脉沉数为瘀血化热之象，方用加味四物汤加减。本方用当归、白芍、川芎等补血活血，则瘀去络通，当归尾活血通络而不伤血，川芎、牡丹皮等协同以活血化瘀；更用四君子(党参、茯苓、白术、甘草)以补气，则气旺而血行，女贞子、旱莲草以滋阴补肾，柏枣仁养血补血以安神，共奏养血活血止痛之功。二诊时，患者症状减轻，守原方加桃仁、红花以增强活血之效。三诊、四诊时，症状大轻，唯腰部发热，守原方加金银花、连翘以清热。

第二节　眩　晕

一、概述

眩晕是指因清窍失养，以头晕、眼花为主症的一类病证。眩即眼花，晕是头晕，两者常同时并见，故统称为"眩晕"。其轻者闭目可止，重者如坐车船，旋转不定，不能站立，或伴有恶心、呕吐、汗出、面色苍白等症状，严重者可突然仆倒。

眩晕以内伤为主，多由虚损所致。有因气血亏虚、肾精不足、脑髓失养所致者；有因肝肾阴虚，肝阳偏亢，风阳上扰清窍所致者；有因痰浊、瘀血痹阻脑络所致者；亦有因外感风邪，扰动清窍所致。

本病病位在清窍，由脑髓空虚，清窍失养，或痰火上逆，风邪外犯，扰动清窍，或由瘀血痹阻脑络，且与肝、脾、肾三脏关系密切。眩晕的病性以虚者居多，张景岳谓："虚者居其八九"，如肝肾阴虚，虚风内动；或气血亏虚，清窍失养；或肾精亏虚，脑髓失充。眩晕实证多由痰浊阻遏，升降失常；或痰火气逆、风邪外犯，上犯清窍；或瘀血闭窍。眩晕的发病过程中，各种病因病机可以相互影响，相互转化，形成虚实夹杂之证；或阴损及阳,阴阳两虚;或肝风痰火上蒙清窍,阻滞经络,而形成中风;或突发气机逆乱,清窍暂闭或失养,而引起晕厥。

西医学的高血压、低血压、脑血管意外、脑内占位性病变、甲状腺功能减退症、梅尼埃病(耳源性眩晕)等疾病,当其以头晕目眩为主要临床表现时,均归属本病范畴进行辨证施治。

二、临床医案

病案1:眩晕(肝肾阴虚)

患者:张某,女,45岁。

初诊:2019年5月20日。

主诉:头晕不适半年余。

现病史:患者半年来头晕,身懒乏力,转变体位时症状明显,中午昏昏欲睡,月经前后腰酸,关节活动不利伴疼痛,面红赤,食欲一般,纳可,小便量少,大便调,舌质淡胖,苔白,脉沉细。

既往史:低血压10余年。

辅助检查:头部CT平扫:脑实质及颅内血管未见异常。

西医诊断:低血压性头晕。

中医诊断:眩晕。

中医证型:肝肾阴虚。

治则:补肾养肝,活血通络。

方药:地黄汤和天麻钩藤饮加减。

当归15g,川芎15g,黄芪30g,熟地18g,山药15g,山萸肉15g,牡丹皮15g,茯神15g,天麻15g,钩藤15g,地龙15g,郁金15g,三七5g(冲服),甘草6g,白芍15g,枸杞15g,防风15g,秦艽15g,威灵仙15g,土鳖虫15g,莪术10g。7剂,水煎服,日1剂,早晚分服。另予:枳术解郁胶囊,1瓶,每次5g,每日2次。

二诊(6月1日):服药后头晕减轻,关节活动不利及疼痛感缓解,面色红,口干欲饮,食欲欠佳,小便量可,大便调,舌质淡,苔薄黄,脉沉。处方:守上方去威灵仙、秦艽,加太子参15g、麦冬15g、砂仁10g(后下)。7剂,水煎服;枳术解郁胶囊,1盒,服同前法。

三诊(6月9日):上述症状明显减轻,头晕、身懒、乏力改善,面色浅红,口干缓解,食欲增加,二便调,舌质淡,苔薄,脉沉。处方:守上方,7剂,水煎服,服同前法。

医嘱:嘱患者调畅情志,饮食清淡。

按语:低血压性头晕西医上认为是由于营养不良,或者体位忽然改变而引起的眩晕,其眩晕特点多与过度饥饿,或者体位改变有关。中医认为,本证多因肝肾阴亏于下,肝阳亢扰于上所表现的上实下虚证候,又称肝肾阴虚,肝阳偏旺。本病多由恼怒所伤,气郁化火,火热耗伤肝肾之阴。本证多由于年老而肾阴亏虚,水不涵木,肝木失荣以致肝阳升动太过,耗伤阴血,阴不制阳而成。在治疗上,多以平抑肝阳、滋补肝肾为主,方用地黄汤合天麻钩藤饮加减:以天麻、钩藤平肝祛风降逆为主;辅以地黄丸滋补肝肾(熟地、山药、山萸肉等三补,丹皮、茯神等两泻);当归、川芎等以养血生血而止眩晕;土鳖虫、莪术、三七、地龙等活血通络;威灵仙、秦艽、防风等以祛风,全方为用于肝阳上亢、肝肾阴虚之头痛、眩晕、失眠之良剂。二诊时,患者病情稳定,在原方思路上去威灵仙、秦艽等祛风药,加太子参、砂仁补气行气,以行气带祛风之理。三诊时,患者症状大减,守原方以善后。

病案2:眩晕(肝阳上亢)

患者:陈某,女,69岁。

初诊:2019年5月27日。

主诉:眩晕不适2周余。

现病史:缘患者2周来眩晕症状逐渐加重,颈、腰、四肢不灵活,蹒跚步态,眠可,食欲一般,大便干结,小便调,舌质红,苔白,脉弦。

既往史:不详。

辅助检查:暂缺。

西医诊断:眩晕症。

中医诊断:眩晕。

中医证型:肝阳上亢。

治则:平抑肝阳,养血柔肝。

方药:天麻钩藤饮加减。

当归15g,川芎15g,天麻15g,钩藤15g,地龙15g,生杜仲20g,泽泻15g,赤芍15g,白芍15g,菊花15g,葛根15g,枸杞15g,三七5g(冲服),桃仁15g,红花15g,甘草6g。每日1剂,水煎服。另予:溶栓通脉胶囊,2盒,每次5粒,每日2次。

二诊(6月10日):服药后便秘大轻,疼痛轻,仍头晕,食欲如前,舌质红,苔白,脉弦。处方:守上方加炒山药15g,砂仁6g。7剂,水煎服,服同前法。

三诊(6月18日):近来证安,上述症状缓解。处方:守上方,7剂,服同前法。

医嘱:服药期间忌食辛辣、刺激性食物,禁烟酒,多休息。

按语:眩晕在西医多见于耳石症、梅尼埃综合征、前庭性偏头痛、持续性知觉性眩晕等,在临床上依据眩晕时状态、时间及其伴随症状不难辨别。中医认为,本证多因肝肾阴亏于下,肝阳亢扰于上,所表现的上实下虚证候,又称肝阳上逆,肝阳偏旺。本病多由于恼怒所伤,气郁化火,火热耗伤肝肾之阴。《内经》云:"年过四十而阴气自半"。本例患者因年老而肾阴亏虚,水不涵木、肝木失荣以致肝阳升动太过,耗伤阴血,阴不制阳而成。在治疗上多以平抑肝阳、养血柔肝为主。方用天麻钩藤饮加减,方中天麻、钩藤平肝祛风降逆，辅以清降之菊花，养血之当归、川芎、赤白芍等，活血之桃仁、红花、三七，滋补肝肾之枸杞、杜仲等。二诊时，头晕不适尚有，余症缓解，食欲一般，故加炒山药、砂仁补益中焦，使气血生化有源。三诊时，疗效显著，故此方为用于肝阳上亢之头痛、眩晕、失眠之良剂。

病案3：眩晕（脾肾不足）

患者：李某，女，49岁。

初诊：2019年6月5日。

主诉：头晕1年，加重6天。

现病史：患者1年前不明原因出现头晕、健忘、耳鸣，未采取药物治疗，症状逐渐消失，6天前劳累后头晕加重，伴见疲劳嗜困，胃纳欠佳，眠差，小便调，大便稀溏，舌质红，苔白，脉弦细。

既往史：不详。

辅助检查：无。

西医诊断：眩晕症。

中医诊断：眩晕。

中医证型：脾肾不足。

治则：补肾滋阴，健脾益气。

方药：自拟方加减。

党参15g，炒白术15g，茯苓15g，木香9g，砂仁9g（后下），制何首乌15g，炒酸枣仁15g，柏子仁15g，槟榔15g，天麻12g，钩藤15g，五味子15g，地龙15g，丹参20g，甘草6g，鸡内金15g，炒麦芽15g，神曲15g。7剂，水煎服，日1剂，早晚分服。另予：枳术解郁胶囊，2盒，每次5粒，每日2次。

二诊（6月21日）：服药后大便稀溏症状减轻。处方：守上方加陈皮15g、枳壳15g、炒莱菔子15g，去制何首乌、钩藤。15剂，水煎服，服同前法。

医嘱：嘱患者避风寒、畅情志、清淡饮食。

按语：杨华教授认为，眩乃眼前发黑，晕指头晕甚至感觉自身或外界景物旋转，轻则闭目自止，重则如坐舟车等症，统称为眩晕。患者头晕、健忘、耳鸣、疲劳嗜睡、纳差等为脾肾两虚所致眩晕之象。《内经》云："年过四十而阴气自半"。患者中年女性，因劳思过度而脾气亏虚，气血亏虚不足日久导致肾阴亏虚而成眩晕。其晕厥本为清阳不升、浊阴不降而致，缘由其肾阴亏虚。其治疗上以补虚泻实、调整阴阳为原则，当以健脾益气、滋阴补肾为主。方中当用酸枣仁、柏子仁等养心安神；气为血之帅，补气健脾则疲倦、纳呆可除也，故以参、术、芪等补气以健脾也；木香、砂仁等为行气而设，使补而不滞也；鸡内金、麦芽等消失而助消化；何首乌、五味子等为补肾之药，乃之眩晕不忘滋阴补肾也。二诊时，服药后便溏减轻，则脾气健也，而加陈皮、莱菔子等药理气消食。

病案4：眩晕（气虚亏虚）

患者：李某，女，49岁。

初诊：2019年6月5日。

主诉：头晕1年，加重6天。

现病史：头晕、健忘、耳鸣1年，6天前头晕加重，疲劳嗜困，胃纳欠佳，大便稀溏，舌质红，苔白，脉弦细。

既往史：不详。

辅助检查：无。

西医诊断：眩晕症。

中医诊断：眩晕。

中医证型：气血亏虚。

中医治法：养血健脾。

中医方药：归脾汤加减。

党参15g，炒白术15g，茯苓15g，木香9g，制首乌15g，炒枣仁15g，柏子仁15g，槟榔15g，天麻12g，钩藤15g，五味子15g，地龙15g，丹参20g，甘草6g，砂仁9g，鸡内金15g，炒麦芽15g，神曲15g。7剂，水煎服，日1剂，早晚分服。另予：枳术解郁丸，2盒，每次5粒，每日2次。

二诊（6月21日）：服药后大便稀溏症状减轻，饮食欠佳，饭后饱胀不适，舌质红，苔白，脉弦细。处方：守上方去首乌、钩藤，加陈皮15g、枳壳15g、炒莱菔子15g。15剂，水煎服，服同前法。

按语：眩晕在西医多见于耳石症、梅尼埃综合征、前庭性偏头痛、持续性知觉性眩晕等，在临床上依据眩晕时的状态、时间及其伴随症状不难辨别。杨华教授认为，本证多由饮食不节、劳倦伤脾，或思虑过度暗耗阴血，或久病失调导致心血耗伤，脾气亏虚。脾虚气弱，运化失司，故纳差腹胀、便溏；脾气亏虚，气血生化乏源，心血不足，心神不宁则失眠多梦，头晕健忘，方用归脾汤加减。方中以党参、白术、甘草甘温之品补脾益气以生血，使气旺而血生；柏子仁、酸枣仁宁心安神；木香辛香而散，理气醒脾，与大量益气健脾药配伍，复中焦运化之功，又能防大量益气补血药滋腻碍胃，使补而不滞，滋而不腻；鸡内金、炒麦芽、槟榔等消食健胃；天麻、钩藤平抑肝阳，为治标之剂。二诊时，脾虚症状明显，去滋腻之品，酌加理气健脾、和胃之陈皮、枳壳、莱菔子，疗效显著。

病案5：眩晕（血虚瘀阻）

患者：田某，女，40岁。

初诊：2019年7月21日。

主诉：头晕，心慌，气短3天。

现病史：缘患者 3 天前出现头晕，心慌，气短，月经后时有出血，舌质淡红，苔白，脉细弦。

既往史：暂无。

辅助检查：暂无。

西医诊断：头晕。

中医诊断：眩晕。

中医证型：血虚瘀阻。

治法：养血化瘀。

方药：当归芍药散加减。

当归 10g，川芎 15g，防风 15g，炒白术 15g，人参 15g，蒲公英 15g，浙贝母 15g，金银花 15g，石斛 15g，白芷 15g，甘草 6g，红景天 20g，墨旱莲 15g。15 剂，日 1 剂，水煎服，分 3 次温服。

二诊（8 月 14 日）：药后头晕大有好转，生气后复发。舌质淡红，苔白，脉细弦。处方：守上方，加石决明 25g，夏枯草 15g。10 剂，服同前法。

三诊（9 月 9 日）：药后诸症均已好转，头晕消失，纳寐均可，精神佳，舌质淡红，舌苔薄白，脉数。处方：守上方，加白花蛇舌草 15g。10 剂，服同前法。

医嘱：保持心情舒畅，清淡饮食，多饮水，多运动。禁辛辣、油腻、生冷食物。

按语：杨华教授认为，眩乃眼前发黑；晕指头晕甚至感觉自身或外界景物旋转，轻则闭目自止，重则如坐舟车等症，称为眩晕。患者头晕、心慌、气短，舌质淡、苔白等为血虚所致眩晕。《内经》云："年过四十而阴气自半"。患者中年女性，因劳思过度而阴血亏虚，气血亏虚不足日久导致气滞血瘀而成眩晕。其晕厥本为清阳不升、浊阴不降而致，缘由其气血阻滞而交通不利。其治疗上以补虚泻实、调整阴阳为原则，当滋肾养肝、填精生髓为主。方中养血以当归、川芎、红景天等；气为血之帅，补气所以能生血也，故以人参、白术等补气以助生血也；白芷、蒲公英等为祛风而设，更能升其清阳也；石斛、旱莲草等为补肾之药，乃之眩晕不忘益精填髓也。二诊时，服药后头晕减轻，唯生气后复发，则效不更方而加石决明、夏枯草等清肝之药。三诊时，诸证皆轻，守方而能净收全功。

病案 6：眩晕（阴虚阳亢）

患者：郭某，女，65 岁。

初诊：1995 年 3 月 13 日。

主诉：头晕月余，现头如斗，头昏，视物模糊，身懒，小便（-），口淡，舌质红，苔白，脉细弱。

既往史：高血压 8 年余。

辅助检查：Bp：180/80mmHg。

中医诊断：眩晕。

中医证型：阴虚阳亢。

治则：滋阴镇肝。

方药：天麻钩藤饮合半夏白术天麻汤加减。

石决明 30g，焦栀子 9g，杭芍 15g，菊花 12g，枸杞 18g，竹茹 15g，茯苓 15g，北沙参 24g，天麻 10g，法半夏 10g，炒白术 15g，钩藤 20g，代赭石 30g，甘草 6g，郁金 15g，胆南星 10g，生姜 5g。5 剂，水煎服，日 1 剂，早晚分服。

二诊（3 月 23 日）：服药诸症如前，更上方：当归 15g，川芎 15g，赤白芍各 15g，焦栀子 10g，郁金 15g，泽泻 15g，茯苓 15g，沉香 8g，石决明 30g，钩藤 20g，菊花 12g，地龙 18g，黄芪 30g，甘草 6g。5 剂，水煎服，服同前法。

三诊（4 月 1 日）：代诉：头晕症减，头皮刺疼。处方：守上方加香附 15g。

四诊（4 月 7 日）（代诉）：头晕轻，视物较前清晰，头皮疼轻，唯头沉脚轻，犹如布裹。处方：守上方加草决明 18g、节菖蒲 15g。6 剂，水煎服，服同前法。

医嘱：嘱患者避风寒、畅情志、清淡饮食。

按语：眩晕在西医多见于耳石症、梅尼埃综合征、前庭性偏头痛、持续性知觉性眩晕等，在临床上依据眩晕时状态、时间及其伴随症状不难辨别。中医认为本证多因肝肾阴亏于下，肝阳亢扰于上所表现的上实下虚证候，又称肝阳上逆，肝阳偏旺。本病多由恼怒所伤，气郁化火，火热耗伤肝肾之阴。《内经》云："年过四十而阴气自半"。本证多由年老而肾阴亏虚，水不涵木，肝木失荣以致肝阳升动太过，耗伤阴血，阴不制阳而成。在治疗上多以平抑肝阳、养血柔肝为主，方用天麻钩藤饮合半夏白术天麻汤加减。方中以天麻、钩藤平肝祛风降逆，辅以清降之石决明、代赭石镇肝，滋补肝肾之枸杞、半夏、白术以健脾和胃祛痰而止眩晕，竹茹、天南星等以祛痰，故为用于肝阳上亢之头痛、眩晕、失眠之良剂。二诊时，患者病情稳定，在原方思路上稍加养血之川芎、当归，以行养血祛风之理。三诊、四诊时，患者症状大轻，守原方稍加理气之药以善后。

第三节　中　风

一、疾病概述

中风又名卒中，是由于阴阳失调，气血逆乱，上犯于脑所引起的以突然昏仆，不省人事，半身不遂，口舌㖞斜；或不经昏仆，仅以半身不遂，口舌㖞斜，言语不利，偏身麻木为主要表现的一种病证。本病多见于中老年人，四季均可发病，但以冬春两季为发病高峰，是一种发病率高、病死率高、致残率高，严重危害人民健康的疾病。

头为"诸阳之会""清阳之府"，五脏之精血、六腑之清气，皆上注于脑。若年老体衰，积劳内伤，情志过极，饮食不节，劳欲过度，致使机体阴阳失调，气血逆乱，脑脉为之瘀阻不畅，脑失濡养而形成本病；或阴亏于下，肝阳暴涨，阳化风动，血随气逆，挟火挟痰，横窜经络，蒙蔽清窍，血不循脑脉，反溢于脉外，形成本病之危重证候。

本病是由于脏腑功能失调，正气虚弱，在情志过极、劳倦内伤、饮食不节、用力过度、气候骤变的诱发下，致瘀血阻滞，痰热内生，心火亢盛，肝阳暴亢，风火相煽，气血逆乱，上冲犯脑而形成本病。其病位在脑，与心、肝、脾、肾密切相关。其病机归纳起来不外风(肝风)、火(肝火、心火)、痰(风痰、湿痰、痰热)、气(气逆)、虚(阴虚、气虚、血虚)、瘀(血瘀)六端，此六端常相互影响，相互作用，合而为病。其病性为本虚标实，上盛下虚，在本为肝肾阴虚，气血衰弱；在标为风火相煽，痰湿壅盛，气逆血瘀。而阴阳失调，气血逆乱，上犯于脑为其基本病机。从病因学的发展来看，大体分为两个阶段。唐宋以前多以"内虚邪中"立论，如《金匮要略》认为中风之病因为络脉空虚，风邪入中。唐宋以后，特别是金元时代，许多医家以"内风"立论，可谓中风病因学说上的一大转折。其中刘河间力主"心火暴甚"，李东垣认为"正气自虚"；朱丹溪主张"湿痰生热"；王履则从病因学角度将中风病分为"真中风"和"类中风"。明代医家张景岳倡导"非风"之说，提出"内伤积损"的论点。至清代，医家叶天士、沈金鳌、尤在泾、王清任等进一步丰富了中风病的治法和方药，形成了比较完整的中风病治疗法则。晚清及近代医家张伯龙、张山雷、张寿甫等人总结前人的经验，开始结合西医知识，探讨中风的发病机制，认识到中风病的发生主要在于年老体衰，阴阳失调，气血逆乱，直冲犯脑。至此，本病的发病机制、证治规律日趋完善。近年来，对中风病的预防、诊断、治疗、康复、护理等方面逐步形成了较为统一的标准和规范，治疗方法多样化，疗效也有了较大提高。

本病相当于西医中的急性脑血管病。急性脑血管病是一组急性血管源性脑功能障碍的病证，又称脑血管意外或脑卒中。

二、临床医案

中风（气虚络瘀）

患者：石某，男，79岁。

初诊：2019年6月21日。

主诉：右髋关节麻木疼痛不适1年余。

现病史：缘患者7年前出现脑梗死，发作后出现下肢活动不利，去当地医院诊断为中风后遗症，药物治疗不甚明显。现出现右侧股骨头部隐痛1年，近期加重，舌质暗红，苔白，脉沉细。

既往史：脑梗死史7年。

辅助检查：暂无。

西医诊断：脑血管病后遗症。

中医诊断：中风。

中医证型：气虚络瘀。

治法：补益气血，化瘀通络。

方药：补阳还五汤加减。

黄芪 30g，当归 15g，川芎 15g，桃仁 15g，红花 15g，鸡血藤 15g，生杜仲 15g，川续断 15g，巴戟天 15g，天麻 15g，钩藤 15g，木瓜 15g，秦艽 15g，全蝎 6g，羌活 15g，甘草 6g。7 剂，水煎服，日 1 剂，早晚分服。

二诊（6 月 28 日）：服药后下肢麻木疼痛减轻，近日出现小便余沥不尽，偶见腰酸乏力，舌质暗红，苔薄白，脉沉细。处方：守上方，加车前子 25g（布包）。7 剂，服同前法。

三诊（7 月 8 日）：药后诸症明显改善，小便余沥不尽好转，腰酸乏力尚存，舌质暗红，苔薄白，脉沉细。处方：守上方，7 剂，服同前法。

医嘱：保持心情舒畅，清淡饮食，多饮水，禁食过咸。

按语：杨华教授认为，患者有脑梗病史，现下肢活动不利，此为中风病后遗症期。患者舌质暗红，苔白，脉沉细等，此为气虚络瘀证。此证又当与痿证相鉴别。痿证之四肢瘫痪，多起病较慢，或肌肉萎缩，筋惕肉瞤多见；而中风病多肢体瘫痪起病较急，且以偏瘫不遂为主。本例患者主要由于中风后日久，脉阻络痹，气虚血瘀而成，治疗当以补阳还五汤为主加减。方中重用生黄芪补益元气，意在气旺则血行，瘀去络通；当归活血通络而不伤血；川芎、桃仁、红花协同当归以活血化瘀；全蝎通经活络，力专善走，周行全身，以行药力；另以鸡血藤、木瓜舒筋活络以伸筋，天麻、钩藤等平息肝阳，杜仲、巴戟天以补肾，肝肾共补，先安未受邪之地；秦艽、羌活祛风以治其标。二诊时，服药后效可证轻，但小便不利，加车前子以利之。三诊时，诸证皆轻而守方巩固疗效。

第四节　中风后遗症

一、疾病概述

中风后遗症是指中风经治疗后遗留下来的口眼歪斜、语言不利、半身不遂等症状的总称，常因本体先虚、阴阳失衡、气血逆乱、痰瘀阻滞、肢体失养所致，属中医"偏瘫""偏枯""偏废"的范畴。一般来说，中风后遗症有心肾阳虚、肝阳上亢、气虚血瘀之分。心肾阳虚型表现为意识不清或痴呆、健忘、舌强语謇、肢体不遂、畏寒肢冷、心悸气短、眩晕耳鸣、血压偏低；肝阳上亢型表现为有高血压病史，常头痛、眩晕、心烦易怒、咽干口苦、失眠多梦、中风偏瘫后血压持续升高，上述症状不减，且口眼歪斜、言语謇涩；气虚血瘀型表现为半身不遂、口眼歪斜、语言謇涩、神疲乏力、面白少华、头晕心悸、血压偏高或不高、舌质淡或有瘀点。

二、临床医案

病案1：中风后遗症（风痰瘀阻）

患者：赵某，男，72岁。

初诊：1995年4月3日。

主诉：右颜面部松弛，向右歪斜，言语清楚。

现病史：患者半月前突发脑中风，经抢救治疗病情稳定，现右颜面部松弛，口角向右歪斜，言语欠清晰，步态不稳，左侧肢体无力，左眼不能闭合，舌质暗，苔厚腻，脉弦滑。

既往史：中风半月余。

辅助检查：CT提示：左侧脑梗死。

西医诊断：偏瘫。

中医诊断：中风后遗期。

中医证型：风痰瘀阻。

治则：息风通络，化瘀祛痰。

方药：补阳还五汤合牵正散加减。

羚羊角2g（冲），钩藤20g，地龙24g，桃仁15g，赤芍15g，红花15g，黄芪60g，川芎15g，全蝎10g，秦艽18g，节菖蒲15g，郁金15g，白附子10g，甘草6g，僵蚕18g。5剂，水煎服，日1剂，早晚分服。另予：5%葡萄糖500ml，脑路通针剂，静脉注射。

二诊（4月8日）：服药后症状略轻，纳差。处方：守上方去节菖蒲，加皂角刺10g、炒神曲15g、桂枝10g。10剂，水煎服，服同前法。

三诊（4月18日）：服药症轻，肢体较前有力，左侧肢体稍有颤动样。处方：守上方加牛膝15g、钩藤20g、杭白芍15g。5剂，水煎服，服同前法。

四诊（4月24日）：近来证安，上述症状明显改善，逐渐能平稳行走，颜面部动作基本协调，舌质淡，苔腻，脉滑。处方：守上方，5剂，服同前法。

医嘱：嘱咐患者加强肢体锻炼，禁烟酒、辛辣食物，定期复查。

按语：杨华教授认为，患者有脑梗病史，现右颜面部松弛，口角向右歪斜，言语欠清晰，步态不稳，左侧肢体无力，左眼不能闭合，舌质暗，苔厚腻，脉弦滑，此为风痰瘀阻证。本例患者主要由于中风后脉阻络痹、气虚络瘀而成虚实夹杂证，治疗当以补阳还五汤合牵正散为主加减。方中重用生黄芪补益元气，意在气旺则血行，瘀去络通；当归活血通络而不伤血；川芎、赤芍、桃仁、红花协同当归以活血化瘀；地龙、全蝎通经活络，力专善走，周行全身，以行药力；牵正散（全蝎、僵蚕、白附子）又能祛风痰而治口眼歪斜；另以羚羊角凉血定惊；天麻、钩藤等平息肝阳；秦艽祛风以治其标。二诊时，服药后效可证轻，加皂角刺以增加祛痰之功，又能改善血管情况。三诊时，患者又有颤证，在原方基础上加牛膝、白芍等引血下行、潜阳入阴药物。

病案2：中风后遗症（气虚血瘀）

患者：赵某，男，54 岁。

初诊：1995 年 3 月 8 日。

主诉：左侧肢体颤抖、言语不利加重半月。

现病史：患者 4 个月前突发脑中风，经住院治疗后病情好转，半个月来逐渐出现左侧肢体颤抖，活动后尚有心慌症状，言语表达不利，时有头晕，反应迟缓，下肢酸沉，饮食尚可，小便频，大便调，舌体瘦，舌下络脉紫暗，苔白，脉沉涩。

既往史：中风偏瘫 4 个月。

辅助检查：彩超：风湿性心脏病二尖瓣狭窄；心电图：心动过缓；头颅 CT：脑供血不足。

西医诊断：偏瘫。

中医诊断：中风后遗症。

中医证型：气虚血瘀。

治则：补气活血，通络祛风。

方药：补阳还五汤加减。

黄芪120g，当归15g，川芎15g，赤芍15g，地龙18g，丹参30g，郁金15g，桃仁15g，桂枝12g，炙甘草15g，白附子10g，茯苓15g，酸枣仁20g，全蝎12g，秦艽18g，甘草6g。5 剂，每日 1 剂，水煎服。另予：心宝，2 盒，每次 2 粒，每日 3 次，口服。

二诊（3 月 13 日）：服药后上述症状稍有缓解，近几日心慌明显，头晕好转，饮食及二便尚可，舌质暗，苔白，脉沉涩。处方：守上方，加三七6g。7 剂，水煎服，服同前法。

三诊（3 月 21 日）：肢体颤抖及心慌好转，现不欲交流，神思呆钝，头晕及心慌发作次数减少，伴吐黏痰，舌质暗，苔白，脉沉细。更方为：黄芪120g，当归15g，川芎15g，地龙24g，菖蒲15g，郁金25g，赤芍30g，鸡血藤30g，桃仁15g，牛膝10g，红花15g，胆南星12g，全蝎10g，秦艽18g。7 剂，水煎服，服同前法。

四诊（3 月 29 日）：近来症状明显好转，精神状态可，肢体酸沉感减轻，痰量少，饮食及二便可，舌质淡，苔白，脉沉细。处方：守上方，加丹参15g、五味子15g。7 剂，水煎服，服同前法。

医嘱：嘱患者畅情志，清淡饮食。

按语：杨华教授认为，患者有脑梗病史，现下肢活动不利、肢体颤抖等，此为中风病后遗症期，患者舌质暗红，苔白，脉沉涩等，此为气虚络瘀证，本例患者主要由于中风后日久，脉阻络痹，气虚血瘀而成，治疗当以补阳还五汤为主加减。方中重用生黄芪四两补益元气，意在气旺则血行，瘀去络通；当归活血通络而不伤血；川芎、桃仁、红花协同当归以活血化瘀；地龙、全蝎通经活络，力专善走，周行全身，以行药力；另以丹参、郁金活血凉血；天麻、钩藤等平息肝阳；秦艽、羌活祛风以治其标。二诊时，服药后效可证轻，加三七以活血以利之，又能改善血管情况。三诊时，患者又有痰象，在补阳还五汤基础上加胆南星、菖蒲等化痰药物。

第五节　不　寐

一、疾病概述

失眠属于睡眠障碍的一种。睡眠障碍是由于各种原因引起的人体睡眠和觉醒机制失常，从而造成以睡眠不足和睡眠过多为主要表现的一系列疾病。其临床表现复杂多样，广义的睡眠障碍分为两类：一类称为睡眠障碍：包含失眠、过度嗜睡、醒觉与睡眠的节律障碍；另一类称为异常睡眠：包括睡行症、睡惊症、梦魇等。本节重点讨论临床常见的失眠。随着现代化进程的不断推进，社会竞争日益激烈，人们的工作和生活节奏加快，睡眠障碍的发病率不断升高。据调查，我国人群中有 45.5% 的人存在睡眠问题。睡眠障碍既是医学问题又是社会问题，近年在国外睡眠医学已经成为一门重要的边缘学科，并有逐步成为研究热点的趋势。

祖国医学虽无睡眠障碍的病名，但根据其临床特点，本病属中医"失眠""不寐""不得眠""目不瞑""夜不瞑""多寐""嗜寐""嗜卧""梦游"等病证的范畴。历代医家对该病均有所描述，《黄帝内经》奠定了睡眠医学的理论基础，它主要从阴阳、营卫和脏阳论及睡眠。《灵枢·口问》曰："卫气昼行于阳，夜半则行于阴。阴者主夜，夜主卧……阳气尽，阴气盛则目瞑；阴气尽则阳气盛则寤矣"。对于睡眠疾病之病理，《灵枢·邪客》认为："今邪气客于五脏六腑，则卫气独行于外，行于阳，不得入于阴。行于阳则阳气盛，阳气盛则阳跷陷，不得入于阴，阴虚则目不瞑"。《素问·逆调论》提出"胃不和则卧不安"的论述。在治疗方面《内经》十三方中，有半夏秫米汤以治不寐。《诸病源候论·大病后不得眠候》云："大病之后，脏腑尚虚，营卫不和，故生于冷热。阴气虚，卫气独行于阳，不入于阳，故不得眠。若心烦不得眠者，心热也；若但虚烦，而不得眠者，胆冷也"。指出了脏腑功能失调和营卫不和是不寐的主要病机。在治疗方面，《伤寒论·辨少阴病脉证并治》云："少阴病，得之二、三日以上，心中烦，不得卧，黄连阿胶汤主之"。《金匮要略·血痹虚劳病脉证并治》云："虚劳虚烦不得眠，酸枣仁汤主之"，二方至今仍为临床所常用。嗜寐病名始见于清代沈金鳌《杂病源流犀烛》，但在此前历代医籍中已有不少记载。《灵枢·天年》曰："六十岁，心气始衰，若忧悲，血气懈惰，故好卧"，《灵枢·海论》曰："髓海不足，则脑转耳鸣，胫酸眩冒，目无所见，懈怠安卧"，指出气血不足、肾精亏虚均可导致多寐。李东垣在《脾胃论》中云："脾胃之虚，怠惰嗜卧"，程充辑在《丹溪心法·中湿回》中说："脾胃受湿，沉困乏力。怠惰好卧"，提出脾胃亏虚和脾胃受湿也可导致多寐。此外，《本草纲目》曰："胆热多寐眠"；唐容川在《血证论·卧寐》中阐述了"寤属阳，故不寐为阳虚"，对嗜寐的病机有了进一步认识。对于本病的治疗，李东垣从脾胃论治，提出升阳益气法，朱丹溪从湿热论治，张介宾则以温补为主。沈金鳌总结前人经验，在《杂病源流犀烛》中进一步阐述多寐病的治法，指出："体重或浮而多寐，湿盛也，宜平胃散加防风、白术。食方已，即困倦欲卧，脾气弱，不胜食气也，俗称饭醉，宜六君子汤加山楂、神曲、麦芽，四肢怠惰而多寐，气弱也，宜人参益气汤。长夏懒怠，四肢无力，坐定即寐……宜清暑益气汤。"

西医中各种原因所引起的失眠，均可参照本节内容辨证论治。

二、临床医案

病案1：不寐（肝火扰心）

患者：路某，女，56岁。

初诊：2019年3月6日。

主诉：失眠1年余。

现病史：患者1年来间断出现夜间休息困难，伴耳鸣症状，服用西药氟哌噻吨美利曲辛（黛力新）治疗，效果一般，近日失眠症状加重，来诊：情绪低落，面色发黄，自诉口干口苦，饮食尚可，小便黄，大便调，舌质淡胖，舌边尖稍红，苔白厚，脉弦滑。

既往史：高血压10年余，闭经3年。

辅助检查：暂无。

西医诊断：失眠。

中医诊断：不寐。

中医证型：肝火扰心。

治则：清肝泻火，养心安神。

方药：自拟百合安眠汤。

生百合25g，炒枣仁15g，柏子仁15g，珍珠母30g，远志15g，节菖蒲15g，郁金15g，当归15g，川芎15g，桃仁15g，红花10g，甘草6g，焦栀子15g，黄连10g，牡丹皮15g，泽泻18g，琥珀1g（冲）。7剂，水煎服，日1剂，早晚分服。

二诊（2019年3月13日）：服药后症状减轻，耳鸣及口干口苦稍有减轻，小便淡黄，近 2 日血压升高，自觉头昏不适，舌质红，苔厚，脉弦滑。处方：守上方加生杜仲 18g。7 剂，水煎服。

三诊（2019 年 3 月 20 日）：服药后失眠好转，口干苦明显减轻，血压偏高，耳鸣症状尚有，舌质红，苔厚，脉弦。处方：守上方加黄精 15g、制首乌 15g、五味子 15g。7 剂，水煎服，服同前法。

四诊（2019 年 6 月 26 日）：停药 3 个月后病情复发，现出现焦虑烦躁、自觉头昏沉、健忘，舌质红，苔黄厚，脉弦数。处方：天麻钩藤汤加减。石决明 25g，钩藤 15g，焦栀子 15g，牡丹皮 15g，茯神 15g，远志 12g，黄连 10g，菖蒲 15g，郁金 15g，琥珀 1g，甘草 6g，夜交藤 25g，制首乌 15g，竹茹 15g，陈皮 15g。7 剂，水煎服，服同前法。另予：解郁丸，2 盒，每次 6g，每日 2 次。

五诊（2019 年 7 月 5 日）：服药后症状减轻，情绪稍有好转，头昏不适减轻，口干欲饮，血压偏高，小便短黄，大便干，舌质红，苔少而黄，脉弦数。处方：守上方加黄芩 15g，青礞石各 30g。7 剂，水煎服，服同前法。

六诊（2019 年 7 月 13 日）：近来症状明显缓解，夜间休息 4～5 个小时，头昏耳鸣基本消失，血压基本正常，小便短，大便松软，舌质红，苔少而白，脉弦。处方：守上方。7 剂，水煎服，服同前法。

医嘱：忌食辛辣、刺激性食物，注意调畅情志，避免劳累。

按语：不寐在西医上又称失眠，患者常表现为入睡困难、睡眠质量下降和睡眠时间减少，以及记忆力、注意力下降等。在分类上又分为原发性失眠与继发性失眠，继发性失眠多由于焦虑、抑郁症等引起，治疗多选用苯二氮䓬类药物镇静催眠。但西医治疗不良反应大，多有依赖性，在此可发挥中医中药的优势。杨华教授认为，本患者近来出现情绪低落，面色发黄，口干口苦，小便黄，大便调，舌质淡胖，舌边尖稍红，苔白厚，脉弦滑等辨证为肝火扰心证。患者老年女性，阴虚血少而郁火内生，营血亏虚，不能上奉于心，而致心神不安。治疗上以清肝泻火、养心安神为主，方用自拟百合安眠汤加减。方中以酸枣仁、柏子仁养心安神，当归、川芎补血润燥，黄连、焦栀子以清泄肝火，百合养心安神，配合珍珠母、琥珀以达镇静安神之功，菖蒲、远志交通心肾，标本兼治。二诊时，症状减轻，但血压较高、耳鸣，加杜仲以补肾壮骨而聪耳明目。三诊时，症状逐渐稳定，但耳鸣耳聋仍在，给予补肾之黄精、五味子、何首乌。四诊时，患者为复发而来，烦躁难眠，一派肝火之象，给予平肝潜阳之天麻钩藤饮加减。

病案 2：不寐（心肝火旺）

患者：王某，女，64 岁。

初诊：2018 年 9 月 5 日。

主诉：失眠多梦 1 个月余。

现病史：患者 1 个月前不明原因出现失眠、多梦，平素烦躁易怒，现白睛微红，晨起口苦，小便短黄，大便干，舌质红，苔厚，脉弦细数。

既往史：不详。

辅助检查：暂缺。

西医诊断：失眠。

中医诊断：不寐。

中医证型：心肝火旺。

中医治法：疏肝泻火，养心安神。

中医方药：珍珠母丸加减。

珍珠母30g，炒枣仁15g，柏子仁15g，当归15g，黄连10g，焦栀子15g，夜交藤30g，远志15g，合欢皮25g，五味子15g，天麻15g，钩藤15g，生百合30g，甘草6g，节菖蒲15g，龙骨25g，郁金15g，琥珠散1g(冲)。7剂，水煎服，日1剂，早晚分服。

二诊(9月12日)：服药后症状稍有缓解，情绪波动大，夜间休息一般。处方：守上方加薄荷10g。7剂，水煎服，服同前法。

三诊(9月19日)：失眠、烦躁症状尚存，眠差，时有多梦，舌质红，苔厚，脉弦数。处方：法百合30g，炒枣仁25g，柏子仁15g，当归15g，川芎15g，桃仁15g，夜交藤25g，合欢藤20g，焦栀子15g，龙骨25g，牡蛎25g，黄连10g，竹茹15g，钩藤15g，甘草6g，红花15g，枸杞20g，生杜仲18g，琥珠散1g(冲)，五味子15g。7剂，水煎服，服同前法。

四诊(9月26日)：服药后症状稳定，晨起口苦缓解，休息改善，近期测量血压，血压高，白睛微红尚有，舌质红，苔微黄，脉滑数。处方：守上方，加泽泻25g、远志15g、节菖蒲15g。10剂，水煎服，服同前法。

按语：不寐在西医上又称失眠，患者常表现为入睡困难、睡眠质量下降和睡眠时间减少，记忆力、注意力下降等。在分类上又分为原发性失眠与继发性失眠，继发性失眠多由于焦虑、抑郁症等引起，治疗多选用苯二氮䓬类药物镇静催眠。但西医治疗不良反应大，多有依赖性，在此可发挥中医中药的优势。杨华教授分析，不寐辨证主在心肝，患者情志失调，易怒伤肝，肝气郁结，气郁化火，上扰心神，致使心神不宁，五志过极，心火内炽，心肝火旺，见失眠多梦，脉弦细。治疗上以疏肝泻火、养心安神为主，方用珍珠母丸加减。方中珍珠母平肝镇心为主，配以酸枣仁、茯神、柏子仁、龙骨、琥珠散以加强其安神定志之功，合百合、合欢皮解郁安神，酌加五味子、甘草敛阴益气，标本兼治。二诊时，配以薄荷清泄肝火，缓急止躁。三诊时，症状未见明显改善，重用补肾活血、滋阴降火之当归、川芎、桃仁、红花、枸杞、生杜仲疗效明显。四诊时，症状明显缓解，血压升高为痰热上扰所致，酌加泽泻、远志、节菖蒲化痰降浊、清腑泻热，则诸症得除。

病案3：不寐(心阴亏虚)

患者：张某，女，51岁。

初诊：2019年6月20日。

主诉：睡眠差1个月余。

现病史：缘患者睡眠差1个月余来诊，症见面色黄，自诉月经停闭半年，纳可，二便可，舌质红，苔白，脉弦细数。

既往史：不详。

辅助检查：无。

西医诊断：失眠。

中医诊断：不寐。

中医证型：心阴亏虚。

治则：养心安神。

方药：天王补心丹加减。

法百合25g，炒枣仁15g，柏子仁15g，当归15g，川芎15g，五味子15g，龙骨25g，牡蛎25g，远志15g，节菖蒲15g，焦栀子15g，夜交藤25g，甘草6g，牡丹皮15g，生地15g，琥珠散1g(冲)。10剂，水煎服，日1剂，早晚分服。

二诊(7月3日)：睡眠好转，情绪低落，自觉胸口发热不适，舌质红，苔白，脉细数。处方：守上方去琥珠散，加合欢皮15g、黄连10g、麦冬15g。7剂，服同前法。另予：解郁丸，2盒，每次6g，每日2次。

三诊(7月11日)：上述症状基本缓解，休息可，情绪稍有改善，舌质红，苔白，脉弦细。处方：守上方，7剂，服同前法。

医嘱：服药期间忌食辛辣、油腻食物，多休息，调畅情志，按时服药。

按语：不寐在西医上又称失眠，患者常表现为入睡困难、睡眠质量下降和睡眠时间减少，记忆力、注意力下降等。在分类上又分为原发性失眠与继发性失眠，继发性失眠多由于焦虑、抑郁症等引起，治疗多选用苯二氮䓬类药物镇静催眠。但西医治疗不良反应大，多有依赖性，在此可发挥中医中药的优势。杨华教授认为，不寐辨证主在心、肝、脾。患者老年女性，阴虚血少，心脾两虚，营血亏虚，不能上奉于心，而致心神不安。脾功能失调，水液运化失常，纳差而见大便干结、舌苔薄白，脾气亏虚不能固摄，见夜尿多。治疗上以养心健脾安神为主，方用天王补心丹加减。方中以酸枣仁、柏子仁养心安神，当归补血润燥，共助生地滋阴补血；合欢皮、夜交藤养心安神；五味子之酸以敛心气，安心神；栀子、赤芍清心活血，合补血药使补而不滞，则心血易生；珍珠母镇心安神，以治其标，标本兼治，效果颇佳。

病案4：失眠(心肾不交)

患者：金某，女，48岁。

初诊：2018年8月24日。

主诉：失眠、心烦不安月余。

现病史：患者1个月来出现虚烦失眠，口腔溃疡反复发作，自觉手足心发热，行经前腰酸不适，小便短，大便干燥，舌质红，苔少而黄，脉沉细。

既往史：高胆固醇 2 年。

辅助检查：无。

西医诊断：失眠。

中医诊断：不寐。

中医证型：心肾阴虚。

治则：养心安神。

方药：天王补心丹加减。

当归 15g，赤芍 15g，炒枣仁 15g，柏子仁 15g，龙眼肉 15g，远志 15g，黄芪 30g，砂仁 10g，生杜仲 18g，夜交藤 25g，合欢皮 15g，节菖蒲 15g，郁金 15g，炒白术 15g，甘草 6g，黄连 10g，五味子 18g。10 剂，水煎服，日 1 剂，早晚分服。

二诊（9 月 7 日）：失眠好转，口腔溃疡好转，手足心发热缓解，复查血脂：胆固醇含量偏高。处方：守上方加草决明 15g、生山楂 15g。10 剂，水煎服，服同前法。

三诊（9 月 18 日）：上述症状明显改善，情绪稳定，夜间休息时长 5～6 个小时，小便量可，大便偏干，舌质淡红，苔薄黄，脉沉。处方：守上方加火麻仁 15g、炒栀子 15g。10 剂，水煎服，服同前法。

医嘱：嘱患者畅情志，不宜恼怒、劳累等。

按语：不寐在西医上又称失眠，患者常表现为入睡困难、睡眠质量下降和睡眠时间减少，记忆力、注意力下降等。在分类上又分为原发性失眠与继发性失眠，继发性失眠多由于焦虑、抑郁症等引起，治疗多选用苯二氮䓬类药物镇静催眠。但西医治疗不良反应大，多有依赖性，在此可发挥中医中药的优势。杨华教授认为，本患者近来出现虚烦失眠、口腔溃疡反复发作，手足心发热、大便干燥，舌质红、苔少而黄等症状，为一派阴虚之象。患者老年女性，阴虚血少而郁火内生，营血亏虚，不能上奉于心，而致心神不安。脾功能失调，水液运化失常，纳差而见大便干结、舌苔薄白，脾气亏虚则乏力。治疗上以养心健脾安神为主，方用天王补心丹加减。方中以酸枣仁、柏子仁养心安神；当归补血润燥，共助生地滋阴补血；夜交藤、合欢皮养心安神；五味子敛心气、安心神；砂仁理气，合补血药，使补而不滞，则心血易生；菖蒲交通心肾，标本兼治。二诊时，口腔溃疡已消，但胆固醇偏高，药理研究证实山楂有降胆固醇功效，此为经验用药。三诊时，症状逐渐稳定，但大便偏干，给予火麻仁以润肠通便，栀子以清热。

第六节 郁 证

一、疾病概述

郁证是以心情抑郁、情绪不宁、胸部满闷、胁肋胀满，或易怒易哭，或咽中如有异物梗塞、失眠等为主症的内科常见病证，尤以女性居多。郁证的发生，主要因郁怒、思虑、悲哀、忧愁等七情所伤，致使肝气郁结，逐渐引起五脏气机不和所致。情志不遂，肝失疏泄，气机不畅，肝气郁结，而成气郁；气郁日久化火，则肝火上炎，而成火郁；思虑过度，精神紧张，或肝郁横犯脾土，使脾失健运，水湿停聚，而成痰郁；病变日久，可致心神失守，或脾失健运，或阴虚火旺。因此，肝失疏泄，心失所养，脾失健运，脏腑阴阳气血失调，是其主要病机。

西医学的抑郁症、焦虑症、癔病及女性更年期综合征，凡以情志焦虑、抑郁为主症者，均可归属本病范畴进行辨证施治。

二、临床医案

患者：梁某，女，20岁。

初诊：2019年5月26日。

主诉（代诉）：心情焦虑伴眠差2个月余。

现病史（父亲代诉）：因艺考成绩不理想，思想压力大，心情较差，渐出现闭门不语，夜间失眠，情绪烦躁易怒，焦虑不安，时时欲哭，患者体质肥胖，月经调，二便尚可，舌质红，苔厚腻，脉弦数。

既往史：既往体健，无手术、传染病史。

辅助检查：尚无。

西医诊断：焦虑症。

中医诊断：郁证。

中医辨证：痰郁化火。

治则：清肝化痰，解郁安神。

方药：天麻钩藤饮加减。

煅石决明25g，钩藤15g，赤芍15g，当归15g，川芎15g，丹参20g，玄参18g，郁金15g，川贝母10g，炒栀子15g，茯神15g，夜交藤25g，合欢皮15g，琥珀10g，豆蔻10g（后下），甘草6g。7剂，水煎服，日1剂，早晚分服。

二诊（6月3日）：患者服药一周，自行来诊，望其颜面气色较差，寡言少语。处方：守上方加节菖蒲 15g、竹茹 15g。7 剂，服如前法。另予：解郁丸，每次 6g，每日 2 次，口服。

三诊（6 月 5 日）：患者晨起服药后，继饮生牛奶，出现腹痛、腹泻，舌苔白腻，脉弦滑。处方：守上方加炒白扁豆 25g、炒白术 15g。4 剂，同余药煎服。

四诊：患者腹泻症状好转，现精神不振，情绪低落，言语表达不利，失眠症状减轻，纳可，余无明显不适，舌质红，苔腻，脉弦细。处方：守上方去炒扁豆，加远志 15g。14 剂，服如前法。

五诊（6 月 26 日）：患者精神状态较前有所好转，焦虑缓解，愿意与杨医生沟通，纳可，夜间休息时醒，二便可，舌尖红，苔腻，脉弦数。处方：守上方加龙骨 25g、黄芩 15g。10 剂，服如前法。

六诊：近来证安，面色较前红润，情绪稳定，纳可，眠一般，二便可，舌质淡红，苔腻，脉弦。处方：守上方，10 剂，服法：减量至 2 日 1 剂。

医嘱：嘱咐其加强室外锻炼，避免独处，调畅情志，定期复诊。

按语：焦虑症又称为焦虑性神经症，是由于主观情绪或外界环境变化引起自身精神状态异常变化的一类病症，表现为默默不语，或心情焦躁不安等。杨华教授认为，该患者肥胖，为素体痰湿体质，情志不畅引起肝气郁结，气郁化火，出现焦虑不安；痰火互结扰动心神，出现烦躁易怒，夜间不寐。治以清肝化痰、解郁安神，方选天麻钩藤饮加减。方中川贝母、远志、茯神、合欢皮解郁安神，琥珀、龙骨重镇安神。二诊时，主动跟其沟通，进行心理疏导，缓解思想压力，佐以节菖蒲、竹茹清热化痰，配合中成药物解郁丸治疗。三诊时，考虑药物寒凉和生冷食物刺激胃肠，酌加健脾祛湿、和胃止泻之炒白扁豆、炒白术。四诊时，泄泻止去炒白扁豆，患者言语表达不利为痰阻清窍，配以远志化痰开窍醒神。五诊时，以心火扰神，合龙骨、黄芩清心安神。六诊时，症状稳定，气色好转，效果显著。

临床上治疗焦虑症，一方面以药物治疗为主，另一方面结合心理辅导。调节情志、加强锻炼可达到更好的疗效。

第七节　心　悸

一、疾病概述

心悸是指患者自觉心中悸动，惊惕不安，甚则不能自主的一种病证，临床一般多呈发作性，每因情志波动或劳累过度而发作，且常伴胸闷、气短、失眠、健忘、眩晕、耳鸣等症。病情较轻者为惊悸，呈间断性发作，较重者为怔忡，呈持续性发作。

本病的病因与多种因素有关。平素心虚胆怯，突遇惊恐，心神不能自主，可发为心悸；素体虚弱，或久病伤正，或劳倦太过，耗损心之阴血，致心失所养，可发为心悸；嗜食膏粱厚味，蕴热生痰，痰火扰心，可发为心悸；素体阴虚，房劳过度，肾阴耗伤，心肾不交，心火独亢，扰动心神，而引起心悸；或因久病体虚，阳气衰弱，不能温养心神，可发为心悸；或脾肾两虚，水饮内停，饮邪凌心，可发为心悸；或心阳不振，或痹证日久，内舍于心，皆可痹阻心脉，可发为心悸。

心悸的病位主要在心，与脾、肾、肝、胆等脏腑功能失调相关。其病理性质主要有虚实两方面，实为痰火、瘀血、水饮扰动心神，虚为脏腑气血阴阳亏虚，不能滋养心神。

西医学的冠心病、风湿性心脏病、高血压性心脏病、肺源性心脏病、各种原因引起的心律失常、甲状腺功能亢进症、贫血、神经官能症等，凡以心悸为主要临床表现时，均可归属本病范畴进行辨证施治。

二、临床医案

病案1：心悸（心阳不振）

患者：胡某，男，47岁。

初诊：1995年1月25日。

主诉：心慌、胸闷不适10天。

现病史：患者10天前不明原因出现心慌、胸口闷痛感，行动过急则痛甚，自觉畏寒明显，面色淡白，小便频数，大便调，饮食尚可，眠可，舌质淡胖，苔白，脉沉涩无力。

既往史：无。

辅助检查：心电图示：ST段压低，考虑心肌缺血。

西医诊断：冠心病。

中医诊断：心悸。

中医证型：心阳不振。

治则：温补心阳，宽胸理气。

方药：瓜蒌薤白桂枝汤加减。

瓜蒌20g，薤白10g，炮附子9g，北沙参24g，丹参30g，紫降香9g，枳壳15g，黄精20g，肉桂皮10g，延胡索15g，炙甘草15g，阿胶10g（烊化），火麻仁30g。5剂，水煎服，日1剂，早晚分服。

二诊（2月6日）：症如前，晨起口干欲漱水，饮少，更上方：北沙参30g，丹参50g，麦冬15g，紫降香10g，黑玄参30g，延胡索12g，炙甘草30g，桎柳10g，瓜蒌30g，火麻仁30g，阿胶10g（烊化），三七5g。5剂，水煎服，服同前法。

三诊（2月13日）：服药症轻，伴见面部发热。处方：守上方加粉丹皮15g、千金子15g。5剂，水煎服，服同前法。

四诊(2月18日)：口干口苦，胸疼轻，苔黄腻。薏苡仁30g，杏仁10g，白豆蔻10g，佩兰15g，龙胆草10g，郁金15g，降香10g，瓜蒌皮20g，茯苓30g，远志15g，千金子20g，柏子仁15g，龙骨20g，炙甘草15g，丹参30g，冰片1g。4剂，水煎服，服同前法。

五诊(2月22日)：仍心慌，口干。处方：守上方去丹参，加北沙参30g、麦冬15g。5剂，水煎服，服同前法。

六诊(2月27日)：服药后症状减轻，心慌好转，活动后稍有胸闷气短。处方：守上方加党参24g。5剂，水煎服，服同前法。

医嘱：服药期间忌食生冷食物，避免受寒、劳累，多休息。

按语：本病西医为冠状动脉粥样硬化性心脏病，是冠状动脉血管发生动脉粥样硬化病变，而引起血管腔狭窄或阻塞，造成心肌缺血、缺氧或坏死，而导致的心慌胸闷等症状，常常被称为冠心病。此病为中医"心悸"范畴，根据病情轻重分为惊悸和怔忡，心悸的发生主要由体质虚弱、饮食劳倦、七情所伤、感受外邪和饮食不当等，病位在心，初起以心气虚为表现。杨华教授认为，本病患者心慌、胸口部闷痛感，行动过急则痛甚，自觉畏寒明显，面色淡白，小便频数，大便调，饮食尚可，眠可，舌质淡胖，苔白，脉沉涩无力等为心阳不振证，治当温补心阳、宽胸理气为主，方选瓜蒌薤白桂枝汤加减。方中丹参活血化瘀止痛；瓜蒌、薤白、桂枝同用具有行气解郁、通阳散结、祛痰宽胸之功效，降香、枳壳行气祛瘀，黄精、补肾填精，附子、肉桂温补下焦肾阳，延胡索活血化瘀止痛，则病机可除，疾病可祛矣。二诊时，患者出现阳虚阴亏，阳虚血瘀之证，以口干不欲饮为主，处方以滋阴养血活血为本，去炮附子防伤阴，加麦冬、三七等活血化瘀、养阴并用。三诊时，患者症减，但仍有虚热之象，加粉丹皮、千金子以凉血祛瘀，后则更守方以巩固疗效矣。

病案2：心悸(气阴两虚)

患者：张某，男，45岁。

初诊：2018年8月24日。

主诉：心慌，头晕乏力10天余。

现病史：患者平素血压偏高，长期服用降压药，10天前劳累后出现头晕，心慌气短，自感乏力，面色暗，面斑明显，早泄，小便短少，大便调，舌质淡，苔白，脉沉细弦。

既往史：高血压。

辅助检查：血压：130/100mmHg。

西医诊断：贫血。

中医诊断：心悸。

中医证型：气阴两虚。

治则：养心安神。

方药：生脉饮加减。

太子参15g，麦冬15g，五味子15g，当归15g，川芎15g，制首乌15g，红参10g，生杜仲25g，益母草25g，炒酸枣仁15g，泽泻18g，猪苓15g，丹参25g，甘草6g，三七3g(冲服)。14剂，水煎服，日1剂，早晚分服。另予：龙马滋肾丸，2盒，每次6g，每日3次。

二诊(9月12日)：服药后心慌乏力好转，头晕不适尚有，早泄稍有缓解，现血压110/100mmHg，舌质淡，苔白，脉沉弦。处方：守上方加枸杞15g、羚羊粉1g(冲服)。14剂，水煎服，服同前法。

三诊(9月27日)：近来证安，上述症状明显改善，偶有心慌不适、活动乏力感，小便量少，舌质淡红，苔白，脉弦细。处方：守上方加黄芪20g。14剂，水煎服，服同前法。

患者未再来诊，随访病情好转。

医嘱：嘱病人避风寒、畅情志，禁食辛辣、刺激、油腻食物。

按语：《丹溪心法》有云："惊悸者血虚。"杨华教授认为，本病患者心慌气短，面色暗，舌质淡、苔白，脉细等，为气阴两虚证，治当以益气养阴为主，方选用生脉饮加减为主。方中生脉饮(红参、太子参、麦冬、五味子)以益气养阴，正切本病病机；丹参、川芎、枣仁活血养血，正入心经；制首乌、杜仲滋阴补肾，使肾水有源；猪苓、泽泻利水渗湿，脾健而水有所通道。二诊时，患者心悸头晕症状减轻，守上方加枸杞、羚羊粉(冲服)。三诊时，患者症减，但小便不利，加黄芪以补气利水，更守方以巩固疗效矣。

病案3：心悸(心胆气虚)

患者：徐某，男，30岁。

初诊：1995年4月7日。

主诉：心慌气短3年，加重1周余。

现病史：患者3年前因过度劳累后出现心慌气短，未服用药物治疗，3年间症状间断性发作，近日因情绪波动出现心前区悸动不安，失眠，心思疑虑，饮食欠佳，小便清长，大便调，舌质红，苔白腻，脉弦细。

既往史：无。

西医诊断：心神经官能症。

中医诊断：心悸。

中医证型：心胆气虚。

治则：益气镇惊，安神定志。

方药：安神定志丸加减。

石决明30g，当归15g，杭白芍15g，党参24g，炒白术15g，茯苓15g，远志15g，郁金15g，五味子15g，酸枣仁15g，柏子仁15g，炙甘草15g，黄芪30g，桂枝10g，琥珀散1g(冲服)。5剂，水煎服，日1剂，早晚分服。

二诊(4月12日)：服药后心悸症状缓解，饮食及休息好转，活动后稍有气喘不适，舌质红，苔薄腻，脉弦细。处方：上方加高丽参10g。5剂，水煎服，服同前法。

三诊(4月18日)：服药后上述症状明显减轻，晨起口干欲饮明显，小便频，大便调，舌质红，苔薄黄，脉弦数。处方：守上方去桂枝、黄芪，加麦冬15g。5剂，水煎服。

四诊(4月23日)：近来心悸症状基本消失，失眠、口干明显改善，小便次数减少，舌质淡红，苔薄，脉弦细。自诉欲停药观察。

医嘱：嘱患者避风寒、畅情志、忌恼怒。

按语：西医的神经官能症是旧称，现在统一为神经症，是一组精神障碍的总称，包括神经衰弱、强迫症、焦虑症、恐惧症、躯体形式障碍等，患者深感痛苦，且妨碍心理功能或社会功能，但没有任何可证实的器质性病理基础。病程大多持续迁延或呈发作性。杨华教授认为，此病为中医"心悸"范畴，该病的发生主要是由于体质虚弱、饮食劳倦、七情所伤、感受外邪和饮食不当等。病位在心，初起以精神紧张，遇情志波动加重等表现，或由骤遇惊恐、悲哀过度、或过度紧张而诱发，病势较轻，可自行缓解；严重者心脏受损所致，无精神等因素亦可发病，常持续心悸，心中惕惕，不发时亦可见脏腑虚损症状，而惊悸持久不愈。此案属于心胆气虚之心悸，以心胆气虚，肝火上炎，水不济火，心阴不足为主，治以益气镇惊、安神定志为主，佐以平肝潜阳。方用安神定志丸加减：方中当归、白芍等养血活血，配合柏子仁、酸枣仁等以养心安神为主药；石决明、琥珀散镇静安神；党参、白术、黄芪补气，使气足则心胆之气得补而病可愈也。二诊时，症状减轻，效不更方，加高丽参增加补气之功。三诊时，症状减轻，唯口干欲饮，给予滋阴之麦冬治之。四诊时，守方而善后矣。

病案4：心悸（心脾两虚）

患者：司某，女，40岁。

初诊：2018年7月18日。

主诉：心慌胸闷半月余。

现病史：心慌胸闷，身懒乏力，头晕，寐差。既往月经量少，周期正常，舌质淡，苔薄，脉弦细。

既往史：心肌缺血2年余。

辅助检查：暂无。

西医诊断：冠心病。

中医诊断：心悸。

中医证型：心脾两虚。

中医治法：健脾益气，养心安神。

方药：归脾汤加减。

太子参15g，麦冬15g，五味子15g，当归15g，白芍15g，炒枣仁15g，柏子仁15g，黄芪30g，远志15g，节菖蒲15g，甘草6g，郁金15g，龙眼肉15g，夜交藤15g，合欢皮15g。14剂，水煎服，每日1剂，早晚分服。

二诊(7月27日)：服药后症状减轻，此次服药期间月经已来，经量少，色暗，舌质淡，苔薄白，脉弦细。处方：当归15g，白芍15g，熟地18g，山药15g，山萸肉15g，牡丹皮15g，泽泻15g，茯苓15g，黄芪25g，阿胶10g，益母草15g，甘草6g，枸杞15g，怀牛膝15g。7剂，水煎服，服同前法。

三诊(8月6日)：服药后心慌，身懒乏力症状均轻，气色较前好转，舌质淡，苔白，脉弦细。处方：守上方加红花10g、鸡血藤25g。7剂，水煎服，服同前法。

医嘱：忌饥饱无常，忌饮食生冷。避免进食浓茶、咖啡和辛辣食物，保持精神愉快。

按语：根据患者症状体征辨证为心脾两虚，选用归脾汤以补益气血、健脾养心。该患者寐差，加合欢皮、夜交藤、柏子仁、炒枣仁等养心安神。二诊时，患者心悸、头晕症状减轻，见月经量少。因脾生血，肝藏血，肝肾同源，故治以补脾益气、补肾调经，给予滋血汤合当归补血汤以脾肾同补，补气养血益精。三诊时，患者症减，加红花、鸡血藤通心、肝、肾三经，使补而不滞，既补养心脾精血，又防血瘀。

病案5：心悸(心血瘀阻)

患者：王某，男，54岁。

初诊：1995年2月8日。

主诉：心慌胸闷半月余。

现病史：患者心慌胸闷不适，头昏、头胀，胸部酸沉，行动则气喘，身懒乏力，记忆力减退，饮食欠佳，眠可，小便短少，大便调，舌质暗红，苔黄腻，脉沉滑。

既往史：冠心病5年。

辅助检查：暂无。

西医诊断：早期冠心病。

中医诊断：心悸。

中医证型：血瘀痰阻。

治则：补气化痰通络。

方药：丹参饮合瓜蒌薤白半夏汤加减。

薤白10g，云茯苓30g，瓜蒌皮20g，丹参30g，檀香9g，炒白术15g，薏苡仁30g，法半夏12g，黄芪30g，木香9g，枳壳12g，延胡索12g，焦麦芽18g，炙甘草10g，三七5g。3剂，水煎服，日1剂，早晚分服。

二诊(2月11日)：服药后心慌胸闷稍有缓解，头昏不适及气喘尚有，舌质暗红，苔黄腻，脉沉弦。处方：守上方加佩兰15g、炒莱菔子30g。4剂，水煎服，服同前法。

三诊(2月16日)：服药症大减，心慌、头昏减轻，小便量少，气喘缓解，舌质暗红，苔腻，脉沉滑。处方：守上方去佩兰，加车前子30g、桂枝10g。4剂，水煎服，服同前法。

四诊(2月21日)：近来症状基本好转，小便量可，心慌气短缓解。现晨起口苦、口干，纳差，舌质淡红，苔厚，脉沉弦。处方：守上方去桂枝、车前子、佩兰，加白豆蔻

10g、香附15g。4剂，水煎服，服同前法。

五诊(2月26日)：上述症状明显改善，近来证安，自诉欲停药观察。

医嘱：嘱病人避风寒、畅情志，禁食辛辣、刺激、油腻食物。

按语：杨华教授认为，本病患者心慌胸闷不适，头昏、头胀、胸部酸沉，行动则气喘，身懒乏力，记忆力减退，饮食欠佳，眠可，小便短少，大便调，舌质暗红，苔黄腻，脉沉滑等，为血瘀痰阻证，治当补气化痰通络，方选丹参饮合瓜蒌薤白半夏汤加减为主。方中丹参饮以活血化瘀，正切本病病机；瓜蒌、薤白、半夏同用具有行气解郁、通阳散结、祛痰宽胸之功效；木香、檀香、枳壳行气祛瘀；黄芪、茯苓、薏苡仁利水渗湿，脾健而水有所道通；延胡索、三七等活血化瘀以通络。二诊时，患者心悸头晕症状减轻，但稍有痰湿之象，原方加佩兰、莱菔子以行气祛湿。三诊时，患者症减，湿象已除，去佩兰、莱菔子，加桂枝以通阳行气，后则守方以巩固疗效。

病案6：心悸(心阳不足)

患者：王某，男，49岁。

初诊：1995年3月1日。

主诉：心慌气短、胸闷不适半月余。

现病史：患者半月前劳累后出现心慌气短伴胸闷，后背部如巴掌大小位置时有冷痛感，纳可，二便调，舌质淡，苔腻，脉弦迟。

既往史：轻度房室传导阻滞史7年。

辅助检查：心电图提示：右前支传导阻滞。

西医诊断：Ⅰ度房室传导阻滞。

中医诊断：心悸。

中医证型：心阳不足。

治则：宽胸理气，温阳通脉。

方药：瓜蒌薤白桂枝汤。

瓜蒌20g，桂枝10g，薤白10g，法半夏10g，檀香9g，郁金15g，丹参30g，太子参30g，五味子15g，茯苓15g，麦冬15g，延胡索12g，炙甘草15g，厚朴10g。3剂，水煎服，日1剂，早晚分服。

二诊(3月4日)：服药3天后未见好转，夜间休息差，今晨出现胸部隐痛。在我院复查诉心电图示：不完全性右束传导阻滞，右前支阻滞，舌质暗红，苔白，脉迟。更方为炙甘草汤加减,处方：炙甘草30g，生地15g，桂枝10g，薤白10g，丹参30g，太子参30g，麦冬15g，五味子15g，酸枣仁15g，柏子仁15g，冰片1g，茯苓15g，当归15g，苦参30g，降香10g，紫石英30g，瓜蒌30g，三七6g。4剂，水煎服，服同前法。

三诊(3月8日)：近来证安，服药后胸闷气短明显减轻，胸疼未发作，眠差尚有，后背畏冷，纳可，舌质暗红，苔白，脉弦。处方：守上方，去紫石英，加琥珠散1g(冲服)。3

剂,水煎服,服同前法。

四诊(3月11日):胸闷减轻,心慌及夜间休息好转,胸中有阻塞感,舌质淡红,苔腻,脉弦。处方:守上方加醋香附15g。3剂,水煎服,服同前法。

五诊(3月15日):调方以后症状持续好转,现心慌气短、背冷基本消失。处方:守上方,继开5剂,服同前法。

医嘱:服用期间忌食生冷食物,避免劳累,定期复查。

按语:Ⅰ度房室传导阻滞是指房室传导时间延长,超过正常范围,但每个心房激动仍能传入心室,亦称房室传导延迟。可见于正常人,中青年人发病率偏低,中老年频发。杨华教授认为,此患者为心悸病之心阳不足证。阳虚为气虚之重症,故见心慌气短,背部冷痛,舌质淡,脉弦迟等阳气不足症状,治以宽胸理气、温阳通脉,方选瓜蒌薤白桂枝汤。方中瓜蒌苦寒润滑、开胸涤痰,薤白辛温通阳散结气,厚朴开痞散结,下气除满,桂枝上以宣通心胸之阳。服药后效不佳,考虑因药量未达或病情尚处发展期而致,复诊时结合心电图辨证为气阴不足,《伤寒论》中有"炙甘草汤主心动悸与脉结代"的论述,故更方为炙甘草汤加减治疗。酸枣仁、柏子仁、紫石英养血清热安神,三七、降香化瘀行气止痛。三诊时,症状明显减轻,酌加琥珀散安神定志,因后背畏冷,去寒凉药物紫英石。四诊时,加香附疏通胸中气机,使气通则闷塞除。五诊时,继服前方以逐渐改善病情。

病案7:心悸(阴血亏虚)

患者:桑某,女,86岁。

初诊:2018年8月31日。

主诉:心慌难受1周余。

现病史:患者1周前受凉咳嗽后出现胸口部不适,现以心慌为主,活动后加重,夜间休息差,纳食差,口干,小便频,大便偏干,舌质红,苔少而黄,脉弦数。

既往史:心肌缺血10年余。

西医诊断:冠心病。

中医诊断:心悸。

中医证型:阴血亏虚。

治则:养心安神,滋阴养血。

方药:天王补心丹加减。

当归15g,赤芍15g,太子参15g,麦冬15g,川芎15g,丹参15g,土鳖虫15g,地龙15g,生地15g,玄参15g,延胡索15g,柏枣仁各15g,远志15g,龙牡各25g,砂仁9g(后下)。7剂,水煎服,日1剂,早晚分服。

二诊(9月7日):心慌难受稍有好转,情绪焦虑、烦躁,口中泛苦水,舌质红,苔黄,脉弦滑。处方:守上方加焦栀子15g。7剂,水煎服,服同前法。另予:枳术解郁胶囊,1瓶,每次5粒,每日2次,口服。

三诊(9月14日)：近日心慌气短有时发作，焦躁不安尚有，舌质红，苔薄黄，脉弦。更上方：太子参15g，麦冬15g，茯神15g，五味子15g，当归15g，黄连10g，白芍15g，炒酸枣仁15g，柏子仁15g，夜交藤25g，生百合25g，合欢皮15g，甘草6g，生地15g，郁金15g，焦栀子15g。7剂，水煎服，每日1剂。

四诊(9月21日)：服药后心慌减轻，焦躁好转。处方：守上方，7剂，水煎服，服同前法。另予：解郁丸，2盒，每次6g，每日2次。

五诊(9月28日)：心慌、情绪明显好转，患者欲停药观察，建议服用中成药巩固治疗。芪苈强心胶囊，5盒，每次2粒，每日2次；枳术解郁胶囊，2盒，每次6粒，每日2次。

医嘱：嘱患者避风寒、畅情志。

按语：惊悸与怔忡一虚一实，惊悸发病多与情绪有关，可由骤遇惊恐、悲哀过度或过度紧张而诱发，病势较轻，可自行缓解；怔忡多由久病体虚，心脏受损所致，无精神等因素亦可发病，常持续心悸，心中惕惕，不发时亦可见脏腑虚损症状，而惊悸持久不愈，亦可形成怔忡。此案属于阴虚火旺之怔忡，以肝肾阴虚、肝火上炎、水不济火、心阴不足为主。治以滋阴养血安神，方用天王补心丹加减。方中当归、生地、赤芍、川芎等养血活血，配合玄参、麦冬等以滋阴补血为主药；丹参补血活血，配合地龙、土鳖以活血通络；柏枣仁养心，配合龙骨、牡蛎镇静安神；砂仁行气，使补而不过于滋腻也。二诊时，症状减轻，效不更方，唯有火气过盛，加栀子以清热泻火。三诊时，心慌气短偶发，又有焦躁不安之热象，给予滋阴养血又加以清热药以治之。四诊时，守方而善后矣。

第八节　胸　痹

一、疾病概述

胸痹是由于正气亏虚，痰浊、瘀血、气滞、寒凝，引起心脉痹阻不畅，临床以膻中或左胸膺部发作性憋闷、疼痛，甚则胸痛彻背、短气、喘息不得卧为主症的一种病证。

"胸痹"之称首见于中医经典《黄帝内经》。如《素问·脏气法时论》曰："心病者，胸中痛，胁支满，胁下痛，膺背肩胛间痛，两臂内痛。"其颇类似于冠心病之典型与不典型心绞痛的症状及放射部位表现。《灵枢·厥病》曰："真心痛，手足青至节，心痛甚，旦发夕死，夕发旦死。"沈金鳌《杂病源流犀烛》曰："若不忍坐视，或使心经寒散，亦可死中求活(用猪心汤煎麻黄、肉桂、附子、干姜)。"陈士铎《辨证录》曰："人有真心痛……但痛止后，必须忍饥一日。"颇类似急性心肌梗死，并指出其循环衰竭时的征象、不良预后及防治措施。《金匮要略·胸痹心痛短气篇》有："胸痹之病，喘息咳唾，胸背痛、短气"，及"胸痹不得卧，心痛彻背"等记载，则已认识到心血管疾病与呼吸困难的关系，描述了相当于心力衰竭的症状。《丹溪心法》曰："心虚而停水，则心中漉漉，虚气流动，水即上乘，心不自安"，则已注意到水肿与心悸并存的现象及原因。《素问·痹论》曰："脉痹不已，复感于邪，内舍于心。""心痹者，脉不通，烦则心下鼓"。若从其发病过程看，颇类似于风湿性心脏病，且"烦则心下鼓"则说明有心律失常的表现。虞抟《医学正传》曰："夫所谓怔忡者，心中惕然动摇而不得安静，无时而作者是也，惊悸者，蓦然而跳跃惊动而有欲厥之状，有时而作者是也，若夫二证，亦有清痰积饮，留结于心胞胃口而为之者，又不可固执以为心虚而治。"则对心律失常的自觉症状描述和诊治更为详尽，并明确指出其病位在心。林佩琴《类证治裁》曰："气虚而厥者，必其形气索然，身微冷，脉微弱，为气脱。人参、黄芪、当归、白术、地黄、枸杞之类，甚者回阳饮、独参汤。"则不仅颇类似于心源性休克的证候，而且提供了治疗方案。此外，中医学还常常以脉象来诊断心血管疾病并判断预后，如《素问·平人气象论》曰："夫平心脉来，累累如连珠，如循琅轩，曰心平……病心脉来，喘喘连属，其中微曲，曰心病；死心脉来，前曲后居，如操带钩，曰心死 。"又说："脉涩曰痹。人一呼脉四动以上曰死，脉绝不至曰死，乍疏乍数曰死。"

西医学相关疾病：冠状动脉粥样硬化性心脏病、慢性气管炎、肺气肿等。

二、临床医案

病案1：胸痹（气阴亏虚）

患者：徐某，女，49岁。

初诊：2019年6月19日。

主诉：胸闷不舒1周余。

现病史：缘于患者1周前，出现胸闷不舒，身懒乏力，小腿酸胀，眠差，纳可，小便量少，大便可，日行1次，舌质淡，苔白，脉细涩。

既往史：糖尿病2年。

辅助检查：暂无。

西医诊断：心肌缺血。

中医诊断：胸痹。

中医证型：气阴亏虚。

治法：益气养阴通脉。

方药：生脉散加减。

太子参15g，麦冬15g，五味子15g，当归15g，白芍15g，牡丹皮15g，玄参15g，浙贝母15g，夏枯球15g，炒酸枣仁15g，柏子仁15g，远志15g，节菖蒲15g，枳壳15g。7剂，水煎服，日1剂，早晚分服。

二诊(6 月 26 日)：服药后身懒乏力及睡眠好转，现症见遇冷后胸闷加重，伴频发咳嗽，舌质淡红，苔白，脉细。处方：守上方加桂枝 15g。7 剂，水煎服，服同前法。

三诊(7 月 4 日)：上述症状明显缓解，咳嗽基本消失，身懒乏力尚有，小便量少。处方：守上方加黄芪 30g、生地 15g。7 剂，水煎服，服同前法。

医嘱：服药期间忌食生冷食物，避免劳累，多休息，定期复查。

按语：杨华教授认为，胸痹是以胸部闷痛，甚则胸痛彻背，喘息不得卧为主的疾病，轻者仅感觉胸闷入室，呼吸欠畅，重者则有胸痛等。该病应与胃痛相鉴别，心在脘上，胃在脘下，部位相近。胸痹之不典型者，其疼痛可在胃脘部，两者易混淆。但胸痹以闷痛为主，为时极短；胃痛与饮食相关，以胀痛为主，局部有压痛，持续时间长，常有泛酸、嗳气等，可鉴别。而该患者胸闷不舒，身懒乏力，眠差，舌淡，苔白，脉细涩等可诊断为胸痹之气阴亏虚证，治疗当以益气养阴、活血通脉为主。方中以生脉散(太子参、麦冬、五味子)为主，益气养阴，正切合病机；加用酸枣仁、柏子仁养心安神；菖蒲、远志既能开心窍而祛痰，又能交通心肾；枳壳理气使补而不滞。二诊时，整体好转，效不更方，但遇冷加重，稍加桂枝以温通经脉。三诊时，效可，偶有小便不利，加黄芪以补气利水为主。

病案 2：胸痹(痰湿瘀阻)

患者：闫某，男，39 岁。

初诊：2019 年 6 月 12 日。

主诉：胸部疼痛半年。

现病史：缘于患者半年前出现胸前闷痛不适，劳累后加重，伴见喘息，来诊时舌质红，苔白腻，脉弦滑。

既往史：暂无。

辅助检查：胸部 CT：胸膜少量积液。

西医诊断：胸膜炎。

中医诊断：胸痹。

中医证型：痰湿瘀阻。

治法：祛湿化痰，活血化瘀。

方药：瓜蒌薤白散加减。

瓜蒌 15g，当归 15g，赤芍 15g，丹参 20g，杏仁 15g，川贝母 15g，延胡索 15g，郁金 15g，炒香附 15g，三七 3g，乳香 9g，没药 9g，川芎 15g，天花粉 15g，炒薏苡仁 25g，生地黄 15g，猪苓 15g，甘草 6g。7 剂，水煎服，日 1 剂，早晚分服。

二诊(6 月 19 日)：药后胸部疼痛及喘息缓解，近 2 日出现右上肢上举疼痛，口干欲饮，舌质红，苔白腻，脉弦数。处方：守上方，加蒲公英 15g、金银花 15g。7 剂，服同前法。

三诊(6 月 27 日)：药后患者诸症基本消失，上肢疼痛明显改善，时有口干，舌质淡红，苔薄白，脉弦。处方：守上方，7 剂，服同前法。

医嘱：服药期间忌食辛辣、刺激性食物，禁烟酒，多休息，清淡饮食，定期复查。

按语：西医认为，胸膜积液是胸腔内积有漏出液、胸膜并无炎症变化的一种疾病，是其他器官或全身性疾病的一种症状，常以呼吸困难为特征。杨华教授认为，胸痹是以胸部闷痛，甚则胸痛彻背、喘息不得卧为主的疾病，轻者仅感觉胸闷入窒，呼吸欠畅，重者则有胸痛等。而该患者劳累后加重，伴见喘息，舌质红，苔白腻，脉弦滑，此患者痰浊之证明显，当以祛痰利湿、活血化瘀为主。方中瓜蒌宽胸涤痰而为君药，乳香、没药、延胡索等以活血止痛为主，丹参补血活血，川贝、天花粉等既能润燥，又能排脓散结，猪苓、薏苡仁等利水而使湿邪从下行，香附行气，则气行而湿散矣。二诊时，患者症状减轻，但口干欲饮，舌质红，守上方基础加金银花、蒲公英以清热解毒。三诊时，症状好转，病情稳定，则效不更方，巩固疗效。

病案 3：胸痹（痰浊内阻）

患者：袁某，男，63 岁。

初诊：2019 年 2 月 20 日。

主诉：心胸憋闷不适加重 1 周。

现病史：患者 1 周前出现心胸憋闷不适，左胸部隐痛伴后背沉着感，纳差，眠可，小便次数多，大便黏，舌质淡，苔白腻，脉沉结代。

既往史：冠心病 3 年余。

辅助检查：暂无。

中医诊断：胸痹。

中医证型：痰浊内阻。

治则：通阳泻浊，理气止痛。

方药：瓜蒌薤白半夏汤加减。

瓜蒌皮 20g，桂枝 12g，薤白 10g，法半夏 12g，紫降香 10g，丹参 20g，元胡 12g，茯苓 15g，三七 6g，炒白术 15g，太子参 30g，川黄连 9g，炙甘草 15g，鸡内金 15g，炒莱菔子 15g。7 剂，水煎服，日 1 剂，早晚分服。

二诊（2 月 28 日）：服药后心胸憋闷明显缓解，纳食好转，小便次数多，大便黏，舌质淡，苔腻，脉沉结。处方：守上方加附子 10g、三棱 12g。7 剂，水煎服，服同前法。

三诊（3 月 7 日）：服药后症状减轻，晚上腹胀，苔白腻，脉结代。更上方：高丽参 10g（炖服），炮附子 10g（先煎），五味子 15g，苦参 30g，茯苓 20g，麦冬 15g，丹参 30g，紫降香 10g，桂枝 12g，酸枣仁 20g，枸杞 30g，远志 15g，鸡内金 12g，木香 9g，炙甘草 30g。7 剂，水煎服，服同前法。

四诊（3 月 11 日）：服药间歇减少，但仍胸闷。处方：守上方加郁金 25g。4 剂，水煎服，服同前法。

五诊(3月16日)：服药间歇减少，苔腻好转。处方：守上方加黄精20g。4剂，水煎服，服同前法。

禁忌：服药期间忌食油腻食物，适当活动，避免劳累、受寒。

按语：本病患者心胸憋闷不适，左胸部隐痛伴后背沉着感，纳差，眠可，小便次数多，大便黏，舌质淡，苔白腻，脉沉结代等为痰浊内阻证，治当通阳泄浊、理气止痛，方选瓜蒌薤白半夏汤加减。方中瓜蒌、薤白、半夏同用具有行气解郁、通阳散结、祛痰宽胸之功效；降香、莱菔子行气祛瘀；白术、茯苓、太子参等利水渗湿，脾健而水有所通道；延胡索、三七、丹参等活血化瘀以通络，疾病可祛矣。二诊时，患者症状减轻，但稍有痰积之象，原方加附子、三棱以消积。三诊时，患者胸闷症减，但腹胀明显，更理气和胃、消食化积之方以善后。

病案 4：胸痹(心血瘀阻)

患者：梁某，女，37岁。

初诊：2018年8月24日。

主诉：胸闷伴呛咳2周余。

现病史：患者2周前于单位加班后出现胸闷、心慌症状，休息后缓解，未采取相关检查及治疗，近日工作后出现呛咳伴喘闷不适，心前区疼痛，口唇稍黑，饮食尚可，休息欠佳，二便调，舌质暗，舌下络脉明显，苔白，脉沉涩。

既往史：无。

辅助检查：心脏彩超示：前降支轻度狭窄。

西医诊断：冠心病。

中医诊断：胸痹。

中医证型：心血瘀阻。

治则：宽胸理气，化瘀止痛。

方药：桃红四物汤加减。

瓜蒌15g，当归15g，川芎15g，桃仁15g，红花15g，土鳖虫15g，枳壳15g，大腹皮25g，炒香附15g，三七5g(冲服)，炙甘草15g，丹参15g，延胡索15g，莪术10g，炒酸枣仁15g。7剂，水煎服，日1剂，早晚分服。

二诊(9月3日)：服药后胸闷、心慌症状减轻，口唇色淡暗，眠差尚有，舌质暗，苔白，脉沉细。处方：守上方加柏子仁25g、阿胶10g(烊化)。7剂，水煎服，服同前法。

三诊(9月12日)：近来证安，胸闷、心慌基本消失，劳累后呛咳症状时有，口唇淡，饮食可，休息好转，舌质淡，少苔，脉沉弦。处方：守上方加太子参、麦冬各15g。7剂，水煎服，服同前法。

医嘱：服药期间注意休息，避免劳累，定期复查。

按语：该病中医属于胸痹范畴，杨华教授认为胸痹是以胸部闷痛，甚则胸痛彻背，喘息不得卧为主的疾病，轻者仅感觉胸闷入窒，呼吸欠畅，重者则有胸痛等。而该患者心前区疼痛，口唇稍黑，饮食尚可，休息欠佳，二便调，舌质暗，舌下络脉明显，苔白，脉沉涩为瘀血阻络，治以宽胸祛痰、活血化瘀。方中瓜蒌宽胸涤痰而为君药，桃仁、红花、延胡索、三七等以活血止痛；丹参补血活血；酸枣仁养血安神，又能助眠；猪苓、薏苡仁等利水而使湿邪从下行；香附、枳壳行气，气行湿散。二诊时，患者症状减轻，守上方加柏子仁、阿胶以滋养为主。三诊时，症状好转，病情稳定，加太子参、麦冬气阴双补，巩固疗效。

第六章　风湿肾系病

第一节　耳　鸣

一、疾病概述

耳鸣多指单见者，若伴见于其他疾病之中或病后者，应按其他病治之。本病多因肝胆火气上逆所致，或因肾阴亏虚，虚火上扰，或用脑过度，或因风邪诱发。耳鸣如蝉音，或为水激，或如击鼓之声。伴见头痛头胀，烦躁易怒，脉细弦，多为实证；伴见头晕目眩，心悸，腰酸，脉细弱，多为虚证。

二、临床医案

耳鸣（湿邪困脾，肾气不足）

患者：李某，男，46 岁。

初诊：2018 年 7 月 23 日。

主诉：耳鸣、腰酸月余。

现病史：患者 1 个月前偶发耳鸣，近日连续熬夜工作后出现腰酸不适，耳鸣加重，形体肥胖，食欲较前下降，口中黏腻，舌质淡，苔厚腻，脉沉滑。

西医诊断：耳鸣。

中医诊断：耳鸣。

中医证型：湿邪困脾，肾气不足。

治则：健脾利湿，补肾开窍。

方药：补肾 Ⅱ 号方加减。

熟地 18g，山药 15g，山萸肉 15g，丹皮 15g，茯苓 15g，泽泻 15g，五味子 6g，肉桂 5g，砂仁 10g，鸡内金 15g，黄芪 25g，黄连 10g，藿香 15g，佩兰 15g，党参 15g，炒薏苡仁 30g，白豆蔻 10g，赤芍 15g，红花 15g，黄柏 15g。14 剂，水煎服，日 1 剂，早晚分服。

二诊（8 月 6 日）：服药后症状减轻，食欲明显好转，腰酸减轻，苔白腻，脉沉弦。处方：守上方加干姜 10g、玄参 15g。14 剂，水煎服，服同前法。

三诊（8 月 26 日）：耳鸣、耳闷时作，自觉听力较前减退，余症缓解。处方：守上方加枸杞 15g、菊花 15g。14 剂，水煎服，服同前法。另予：耳聋左慈丸，2 盒，每次 10 丸，每日 2 次。

四诊(9 月 17 日)：服药后症状减轻，耳鸣、耳闷明显改善，晨起口黏尚有，苔腻，脉沉滑。处方：守上方去肉桂，加炒白芥子 15g、炒苏子 15g、车前子 20g。14 剂，水煎服，服同前法。

医嘱：禁止熬夜，禁止房事，多运动，多饮水，多排汗，禁止辛辣、生冷、刺激食物。

按语：杨华教授指出，耳鸣、腰部酸痛均与肾脏有密切关系，该患者经过详细诊断，应从整体出发，其病位为脾肾，基本病机为湿邪困脾，肾气不足，治疗当以健脾利湿、补肾开窍为基本大法。杨华教授特别指出，该患者虽见耳鸣、腰酸，但其病机相同，故治疗有异病同治之妙，选方为补肾Ⅱ号方加减化裁。方中运用六味地黄丸为基础方来滋补肝肾。加五味子固精止遗，以固为补，一补一固，使肾气得以固守；加肉桂可补火助阳、温经通脉以宣通上、中、下三焦；配砂仁、鸡内金健脾祛湿，同时鸡内金还可固精止遗；黄芪、党参可补脾益气，生津养血以补正虚；黄连、黄柏清热燥湿，藿香、佩兰芳香化湿，薏苡仁、白豆蔻健脾益气、行气化湿，以上合用可祛除中焦湿邪；赤芍、红花补血活血，可通全身气血，充养脏腑肢体经络之虚。二诊时，症状好转，加入干姜温中散寒，回阳通脉；玄参清热凉血，泻火解毒，温中焦虚寒，清下焦虚火。三诊时，加入枸杞、菊花，合杞菊地黄丸之意，意在补肾滋阴，清肝开窍。四诊时，去温补肾阳之肉桂，缓温热之性，配以炒白芥子、炒苏子、车前子祛湿利尿、降气化痰，意在"通阳不在温，而在利小便"，使肾中之阳气得以宣发，脾虚湿盛之证得解，随之而愈。

第二节　水　肿

一、疾病概述

水肿是体内水液潴留引起头面、眼睑、四肢、胸腹甚至全身水肿的疾病。祖国医学认为水肿多与肺、脾、肾三脏功能失调、三焦水道不利有关。

中医学对水肿的论述早在《内经》中就有记载。《素问·阴阳别论》中说："三阴结谓之水。"《灵枢·水胀》中又说："水始起也，目窠上微肿，如新卧起之状，其颈脉动，时咳，阴股间寒，足胫肿，腹乃大，其水已成矣。"在《素问·汤液醪醴论》中对水肿的治疗也有论述："平治于权衡，去菀陈莝，微动四极，温衣，缪刺其处，以复其形，开鬼门，洁净府，精以时服，五阳已布，疏涤五藏，故精自生，形自盛，骨肉相保，巨气乃平。"自《内经》以后汉代张仲景在《金匮要略·水气病脉证并治》把水肿分为风水、皮水、正水、石水、里水、黄汗、心水、肝水、肺水、脾水、肾水等，并论述了其临床表现和治疗，丰富和发展了《内经》的治疗思想，认为："诸有水者，腰以下肿，当利小便；腰以上肿，当发汗乃愈。"并拟定了越婢汤、越婢加术汤、防己黄芪汤、防己茯苓汤、甘草麻黄汤、麻黄附子汤等治疗水肿的有效方剂。元代朱丹溪《丹溪心法·水肿》把水肿分为阴水和阳水两大类，认为："若遍身肿烦渴，小便赤涩，大便闭，此属阳水……若遍身肿，不烦渴，大便溏，小便少，此属阴水。"其后医家对水肿的论述也不乏独到之处。如明代李梴《医学入门》对水肿病因的论述比较全面，张景岳对水肿的治疗强调补益脾肾，清代李用粹《证治汇补·水肿》中认为调中健脾，脾气自能升降运行，则水湿自除，是治水肿之大法。

对于西医肾病等所引起的水肿，也可参看本病证进行治疗。

二、临床医案

水肿（脾肾两虚，水湿内停）

患者：代某，男，37 岁。

初诊：2019 年 7 月 5 日。

主诉：双下肢水肿 1 个月余。

现病史：患者 1 个月前不明原因出现下肢水肿，按之凹陷，颜面部未见水肿，腰痛不适，活动后下肢水肿加重，小便浊，大便可，舌质暗红，苔白腻，脉沉弦滑。

既往史：暂无。

辅助检查：生化（血清）提示：肌酐：136.00μmmol/L，尿常规：尿蛋白：3＋。

西医诊断：肾源性水肿。

中医诊断：水肿。

中医证型：脾肾两虚，水湿内停。

治法：健脾益肾，化气利水。

方药：自拟方。

党参 15g，炒白术 15g，茯苓 15g，木香 9g，车前子 25g，芡实 15g，枸杞 15g，丹参 15g，生杜仲 18g，防风 15g，紫苏叶 15g，赤芍 15g，金银花 15g，赤小豆 25g，甘草 6g，刘寄奴 15g，徐长卿 15g，三七 5g。10 剂，水煎服，日 1 剂，早晚分服。

二诊（7 月 16 日）：服药后上述症状未见改善，舌质暗红，苔白腻，脉沉细滑。处方：黄芪 60g，金银花 20g，连翘 15g，防风 15g，蒲公英 15g，北沙参 15g，麦冬 15g，徐长卿 15g，三七 5g，鱼腥草 15g，红景天 5g，金樱子 15g，芡实 15g，甘草 6g。10 剂，服同前法。

三诊（7 月 27 日）：服药后，水肿开始消退，时有腰酸，舌质暗红，苔腻，脉沉滑。复查血清指标，肌酐：94.80μmmol/L。尿常规：尿蛋白：2＋。处方：守上方，加山萸肉 15g、泽泻 15g。10 剂，服同前法。

四诊（8 月 8 日）：服药后，上述症状明显减轻，水肿明显改善，小便好转，舌质暗红，苔白稍腻，脉弦滑。处方：守上方，炒薏苡仁 25g、芦根 15g。10 剂，服同前法。

五诊(8月19日)：近来证安，基本症状均消失，复查各项指标基本恢复正常。建议继续服用，以巩固疗效。处方：守上方，10剂，服用前法。

医嘱：适量运动，多排汗，多饮水，多排尿，清淡饮食，禁辛辣、刺激、生冷食物，心情保持舒畅，按时服药。

按语：肾源性水肿在西医临床中属于全身性水肿，可见于各种肾病，是由于多种因素所致肾排泄钠、水减少，导致钠、水潴留。本病属于祖国医学"水肿"范畴。水肿可分为阳水和阴水：阳水肿多由面部开始，自上而下，继及发之，肿处按之凹陷，随即恢复，肿处皮肤绷急光亮；阴水肿多由足踝开始，自下而上，继及发之，肿处按之凹陷，不易恢复，甚之按之如泥，肿处皮肤松弛。杨华教授认为，该患者水肿从下肢开始，则属阴水，其基本病机经过诊断，辨证为脾肾两虚，水湿内停，故治疗当以健脾益肾，化气利水为法，方用自拟方，方以参苓白术散为基础方，配以木香、车前子来化气利水，金银花清热解毒、疏散风热，防风祛风胜湿止痛，紫苏叶行气宽中，赤小豆利尿消肿，徐长卿祛风化湿，以上合用以达化气利水、利水消肿之效；丹参、赤芍、三七可活血化瘀、通行血脉，配以刘寄奴善于行散，增强破血通经之力。经脉畅通，水湿下行，水从小便而出，此乃下法；芡实健脾益肾固精，枸杞子滋补肝肾，杜仲补肾阳，强筋骨，脾肾得补，一补一泻，水肿消失，气血恢复。

第三节　痹　证

一、疾病概述

痹，即闭阻不通也。当人体正气虚弱，腠理空疏，卫阳不固，外邪乘虚而入，肌表经络受邪，气血不能畅通，因而引起肢体关节等处疼痛、酸楚、重着、麻木等一类疾病，均称为痹证。痹证主要有风、寒、湿邪气侵袭人体，流注经络，致气血不和而成。三气多合而致痹，但亦有所偏胜，其中风胜为行痹，寒胜为痛痹，湿胜为着痹。除此之外，尚有一种热痹，多因患者体质素盛有热，加以风寒湿邪外来，邪郁化热而成。

西医中的风湿性关节炎、痛风、类风湿性关节炎等疾病，均可参看本病证进行治疗。

二、临床医案

病案1：行痹(风邪阻络)

患者：黄某，女，48岁。

初诊：2019年6月21日。

主诉：全身窜痛、跳痛，怕冷2个月余。

现病史：缘患者 2 个月前出现全身窜痛、跳痛，怕冷，腰酸，月经正常，舌质红，苔白，脉细弦。

既往史：暂无。

辅助检查：暂无。

西医诊断：风湿性关节炎。

中医诊断：行痹。

中医证型：风邪阻络。

治法：疏风通络。

方药：大秦艽汤加减。

黄芪 30g，当归 15g，川芎 15g，桃仁 12g，地黄 15g，钻地风 15g，千年健 15g，秦艽 15g，全蝎 6g，川续断 15g，天麻 10g，羌活 10g，独活 12g，甘草 6g，郁金 15g。7 剂，水煎服，日 1 剂，早晚分服。

二诊(7 月 12 日)：服药后全身窜痛、跳痛减轻，腰酸稍有改善，舌质淡红，苔薄白，脉细弦。处方：守上方，加忍冬藤 20g、白芍 15g。7 剂，服同前法。

三诊(7 月 20 日)：近来证安，未见明显不适。处方：守上方，7 剂，服同前法。

医嘱：避免劳累，适当锻炼，避免风寒，定期复诊。

按语：杨华教授指出，该患者所患属于西医临床中所称的风湿性关节炎，祖国医学属于"痹证"范畴，即肢体经络病证，该病是以肢体功能障碍为外在表现，经络失养或闭阻不同及脏腑功能时常为内的一类病证。痹证《黄帝内经》称之为痹，提出病因以风、寒、湿邪为主。后又将病因分为外因：如风寒、风湿、风热，或寒湿、风湿热等多邪杂感；内因：正气不足，包括劳逸不当，体质亏虚。治疗当以祛邪通络为基本原则，根据邪气的偏盛，分别予以祛风、散寒、除湿、清热、化痰、祛瘀、行瘀，兼顾舒筋通络。久痹正虚者，当以扶正为主，以益气养血、培补肝肾为法，虚实夹杂者，当标本兼顾。杨华教授通过诊断，该患者证属风邪阻络所致风痹。因"风为百病之长，善行而数变"，风邪阻络，不通则痛，故患者会出现全身窜痛、跳痛之象；风邪易携带他邪入侵机体，该患者出现怕冷，是因风寒邪气所致；风邪阻络腰府，故见腰痛。治疗当以疏风通络为主，杨华教授选方大秦艽汤加减化裁。方中秦艽祛风通络为主；羌活、独活、地钻风、千年健为辛温之品，有祛风散寒、胜湿止痛之功；当归、黄芪益气活血，以助脉通；全蝎、天麻合用可达祛风通络止痛之功；桃仁破血行瘀之力较强，可舒张血管，增加股动脉血流量；川续断则可补肝肾、强筋骨、通利血脉，配以郁金可行气活血止痛。诸药合用，诸症明显改善。二诊时，加入忍冬藤以增强疏风通络之效，加入白芍养血调经、柔肝止痛，肝旺则筋脉通，辨证用药均佳，后服 7 剂则愈。

病案 2：足痹(风湿热痹)

患者：张某，女，24 岁。

初诊：2019 年 7 月 1 日。

主诉：足拇指疼痛不适月余。

现病史：患者 1 个月前不明原因出现足拇指部酸痛，未采取治疗，活动后症状加重，现来诊见形体肥胖，时有口干口苦，小便短少，大便黏腻。月经 3 个月未至，舌质红，苔黄厚腻，脉弦滑。

既往史：暂无。

辅助检查：肝功能：谷丙转氨酶：136U/L，谷草转氨酶：55U/L；肾功能检查：尿酸值偏高。

西医诊断：痛风。

中医诊断：足痹。

中医证型：风湿热痹。

治法：清热通络，祛风除湿。

方药：猪苓汤加减。

炒薏苡仁 30g，白豆蔻 15g，土茯苓 25g，泽泻 15g，炒白术 15g，猪苓 15g，焦栀子 15g，厚朴 15g，大黄炭 15g，郁金 15g，金银花 15g，蒲公英 15g，黄芩 15g，牡丹皮 15g，甘草 6g。14 剂，水煎服，日 1 剂，早晚分服。另予：苯溴马隆片：每日 1 次，每次 1 粒，口服；葵花护肝片：每日 2 次，每次 4 片，口服。

二诊（7 月 15 日）：服药后足拇指疼痛缓解，月经尚未至，口干口苦稍有改善，小便量少，大便可，舌质红，苔黄腻，脉弦滑。处方：守上方，加红花 15g、莪术 15g、白茅根 30g。14 剂，服同前法。

三诊（7 月 30 日）：近来证安，药后足拇指疼痛基本消失，月经已来，行经 2 天，量可。舌质红，苔腻，脉弦滑。

医嘱：治疗期间少运动，多休息，多喝水，多排尿，多用艾叶泡脚，清淡饮食。

按语：足痹是痹证的一种，属于肢体经络病证，该患者所患疾病在西医临床中属于"痛风"范畴。杨华教授认为，足痹主要以足部活动受限、疼痛为主要表现，应根据临床诊断具体分析所属症候，辨证施治，方可奏效。杨华教授认为该病"风湿热痹"当以清热通络，祛风除湿为基本治疗之法。风湿热痹日久不愈，气血运行不畅，血滞而成瘀，津停则为痰，瘀血痰浊痹阻经络，故见关节不利、疼痛等症。杨华教授方用猪苓汤加减化裁。猪苓归肾与膀胱经，专以淡渗利水，乃方中诸利水药中"性之最利者"；薏苡仁、泽泻、土茯苓清热利湿；白豆蔻化湿行气；白术益气健脾，燥湿利水；大黄炭、金银花清热解毒、疏散风热；焦栀子清热泻火、利水渗湿；黄芩清热燥湿；郁金行气解郁，凉血破瘀；牡丹皮清热凉血止血，活血化瘀止痛；甘草调和诸药。本方在清热祛湿的同时，兼以行气疏风通络，以解诸症。二诊时，加红花、莪术加强活血化瘀、破血通络之力，白茅根加强利水渗湿之力。药后不久痊愈。

病案3：尪痹（风湿瘀阻）

患者：余某，女，49 岁。

初诊：2019 年 6 月 21 日。

主诉：腰痛伴见左下肢屈伸不利 2 个月。

现病史：缘患者 2 个月前常出现腰酸，伴见左下肢屈伸不利，近日劳累后上述症状加重，遂来诊，舌质红，苔白，脉滑。

既往史：类风湿性关节炎 10 年。

辅助检查：暂无。

西医诊断：类风湿性关节炎。

中医诊断：尪痹。

中医证型：风湿瘀阻。

治法：祛湿通络，活血化瘀。

方药：独活寄生汤加减。

羌活 15g，独活 15g，防风 15g，秦艽 15g，盐杜仲 18g，川续断 15g，肉苁蓉 15g，当归 15g，川芎 15g，牛膝 15g，全蝎 6g，桑寄生 15g，红花 15g，猫爪草 10g，甘草 6g。7 剂，水煎服，日 1 剂，早晚分服。

二诊（7 月 1 日）：服药后腰膝酸软稍有缓解，左下肢屈伸不利改善，药后未有异常，舌质红，苔薄白，脉弦滑。处方：守上方，加枸杞 15g。7 剂，服同前法。

三诊（7 月 9 日）：药后遇阴雨天后下肢疼痛加重，左下肢抬起困难，其余症状基本好转，舌质红，苔白，脉弦。处方：守上方，7 剂，服同前法。另予：痹痛舒胶囊：每日 2 次，每次 6g，口服；布洛芬缓释胶囊：每日 2 次，每次 2 粒，口服。

医嘱：避免劳累，适当锻炼，避免风寒，定期复诊。

按语：尪痹证属于肢体经络病证，指风寒湿邪袭于关节，气血痹阻所致的骨关节疾患，临床西医学系称类风湿关节炎。该类疾病常年反复发作，遇阴雨天加重，常年难愈。多发生于中老年人、缺少运动的患者。杨华教授通过诊断指出，该患者左下肢屈伸不利，当以关节所受风湿闭阻，致使关节难以屈伸，加上患者所患类风湿关节炎已达十年之余，故以久病缠身，故非新病。杨华教授指出，肾乃百病之源，久病伤肾，腰为肾府，故见腰痛，正属肾虚腰痛，即合不荣则痛之理。治疗当以祛湿通络、活血化瘀为主，兼以补肾益精为法。方选独活寄生汤加减化裁。方中羌活、独活善治伏风，长于去下焦风寒湿邪而除痹痛；防风、秦艽祛风胜湿、宣痹止痛；红花辛温，温里祛寒、活血通络；盐杜仲、川续断、肉苁蓉、牛膝、全蝎、桑寄生合用可达补肝肾、祛风湿、强筋骨之功；当归、川芎养血活血；甘草即可益气健脾，又可调和诸药。杨华教授采用了"治风先治血，血行风自灭"之意，甚为妙哉，诸药合用，效果甚佳。二诊时，加入枸杞滋补肝肾，以防闭门留寇。

第四节　虚　劳

一、疾病概述

虚劳又称虚损，是以脏腑亏损，气血阴阳虚衰，久虚不复成劳为主要病机，以五脏虚证为主要临床表现的多种慢性虚弱证候的总称。本病病因有禀赋不足，烦劳过度，饮食不节，大病久病，失治误治。其病机为脏腑气血阴阳亏损。

西医学中各个系统的多种慢性消耗性疾病和功能衰退性疾病，出现类似虚劳的临床表现时，均可参照本节辨证论治。

二、临床医案

病案1：虚劳（脾肾两虚）

患者：刘某，女，51岁。

初诊：2019年6月21日。

主诉：饭后嗜睡，精力不足，身懒发力1周。

现病史：缘患者1周前出现饭后嗜睡，精力不足，身懒发力，月经正常，舌质红，苔白，脉细弦。

既往史：暂无。

辅助检查：暂无。

西医诊断：嗜睡证。

中医诊断：虚劳。

中医证型：脾肾两虚。

治法：健脾补肾。

方药：党参15g，炒白术15g，茯苓15g，木香10g，炒山药15g，太子参15g，麦冬15g，黄芪15g，五味子15g，盐杜仲15g，川续断15g，巴戟天15g，肉苁蓉15g，菟丝子15g，仙茅15g，甘草6g，红景天20g。10剂，水煎服，日1剂，早晚分服。

二诊（7月12日）：药后嗜睡大有好转，精神改善，身懒发力稍改善，舌质红，苔白，脉细弦。处方：守上方加麸小麦20g。10剂，服同前法。

按语：杨华教授指出，患者饭后嗜睡，精力不足，身懒乏力已有1周，此乃脾胃运化失司，气血不能足以充养全身五脏六腑、肢体、经络所致。中医学指出，脾胃乃后天之本，肾为先天之本、气血生化之源，脾主升清，胃主降浊，脾胃虚弱，不能充养肾脏，故脉细弦。隋朝巢元方所著《诸病源候论》用五劳、六极、七伤概括虚劳的病因。其中五劳指心劳、肝劳、肺劳、脾劳、肾劳。治疗上以《素问·三部九候论》:"虚则补之"为法。经过杨华教授的诊断,该患者属于脾肾两虚型虚劳,治法当以补益脾肾为主,杨华教授以益气健脾之四君子汤(党参、炒白术、茯苓、甘草)、益气复脉、养阴生津之生脉饮(太子参、麦冬、五味子)为基础方,配以山药、黄芪补气养血,与盐杜仲、川续断、巴戟天、肉苁蓉、菟丝子、仙茅等补肾阳、益精血、强筋骨之品合用,脾肾双补,共奏奇效。10剂后患者明显改善,二诊加上麸小麦以助恢复脾气之功,遂用几剂痊愈。

病案2:虚劳(脾肾阳虚)

患者:刘某,女,32岁。

初诊:1995年2月25日。

主诉:流产后,畏寒肢冷伴下肢水肿加重1周。

现病史:患者于1周前行流产手术,术后出现畏寒肢冷症状,面色萎黄,纳差,胃胀,身懒乏力,下肢水肿,小便短少,大便溏,舌质淡,苔厚腻,脉沉细。

既往史:流产史。

辅助检查:暂无。

西医诊断:人工流产术后。

中医诊断:虚劳。

中医证型:脾肾阳虚。

治则:健脾益气,温肾壮阳。

方药:十全大补汤加减。

当归15g,川芎12g,桃仁15g,益母草30g,炒白术15g,黄芪30g,鹿角胶10g(烊化),木香9g,砂仁9g(后下),党参30g,姜炭9g,焦三仙各15g,茯苓15g,枳壳10g,甘草6g,肉桂10g,桂枝10g。5剂,水煎服,日1剂,早晚分服。

二诊(3月2日):服药后纳增,胃胀、水肿减轻,唯咽痛发闷,苔仍腻。处方:上方加川贝母10g、鸡内金12g。5剂,水煎服,服同前法。

三诊(3月8日):服药后水肿消退,唯胃胀,呃气不出。更上方:黄芪30g,当归15g,川芎12g,枳壳15g,木香9g,砂仁10g,炒白术15g,鹿角胶10g,鸡内金12g,焦三仙各15g,益母草30g,桃仁15g,沉香6g,厚朴12g,甘草6g。另予:沉香化滞丸,2盒,每次4粒,每日3次。

四诊(4月3日):服药后症状大减,纳仍少。处方:上方加炒莱菔子15g。6剂,水煎服,服同前法。另予:香砂养胃丸,2盒,每次6g,每日3次。

医嘱:多休息,补充营养,清淡饮食,禁止辛辣、生冷、刺激食物,保持心情愉快。

按语:杨华教授指出,该患者从西医临床角度属于流产,在祖国医学属于"虚劳"范畴。由于患者不明原因导致流产,流产后患者气血精液大伤,故使阴阳严重失衡;患者肾阳亏虚,蒸腾气化之力大减,故见畏寒肢冷;气化失司,水液停聚下焦,故见下肢水

肿，小便短少，大便溏。《黄帝内经》云："精气夺则虚"。张仲景在《金匮要略》中首倡
"虚劳"病名，分阳虚、阴虚、阴阳两虚三类。经过杨华教授诊断，该患者一派阳虚之象，
故杨华教授认为该患者其病机乃脾肾阳虚，治疗当以健脾益气、温肾壮阳之法。故杨华
教授选方十全大补汤加减化裁来温补气血，以解流产后所致体虚、精神倦怠等虚象。十
全大补汤是以八珍汤加黄芪、肉桂所成，可增强补气温阳之力，使得阳生阴长，在此专
治该患者气血皆虚之偏寒者。配以砂仁、焦三仙、枳壳等来益气健脾、理气宽中，桂枝温
通经脉、助阳化气，姜炭温中健脾，鹿角胶温补肝肾、填精养血。二诊时，药后寒象好转，
水肿消失，唯见脾胃之急尚存，故配以鸡内金等品，健脾益气、消食化积，使脾胃健则后
天气血充，则肾气生化有源，以达"后天补先天"之效。

病案3：虚劳（气血亏虚）

患者：陆某，女，55 岁。

初诊：2019 年 6 月 16 日。

主诉：面色萎黄，身懒乏力，寐差 1 个月余。

现病史：缘患者 1 个月前出现面色萎黄，伴见身懒乏力，腰部麻木不适，2006 年行
子宫切除术，术后未见身体异常，近日来出现上症，遂来诊。舌质淡，苔白，脉沉细。

既往史：子宫切除术 13 年。

辅助检查：彩超：子宫未见，附件尚存。

西医诊断：贫血。

中医诊断：虚劳。

中医证型：气血亏虚。

治法：健脾益肾，补益气血。

方药：六味地黄丸合四君子汤合二至丸加减。

黄芪 30g，当归 15g，熟地 18g，山药 15g，山萸肉 15g，党参 15g，炒白术 15g，茯苓 15g，
阿胶 5g，甘草 6g，太子参 15g，女贞子 15g，墨旱莲 20g。15 剂，水煎服，日 1 剂，早晚分服。

二诊（7 月 2 日）：药后患者诸症尚存，身懒乏力感稍有好转，近日睡眠未见明显改
善，舌质淡，苔白，脉沉细。处方：守上方，加酸枣仁 15g、白芍 15g，15 剂，服同前法。

三诊（7 月 18 日）：夜间睡眠未见好转，气色较差，腰部麻木基本消失，寐差尚存，
舌质淡，舌尖红，苔白，脉沉细数。处方：黄芪 30g，当归 15g，川芎 15g，红花 15g，熟地
18g，酸枣仁 15g，柏子仁 15g，首乌藤 25g，合欢皮 25g，太子参 15g，麦冬 15g，甘草 6g，
阿胶 5g。15 剂，服同前法。

四诊（8 月 5 日）：药后患者夜间睡眠稍有改善，面色淡黄，稍红润，腰部麻木消失，
尚未复发。舌质淡红，苔白，脉沉。处方：守上方，加龙眼肉 15g。15 剂，服同前法。

医嘱：清淡饮食，禁食辛辣，多休息，少运动，心情保持愉快，按时服药。

按语：杨华教授指出，贫血是由于人体内血红细胞容量降低，低于正常范围所致，

常见头晕、耳鸣、失眠、面色苍白，体虚患者常见，在祖国医学上属于"虚劳"范畴。该患者由于 2006 年行子宫切除手术，气血大虚，故见面色萎黄，神疲乏力，因此致虚，久虚不复成劳。杨华教授经过诊断，该患者行子宫切除手术后，机体免疫缺失，气血不足，久致脾肾两虚，脾为后天之本，肾为先天之本，故久而不能恢复，气血不能得以充养，终至贫血。治以健脾益肾、补益气血，两者兼施，方可奏效。杨华教授选方六味地黄丸合四君子汤合二至丸加减化裁。其中，当归、黄芪健脾益气、补血活血，熟地黄填精益髓、滋补阴精，山萸肉补养肝肾，并能涩精，山药双补脾肾，既补肾固精，又补脾以助天生化之源，熟地黄、山萸肉、山药可达共补肝脾肾，即所谓"三阴并补"。四君子汤党参（代替人参）、白术、茯苓、甘草合用健脾益气，补气之力较强。以上二方合用共解面色萎黄，身懒乏力等症。太子参补脾、益气、生津，阿胶补血止血，可滋心阴、滋肝肾阴，配以二至丸即女贞子、墨旱莲补益肝肾、滋阴养血，以解眩晕、耳鸣、腰膝酸软等症。二诊时，因患者睡眠欠佳，遂加酸枣仁安神益智、白芍养血柔肝，肝血充足，以滋养心血，心肾相交，失眠则止。三诊时，由于失眠未见好转，即加首乌藤、合欢皮、柏子仁养心安神，麦冬除烦安神，阿胶补血滋心阴以安神，配以太子参益气健脾，来治疗病后虚弱，气阴不足之象。四诊时，药后失眠之象明显改善，遂加龙眼肉来补益心脾、益气养血安神，失眠随即转安。

病案 4：虚劳（心脾气虚）

患者：李某，女，38 岁。

初诊：1995 年 2 月 8 日。

主诉：2 年前因劳累过度伤身，未予治疗。现劳动后身体懒动，自感心中气力不足，失眠多梦，饮食尚可，小便短，大便稀，日引 3 ~ 4 次，舌质红，苔白，脉弦细。

现病史：患者 2 年前因过度劳累后受伤。

既往史：慢性肠炎。

辅助检查：暂无。

西医诊断：亚健康状态。

中医诊断：虚劳。

中医证型：心脾气虚。

治则：益气健脾，养血安神。

方药：自拟补虚方。

高丽参 10g，茯苓 20g，附子 10g（先煎），五味子 15g，千金子 20g，炒山姜 15g，香附 12g，木香 9g，炒扁豆 30g，刀豆 9g，黄芪 30g，煨豆蔻 10g，莪术 15g，炙甘草 15g，丹参 30g。5 剂，水煎服，日 1 剂，早晚分服。

二诊（2 月 13 日）：服药后症状缓解，身懒乏力减轻，失眠症状尚有，小便量少，大便稀，舌质红，苔白，脉弦细。处方：守上方加龙骨、牡蛎各 25g，焦山楂 20g。5 剂，水煎服，服同前法。

三诊(2月18日)：服药后症状大减，大便次数减至每日1次，纳增，唯休息欠佳明显。处方：加夜交藤30g、琥珀散1g。5剂，水煎服，服同前法。

四诊(2月25日)：近来证安，身懒乏力明显好转，大便松软，小便调，休息改善，舌质红，苔白，脉弦。处方：守上方，5剂，水煎服。

医嘱：多休息，少运动，清淡饮食，禁止辛辣、生冷、刺激食物。

按语：杨华教授指出，虚劳又指虚损，是以脏腑亏损，气血阴阳虚衰，久虚不复成劳为主要病机，以五脏虚为主要临床表现。很明显，该患者是由于劳累过度，机体气血亏损至极所，致虚劳。《素问·通平虚实论》将虚劳的定义概括为"精气夺则虚"，而在《素问·三部九侯论》中提出"虚则补之"。杨华教授认为，该患者基本病机为心、脾两虚所致，其治疗大法为益气健脾、养心安神，方选自拟方进行治疗。方以参苓白术散为基础方加减，以益气健脾、养心安神；配五味子纳气平喘、养心安神；千金子性温，有毒，归肝、肾、大肠经，可逐水消肿，破癥消虫，可治疗痰饮积滞胀满效果甚佳。炒山姜、香附、木香、黄芪相配可温中健脾、醒脾开胃、益气健脾、理气宽中共达补益中焦脾胃之气；炒白扁豆、刀豆、煨豆蔻可温中化湿行气、开胃消食，同时配以莪术来增强消食化积之力，祛中焦寒湿之邪，恢复中焦气血运化之功；配以丹参，活血调经、通行血脉、清心养血、除烦安神，以此药来畅通诸经，亦助主药养心安神之功；甘草调和诸药。二诊时，药后诸症明显好转，配以龙骨、牡蛎重镇安神、固精止遗，加焦山楂加强消食化积之力。三诊时，出现休息不好，故加夜交藤、琥珀散来养心安神以助睡眠，药后不久，诸症皆愈。

第五节　腰　痛

一、疾病概述

腰痛是以腰部一侧或两侧疼痛为主要症状的一种病证。腰痛常可放射到腿部，常伴有外感或内伤症状。

中医学认为，腰痛可因感受寒湿、湿热，或跌仆外伤，气滞血瘀，或肾亏体虚所致。其病理变化常表现出以肾虚为本，以感受外邪、跌仆闪挫为标的特点。临证首先宜分辨表里虚实寒热，感受外邪属实，治宜祛邪通络。根据寒湿、湿热的不同，分别予以温散或清利；外伤腰痛属实，治宜活血化瘀、通络止痛为主；内伤致病多属虚，治宜补肾固本为主，兼顾肝脾；虚实兼见者，宜辨主次轻重，标本兼顾。

引起腰痛的原因很多，约有数十种，比较常见的有肾虚、腰椎骨质增生、骨刺、椎间盘突出症、腰椎肥大、椎管狭窄、腰部骨折、椎管肿瘤、腰部急慢性外伤或劳损、腰肌劳损、强直性脊柱炎、肾脏疾病、风湿病、脊椎及脊髓疾病等都可以致腰痛。其中，肾虚引起的腰痛可参照本证进行治疗。

二、临床医案

病案1：腰痛（肾精亏损）

患者：徐某，男，31岁。

初诊：2019年7月10日。

主诉：腰痛，易疲惫3周。

现病史：缘患者3周前腰痛不适，易感疲惫，又因准备生育二胎，前来就诊，纳寐均可，小便频数，大便尚可，日行1次，舌质暗红，苔薄白，脉细弦。

既往史：暂无。

辅助检查：暂无。

西医诊断：腰痛。

中医诊断：腰痛。

中医证型：肾精亏损。

治法：补肾壮腰，填精益髓。

方药：补肾Ⅱ号方加减。

熟地黄18g，山药15g，山萸肉15g，牡丹皮15g，茯苓15g，泽泻15g，枸杞15g，菟丝子25g，沙苑子15g，五味子15g，巴戟天15g，人参10g，肉苁蓉15g，肉桂5g，盐杜仲18g，车前子25g，甘草6g。10剂，水煎服，日1剂，早晚分服。另予：龙马滋肾丸，每日2次，每次6g，口服。

二诊（7月21日）：药后患者腰痛减轻，疲惫感改善，舌质暗红，苔白，脉弦。处方：守上方，加补骨脂15g。10剂，服同前法。

三诊（7月31日）：药后患者腰痛基本消失，无疲惫感，随行房事2次，夜间汗出，头晕不适，舌质暗红，苔白，脉弦。处方：守上方，加鹿茸5g。7剂，服同前法。

医嘱：节制房事，适当活动，清淡饮食，定期复诊。

按语：腰痛，是因外感、内伤或挫伤跌扑损伤导致腰部气血运行不畅，或失于濡养，引起一侧或两侧腰部疼痛的一种病证，在肾系疾病中最为常见。杨华教授指出，该患者是因为肾精亏损所致腰府空虚，不能濡养肾脏，即不荣则痛。杨华教授讲，《黄帝内经》对本病叙述较为详细，并明确指出，腰痛的病位在肾，病理以虚为主，并与督脉相关。该患者根据望、闻、问、切四诊合参，舌质暗红、苔薄白，此乃久虚不能充养所致，脉细弦是气血亏虚之象。杨华教授以"补肾壮腰，填精益髓"为治疗大法，并根据几十年经验，对于肾虚腰痛善用补肾Ⅱ号方加减化裁，临床取得非常好的疗效。该方以六味地黄丸为基础方来滋补肝肾，肝肾同源，即精血同源，加枸杞子补肾益精，菟丝子、沙苑子补肾益精，五味子固精止遗，巴戟天、肉苁蓉、肉桂、盐杜仲补肾阳、益精血。以上合用共补肾脏之虚，温壮腰府。加车前子清热利尿以解小便频数之症，甘草补气亦调和诸药，阴阳并补，一泻一补，此为妙矣。

病案2：腰痛（肾阳亏虚）

患者：范某，男，27岁。

初诊：1995年5月24日。

主诉：腰痛1年余，加重1周。

现病史：患者平素腰椎酸沉不适，1周前因劳累后出现晨起腰痛，夜间休息尚可，小便清，大便调，自诉已结婚2年未生育，体检无异常，舌质淡，舌体胖，苔白，脉弦细。

既往史：腰痛1年。

辅助检查：精液常规检查：灰白色，1.5ml，精子活动率A+B：40%，成活率：30%，pH：7.1。

西医诊断：腰痛。

中医诊断：腰痛。

中医证型：肾阳虚。

治则：补肾壮腰。

方药：右归丸加减。

熟地30g，怀山药30g，山萸肉15g，丹皮15g，泽泻15g，茯苓15g，鹿茸3g（研服），菟丝子30g，巴戟天15g，补骨脂12g，五味子15g，甘草6g，枸杞30g，蛇床子20g。每日1剂，水煎服。

二诊（5月30日）：服药后腰痛症状稍有缓解，自觉胸腹温热感，晨起口干苦，余症尚有。处方：守上方去蛇床子，加盐杜仲20g、沙苑子20g。5剂，水煎服，服同前法。

三诊（6月5日）：服药后，口中不适及胸腹热感减轻，小便调，腰痛症状尚有，舌质淡，苔白，脉弦细。处方：守上方加威灵仙20g。5剂，水煎服，服同前法。

四诊（6月10日）：服药症如前，腰痛时有发作，伴身懒乏力，舌质淡胖，苔白，脉弦细，更上方：黄芪60g，高丽参10g，炒白术15g，茯苓20g，菟丝子30g，沙苑子20g，补骨脂10g，鹿茸3g，巴戟天15g，仙灵脾25g，盐杜仲18g，肉桂5g，狗脊20g，骨碎补20g，牛膝15g，甘草6g。10剂，水煎服，服同前法。

五诊（6月22日）：服药腰痛症状减轻，身懒乏力明显好转，舌质淡胖，苔薄白，脉弦。处方：守上方加女贞子15g。5剂，服同前法。

六诊（6月28日）：服药后症状减轻，近日活动少。复查精液常规：活动率：60%，液化：30%，pH：7.8。处方：守上方去狗脊、骨碎补，加黑芝麻15g、益智仁15g。5剂，水煎服，服同前法。

医嘱：肾虚型腰痛宜多休息，适量劳作，禁止辛辣、生冷、刺激食物，定期复查。

按语：腰痛可分为外感、内伤及外伤等。临床可根据患者具体情况进行全面治疗。杨华教授认为，该患者是由于久虚成疾，伤及腰腹，不荣则痛，故见腰痛。该患者其基本病机乃肾阳亏虚，治疗当以补肾壮腰之法。肾阳充足，则腰府得养，气血通常，络脉畅行，腰痛即止。故杨华教授选方右归丸加减化裁。右归丸源于《景岳全书》，"专治元阳不足或劳伤过度"，可温补肾阳，填精益髓。方中鹿茸、菟丝子、巴戟天、补骨脂、蛇床子补肾阳、强筋骨，熟地、淮山药、山萸肉、枸杞、五味子滋阴益肾、填精益髓。本方补阳药与补阴药相配，则"阳得阴化，生化无穷"，妙在"阴中求阳"。二诊时，去蛇床子而加盐杜仲、沙苑子取药物平和之意。三诊时，考虑久病入络，威灵仙具有祛风通络止痛之功。四诊时，以肾虚伴气虚为主，故调方以补肾滋阴、补阳益气。五诊时，症状明显改善，则辨证正确，酌加女贞子平补肾精。六诊时，检查指标改善，去温阳之峻药骨碎补、狗脊，合黑芝麻、益智仁巩固疗效。

病案 3：腰痛（肾阴虚证）

患者：余某，女，55 岁。

初诊：2018 年 8 月 13 日。

主诉：左侧腰部疼痛月余。

现病史：患者 1 个月前不明原因出现左侧腰部酸痛无力，夜间平卧明显，时有盗汗、耳鸣症状，小便短黄，大便干燥，饮食尚可，月经量少，色暗，舌质红，舌质胖，苔厚，脉沉细。

既往史：腰椎间盘突出症 7 年。

辅助检查：无。

西医诊断：腰痛。

中医诊断：腰痛。

中医证型：肾阴虚。

治则：补肾壮腰，活血止痛。

方药：补肾Ⅱ号方加减。

熟地 18g，山药 15g，山萸肉 15g，牡丹皮 15g，泽泻 15g，茯苓 15g，当归 15g，川芎 15g，盐杜仲 18g，牛膝 15g，川断 15g，枸杞 15g，巴戟天 15g，菟丝子 15g，土鳖虫 18g，红花 15g，甘草 6g。7 剂，水煎服，日 1 剂，早晚分服。

二诊（8 月 22 日）：腰痛不适稍有缓解，盗汗、耳鸣症状减轻，小便短少，大便偏干，舌质红，苔厚，脉细。处方：守上方加姜黄 25g。水煎服，7 剂，服同前法。另予：壮腰滋肾丸，2 盒，每次 6g，每日 3 次。

三诊（8 月 27 日）：腰痛及盗汗、耳鸣症状明显缓解，二便基本正常，经期腰酸痛尚有，面色黄，舌质淡红，苔薄，脉细。处方：守上方加黄精 15g、炒香附 15g。7 剂，水煎服，服同前法。

四诊（9月4日）：上述症状基本消失，患者近来精神状态佳，欲停药观察。

医嘱：禁止辛辣、生冷、刺激食物，多饮水，多排尿，适量运动，注意休息。

按语：杨华教授认为，腰痛在临床上属于多种疾病的并发症，由于外感和内伤或挫闪仆倒导致腰部气血不畅，或失于濡养所致。祖国医学上称"不通则痛，不荣则痛"。腰痛基本病机乃经脉痹阻，腰府失养，病位在腰部，与肾、足太阳、足少阴、任、督、带等经脉密切相关。杨华教授经过详尽地诊断，认为该患者是由于肾阴虚所致的腰痛，阴虚火旺故见盗汗、耳鸣、小便短黄，大便干燥，肾虚则致使腰部不荣则痛。治疗当以补肾壮腰为妙，即滋补肾阴、强壮腰府。故方选补肾Ⅱ号方加减化裁，以六味地黄丸为基本方来滋补肝肾，使得肾阴充盈，盗汗、耳鸣等阴虚之象则消；配以当归补气活血、润肠通便，气血充盈，大便通畅；配以川芎、土鳖虫、红花等行气活血通络；配以杜仲、牛膝、巴戟天、菟丝子补肾壮阳，枸杞滋补肝肾，即采用"阳中求阴"之妙。二诊时，配以"下气，破瘀"之姜黄，使腑畅络通，通则不痛。三诊时，酌加黄精补肾填精壮腰，香附行气活血通络，倍前方之力。四诊时，效果显著，辨证用药正确，则诸症去。

第六节　淋　证

一、疾病概述

淋证是以小便频急、滴沥不尽、尿道涩痛、小腹拘急、痛引腰腹为主要症状的一类病证，病因以饮食劳倦、湿热侵袭为主，病位在肾与膀胱，病机主要是肾虚、膀胱湿热、气化失司。淋证初起多实，久则由实转虚，亦可出现虚实并见的证候，肾虚、膀胱湿热在其发病及病机转化中具有重要的意义。淋证的症状有两类：一类是膀胱气化失司所引起的症状，另一类是其本身所具有的特殊症状。前者是诊断淋证的主要依据，后者是辨识淋证类别的主要依据。目前将淋证分为热淋、石淋、气淋、血淋、膏淋和劳淋六种，在辨证时，除了要辨别淋证的类别外，还要详审其症候的虚实。初起或在急性发作阶段，因膀胱湿热、砂石结聚、气滞不利所致，尿路疼痛较甚者，多为实证；淋久不愈，尿路疼痛轻微，见有肾气不足、脾气虚弱之证，遇劳即发者，多属虚证。"实则清利，虚则补益"是治疗淋证的基本原则。实证有膀胱湿热者，治宜清热利湿；有热邪灼伤血络者，治宜凉血止血；有砂石结聚者，治宜通淋排石；有气滞不利者，治宜利气疏导。虚证以脾虚为主者，治宜健脾益气；以肾虚为主者，治宜补虚益肾。由于不同淋证之间和淋证本身的虚实之间可以相互转化或同时兼见，因此在治疗淋证时要谨守病机，辨证论治。

西医学中急慢性尿路感染、结石、结核、急慢性前列腺炎、乳糜尿等疾病，均可参照本节辨证论治。

二、临床医案

病案 1：劳淋（脾肾两虚，湿热互结）

患者：范某，女，60 岁。

初诊：1996 年 2 月 23 日。

主诉：小便淋漓疼痛，劳累后加重半月余。

现病史：患者于半月前出现小便频数，滴淋时作，腰部酸疼，小腹胀，颜面水肿，口干欲饮，舌质淡，舌体胖，少苔，脉沉滑。

既往史：无。

辅助检查：暂无。

西医诊断：膀胱炎。

中医诊断：劳淋。

中医证型：脾肾两虚，湿热互结。

治则：补肾清热，利湿通淋。

方药：无比山药丸加减。

熟地 30g，山药 24g，山萸肉 15g，枸杞 30g，木通 10g，瞿麦 30g，琥珀 9g，海金沙 30g，沉香 6g（后下），车前子 30g，滑石 30g，丹皮 15g，泽泻 15g，黄芪 30g，郁金 15g，甘草 6g，金银花 25g，石韦 30g。4 剂，水煎服，日 1 剂，早晚分服。

二诊（2 月 27 日）：服药后小便频及小腹胀缓解，腰酸疼痛减轻，昨日感冒后出现咽痛不适，口干欲饮，舌质淡，苔薄黄，脉沉数。处方：守上方加玄参 20g、北沙参 24g。5 剂，水煎服，服同前法。

三诊（3 月 4 日）：服药后小便滴淋症状缓解，现在纳差、口干渴明显，舌质淡，苔黄，脉沉细数。更上方：处方：知柏地黄汤加减。熟地 30g，怀山药 30g，山萸肉 15g，黑玄参 30g，天花粉 20g，黄柏 15g，知母肉 10g，鸡内金 15g，瞿麦 30g，沉香 6g（后下），焦三仙各 15g，枸杞 30g，甘草 5g，白豆蔻 10g。5 剂，水煎服，服同前法。

四诊（3 月 8 日）：服药后食欲好转，小便滴淋量少，色黄，口渴欲饮，舌质淡，苔薄黄，脉沉弦。处方：守上方加麦冬 15g。5 剂，水煎服，服同前法。另予：知柏地黄丸，每次 10 丸，每日 3 次。

五诊（3 月 20 日）：近来腰酸及口渴症状明显减轻，面部水肿缓解，小便短黄，舌质淡红，舌尖红，苔薄黄，脉沉数。处方：守上方加萹蓄 30g、滑石 30g。5 剂，水煎服，服同前法。

六诊（3 月 26 日）：上述症状基本好转，小便淋漓不适缓解，小腹部无肿胀，舌质淡红，苔薄，脉沉。

医嘱：多休息，少运动，清淡饮食，禁止辛辣、生冷、刺激食物。

按语：患者以小便频数，滴淋时作为主诉，考虑下焦膀胱气化失司，伴有腰酸，小腹胀、颜面水肿，口干欲饮，为脾肾两虚，温煦失职，下焦虚寒，不能蒸腾水液，津液失布。根据舌淡胖，少苔，脉沉数表现，也为脾肾两虚、水津失布之征。因此，方选无比山药丸补肾清热、利湿通淋。方中用六味地黄丸减茯苓补肾养阴，大量黄芪少火生气，助阴化阳，车前子、滑石、木通、瞿麦、石韦、金银花利尿通淋，沉香、郁金理气利湿。二诊时，上述症状明显减轻，外感风热，故守上方加玄参和北沙参养阴清肺生津。三诊时，上症明显好转，纳差，口渴明显，考虑为湿去津伤，故方选知柏地黄丸养阴清热。其中熟地、山药、山茱萸、枸杞滋肾养阴，玄参、天花粉养阴生津止渴，黄柏、知母养阴清热燥湿，瞿麦利湿通淋，鸡内金、焦三仙消食导滞，沉香、白豆蔻行气化湿。四诊时，仍有口渴，故守上方，加麦冬养阴润肺止渴。五诊时，诸症减轻，小便短黄，故在上方基础上加萹蓄、滑石清热利湿通淋。

病案2：尿浊（湿热下注）

患者：段某，女，24岁。

初诊：1995年3月12日。

主诉：小便白浊、腰部隐痛半月余。

现病史：患者半月前服用消炎药后出现腰部隐痛不适，停药观察后症状缓解，现小便浊，时有尿血，面水肿，精神差，月经后延十余日未行，舌质红，苔厚腻，脉弦滑。

既往史：无。

西医诊断：乳糜尿，输尿管炎。

中医诊断：尿浊。

中医证型：湿热下注。

治则：清利湿热。

方药：自拟方。

熟地黄24g，瞿麦20g，当归15g，黄芪30g，红花10g，三七6g，川断炭24g，杜仲炭18g，茯苓20g，党参30g，炒白术15g，姜炭8g，甘草6g，荜菝30g，骨碎补20g。3剂，水煎服，日1剂，早晚分服。

二诊（3月16日）：服药后小便白浊、尿血症状减轻，腰部隐痛尚有，月经尚未至，舌质红，苔厚，脉弦滑。处方：守上方加狗脊30g、黄柏15g。4剂，水煎服，服同前法。

三诊（3月20日）：服药后较前精神好转，腰痛再发，小便浊，尿血止，舌质红，苔薄黄，脉弦数。余未见明显异常。更方如下：熟地30g，当归15g，川芎12g，山萸肉15g，木瓜30g，川断24g，黄柏15g，黄芪30g，三七6g，北沙参24g，滑石30g，瞿麦30g，枸杞30g，甘草3g，茯苓30g。3剂，水煎服，服同前法。

四诊（3月23日）：服药腰痛明显减轻，小便浑浊减轻，此次月经行经3天，经色红、量多。处方：上方加石韦30g。4剂，水煎服，服同前法。

五诊（3月28日）：服药后腰痛、尿血消失，小便色淡、清长，行经后小腹部冷痛感，舌质淡，苔白，脉弦。处方：上方加泽泻18g、车前子30g、炮附子9g。4剂，水煎服，服同前法。

医嘱：多次少量饮水，多排尿，多吃蔬菜水果、木耳、花生等食物，禁止辛辣、生冷、刺激食物。

按语：杨华教授指出，尿浊在祖国医学属于"淋证"中的一种，淋证包括气淋、血淋、膏淋、石淋等，尿浊是以小便混浊、白如泔浆、尿时无涩痛不利感为主症的疾患。其属于西医学的乳糜尿，该病病机属于湿热下注，脾肾亏虚，多由于过食肥甘、油腻食物，脾失健运，酿湿生热，或某些病后湿热余邪未清，蕴结下焦，清浊相混，而成尿浊。杨华教授指出，该患者属于湿热下注，治疗当以清利湿热、分清泄浊为法，选方自拟方进行加减治疗。方中熟地、当归补血活血、填精益髓，专补气血之虚；瞿麦专治湿热下注伴血尿之品；红花、三七活血调经、通利血脉，使得三焦气血经脉通畅，以止血尿；川断炭、杜仲炭两者可补肾阳、益精血，肾得充养，腰府得荣，腰痛即止，此乃不荣则痛之法所致；配以参苓白术散来健脾益气以补气血，气血充足，经脉畅通，湿热下行乃愈。二诊时，诸症减轻，加狗脊强筋骨、壮腰脚，黄柏清利下焦湿热、泻相火、除骨蒸。三诊、四诊时，用药均以补肾，清利湿热之品加减而成，随即而安。

病案3：石淋（湿热下注）

患者：周某，男，40岁。

初诊：2018年9月3号。

主诉：小便涩痛伴肾区发胀加重4天。

现病史：患者3年前行左侧肾结石取出手术，期间服药治疗，近日出现腰痛不适，肾区胀痛，排尿时热痛感，时有中断，饮食尚可，眠差，大便调，舌质红，苔黄厚，脉弦滑。

既往史：左肾结石手术3年。

辅助检查：无。

西医诊断：尿路结石。

中医诊断：石淋。

中医证型：湿热下注。

治则：补肾清热，利湿排石。

方药：补肾Ⅱ号方加减。

熟地18g，山药15g，山萸肉15g，牡丹皮15g，泽泻15g，茯苓15g，急性子15g，王不留行15g，海金沙20g，石韦25g，萆薢25g，甘草3g，鸡内金15g，滑石30g，金钱草30g，木通 15g。7 剂，水煎服，日 1 剂，早晚分服。另予：滑石胶囊，2 盒，每次 3 粒，每日 3 次。

二诊(10 月 8 日)：服药后腰痛症状减轻，肾区胀痛及排尿时热痛感缓解，小便涩黄，舌质红，苔黄厚，脉弦滑。处方：守上方，加竹叶 15g、金钱草 20g。15 剂，水煎服。滑石胶囊 4 盒，服同前法。

三诊(12 月 24 日)：服药后腰痛明显改善，排尿不适尚有，小便色黄，量可，舌质红，苔厚，脉弦滑。处方：守上方，加萹蓄 30g。30 剂，水煎服，服同前法。

四诊(1 月 21 日)：近来证安，上述症状明显缓解，小便淡黄，量可，舌质红，苔微黄，脉弦滑。处方：守上方加焦栀子 15g。30 剂，水煎服，服同前法。

医嘱：禁止生冷、辛辣食物，多吃清淡、水果、蔬菜，进行腰部按摩，多喝热水，多排尿，多吃核桃、木耳。

按语：腰痛病因较多，可为单一症状出现，也可作为他病伴随症状，应根据患者临床具体情况，辨证施治。考虑患者有肾结石病史，三年前做过肾结石碎石术，术后三年内未见异常，此次后因出现排尿隐痛，来院诊断复查，发现肾结石复发，故经过杨华教授望、闻、问、切诊断后，诊断为石淋，西医学称为肾结石。由于肾结石碎石术不能多次进行，应采用中医方药进行治疗。该病基本病机乃湿热下注所致，治疗当采用补肾清热、利湿排石之法，选方以补肾Ⅱ号方加减化裁，方以六味地黄丸为基础方来滋补肝肾，使得精血充足，增强肝肾排毒之功，配以急性子、海金沙、石韦、荜拔、金钱草、鸡内金、木通等清热利湿、通淋排石之品。二诊时，患者症状明显减轻，加入竹叶、金钱草清热泻火、祛湿利尿，即用下法，通过清热利尿，排净肾内及输尿管内的结石。三诊时，配以萹蓄倍清热利湿之力，使湿热从小便出。四诊时，余热尚存，合栀子清利三焦之热，则邪去证安，釜底抽薪。

第七节　阳　痿

一、疾病概述

阳痿是指男性未到性功能衰退的年龄，应当有正常性欲的状态下，出现阴茎不能有效勃起而影响性生活的一种病证。其表现形式多样，可见任何情况下阴茎都不能勃起；性兴奋不能勃起，但在睡眠期间、晨醒、情色信息刺激时可勃起；性兴奋时可勃起，但勃起不坚，插入阴道不能完成正常性交；或虽能插入但在射精前即松软。若平时性生活正常，偶因疲劳、疾患、紧张、焦虑、醉酒等原因发生的短暂性不能勃起或起而不坚的现象，不属病态。

　　阳痿的病因较为复杂，就情志内伤方面而言，或因情志不遂，肝气郁结，肝血运行失畅，不能灌溉宗筋，而致阳痿；或忧思太过，伤及心脾，以致气血不足，宗筋失养，故而阳道不振；或惊恐内伤，肾气逆乱，阳道立痿。就脏腑虚损方面而言，或因禀赋不充，素体阳虚；或因肾精亏耗，阴损及阳；或因久病及肾，伤及元阳，致使肾阳衰微，命火不足，无力温煦鼓动宗筋，而致阳痿；或因肺病日久，或因脾脏受损，导致宗气不足，不能下达于肾，而致阳痿。就外邪侵袭方面而言，或因湿热下注，伤及肝脉，而致宗筋痿废不用；或寒邪凝滞肝脉，影响宗筋的勃起；或痰瘀交结，宗筋失用；也可见跌仆损伤，而致瘀血内阻，冲、任、督脉受损，宗筋不能勃起。阳痿发病主要涉及肝、肾两脏及宗筋。

　　西医学的男子性功能障碍中勃起功能障碍（ED），可归属本病范畴进行辨证施治。

二、临床医案

病案 1：阳痿（命门火衰）

患者：李某，男，28 岁。

初诊：2019 年 7 月 10 日。

主诉：房事举而不坚 1 个月余。

现病史：缘患者 1 个月前房劳过度，近日疲劳乏力，阴茎举而不坚，活动量大后出汗增多，畏寒肢冷，小便频数，大便可，日行 2 次。舌质暗红，苔薄白，脉沉细。

既往史：房劳过度。

辅助检查：暂无。

西医诊断：阳痿。

中医诊断：阳痿。

中医证型：命门火衰。

治法：补肾壮阳。

方药：补肾Ⅱ号方加减。

熟地黄 18g，山药 15g，山萸肉 15g，牡丹皮 15g，茯苓 15g，泽泻 15g，五味子 15g，党参 15g，仙茅 15g，淫羊藿 15g，巴戟天 15g，菟丝子 15g，肉苁蓉 15g，覆盆子 15g，枸杞 15g，肉桂 5g，甘草 6g。7 剂，水煎服，日 1 剂，早晚分服。

二诊（7 月 19 日）：服药后患者畏寒肢冷好转，小便次数减少，患者平时多思虑，近日随有情绪低落，食欲缺乏，舌质暗红，苔白，脉沉弦。处方：守上方，加砂仁 10g、香附 15g。7 剂，服同前法。

三诊（7 月 26 日）：服药后上述症状明显好转，畏寒肢冷尚存，精神稍有改善，偶有乏力，小便改善，大便正常，舌质暗红，苔薄白，脉沉细。处方：守上方，加补骨脂 15g。14 剂，服同前法。

四诊（8月14日）：药后患者诸症基本消失，唯有阴囊部位有潮湿感，小便微黄，量可，舌质淡红，苔薄黄，脉弦滑。处方：守上方，去淫羊藿、补骨脂，加龙胆草15g、焦栀子15g。7剂，服同前法。

医嘱：节制房事，适当活动，清淡饮食，定期复诊。

按语：杨华教授指出，阳痿是由成年男子性交时，由于阴茎痿软不举，或举而不坚，或坚而不久，无法进行正常性生活所致的疾病。其病因主要有劳伤久病、饮食不节、七情所伤、外邪侵袭等，病机为肝、肾、心、脾受损，经脉空虚或经络阻滞，导致宗筋失养而致阳痿。杨华教授认为，该患者是由于房劳过度、肾精亏虚、宗筋失于濡养所致，肾气亏耗，气不摄津，故见过劳汗多；肾阳亏虚，不能温煦周身、四肢，故见畏寒肢冷；肾与膀胱相表里，肾失蒸腾气化之功，膀胱失于固摄之力，封藏尿液之力受损，故见小便频数，舌质暗红，苔薄白，脉沉细，均乃一派久虚之象。因此，该患者基本病机为命门火衰，治法当以补肾壮阳，杨华教授方选补肾Ⅱ号方加减化裁。方以六味地黄丸为基础方加枸杞子来滋阴补肾，加五味子固精止遗，党参补气养血，仙茅、淫羊藿、巴戟天、肉苁蓉等补肾阳、益精血，菟丝子、覆盆子合用可补肾益精、固精缩尿，甘草益气、调和诸药。以上合用，共达阴阳并补之效，以解真火不足、阳虚精衰之证，效果奇佳。

病案2：阳痿（肾精亏虚）

患者：王某，男，39岁。

初诊：1995年3月7日。

主诉：阳痿早泄、勃起不坚2个月余。

现病史：患者2个月前出现房事勃起不坚，阳痿早泄，现头脑昏沉，心慌、气短，失眠多梦，脱发伴须发早白，面色黧黑，周身酸痛，身懒乏力，手足发凉，精神不振，皮肤干燥，小便黄，大便调，舌质淡，苔腻，脉沉。

既往史：腰肌劳损3年余。

辅助检查：血压：120/90mmHg。

西医诊断：阳痿。

中医诊断：阳痿。

中医证型：肾精亏虚。

治则：补肾填精，温补肾阳。

方药：六味地黄汤合二仙汤加减。

仙茅30g，仙灵脾25g，熟地18g，山萸肉15g，丹皮15g，山药24g，泽泻15g，炮附子8g，黑芝麻30g，制首乌20g，黄芪30g，锁阳30g，菟丝子30g，甘草6g，枸杞30g，桑葚20g。3剂，水煎服，日1剂，早晚分服。

二诊（3月10日）：服药后阳痿早泄症状稍有缓解，头脑昏沉、失眠多梦尚有，小便色淡黄，舌质淡，苔白腻，脉沉。处方：守上方加覆盆子20g。3剂，水煎服，服同前法。

三诊(3月13日)：近来心慌、气短、乏力明显缓解，因思虑过度致头晕不适、头沉如裹，舌苔仍腻，脉沉弦。方以三仁汤加减。薏苡仁30g，杏仁10g，茯苓30g，白术15g，法半夏10g，郁金15g，焦栀子10g，滑石30g，胆南星10g，节菖蒲15g，金礞石30g，川贝母10g，甘草3g，厚朴10g，佩兰15g。3剂，水煎服，服同前法。

四诊(3月16日)：阳痿症状好转，头晕、头沉缓解，心情好转，舌质淡，苔腻，脉沉。处方：守上方加锁阳30g、白豆蔻10g。3剂，水煎服，服同前法。

医嘱：禁房事，禁食辛辣、刺激食物，适量运动，多饮水，多排尿。

按语：杨华教授指出，阳痿是由于成年男子性交时由于阴茎痿软不举，或举而不坚，或坚而不久，无法进行正常性生活的病症。在西医学中各种功能性及器质性疾病造成的男子阴茎勃起功能障碍。《素问·五常政大论》云："气大衰而不起不用。"该患者其病机为肾精亏虚，其治疗当以补肾填精、温补肾阳，故杨华教授采用六味地黄丸合二仙汤加减化裁。六味地黄丸用以滋补肝肾，该方中熟地填精益髓、滋补阴精，山药、山萸肉补养肝肾，并能涩精，合称三补，泽泻利湿泄浊，丹皮清泻相火，茯苓健脾渗湿，合称三泻，在此专治阳痿之肾精亏损之证。而二仙汤出自《妇产科学》，该方具有温肾阳、补肾精、泻肾火之功效。方中仙茅、仙灵脾、锁阳、菟丝子均温补肾阳、填精益髓，黑芝麻、何首乌、黄芪有补肾益精、乌须发、强筋骨之功，配以黄芪补脾益气、生津养血。二诊时，诸症改善，头脑昏沉，失眠多梦尚存，故加覆盆子益肾固精、养肝明目。三诊时，出现心慌气短，头沉如裹，苔腻，故用三仁汤加减来宣畅气机、清利湿热，不久则愈。

病案3：阳痿(肾阳亏虚)

患者：朱某，男，50岁。

初诊：2019年7月1日。

主诉：性功能减退半年。

现病史：缘患者半年来性欲低下，阳举不坚，性生活时间短，腰酸困痛，手足犯冷，饮食尚可，寐差，小便频数，大便溏稀，舌质胖大色淡，苔白，脉沉细。

既往史：前列腺炎2年。

辅助检查：暂无。

西医诊断：性功能低下。

中医诊断：阳痿。

中医证型：肾阳亏虚。

治法：补肾壮阳。

方药：补肾Ⅱ号方加减。

熟地黄18g，山药15g，山萸肉15g，牡丹皮15g，茯苓15g，泽泻15g，菟丝子20g，沙苑子15g，肉桂5g，鹿茸5g，枸杞30g，女贞子25g，甘草6g，人参5g，黄芪30g，巴戟天15g，肉苁蓉15g，当归15g，蜈蚣3条。15剂，水煎服，日1剂，早晚分服。另予：龙马滋肾丸,每日2次,每次5粒,早晚分服。

二诊(7月16日):服药后,诸症改善,手足犯冷及腰酸困痛减轻,它症尚存,现耳鸣间断性发作,口干口苦,食欲缺乏,舌质红,苔微黄,脉沉细。处方:守上方,去蜈蚣,加菊花15g、磁石30g,15剂,水煎服,服同前法。

三诊(8月2日):服药后耳鸣症状明显好转,性功能改善,腰酸困痛基本消失,口干口苦明显好转,纳寐均好转,小便次数减少,大便松软,舌质红,苔白,脉弦。处方:守上方,15剂,服同前法。

医嘱:禁房事,健康饮食,补足营养,心情保持舒畅。

按语:杨华教授认为,该患者半年来性功能减退,久病及肾至虚,故见腰酸困痛,腰府失于濡养,最终导致阳痿,经过辨证诊查,该患者基本病机乃肾阳亏虚。心属火,肾属水,心肾相交,方可安眠,肾阳亏虚,不能上交心火,致使心肾不交,故见寐差。治疗当以补肾壮阳,以恢复肾气。隋朝巢元方《诸病源候论·虚劳阴痿候》认为:"劳伤于肾,肾虚不荣于阴器,故痿弱也。"在治疗上,亦以温肾壮阳为主。杨华教授方选补肾Ⅱ号方加减化裁。方中以六味地黄丸为基础方,并配以枸杞子、女贞子滋补肝肾,配以菟丝子、沙苑子、鹿茸、巴戟天、肉苁蓉补助肾阳,配以肉桂补火助阳,引火归元。以上合用,当以阴中求阳之法为妙。配以当归、黄芪、人参补益气血。蜈蚣可通络止痛以解腰部困痛之症。二诊时,药后诸症明显好转,出现耳鸣发作,配以菊花、磁石清热解毒、益肝肾阴、聪耳明目。三诊时,基本好转,不久痊愈。

第八节 遗 精

一、疾病概述

遗精是指不因性交而精液自行外泄的一种男性疾病。古谓:"有梦而遗精者,名曰遗精,无梦而遗精者,甚则醒时精液流出者,称为滑精。"因系精液外泄,故统称遗精,为男科常见多发病。多因性器官及性神经功能失调所致,其因有三:一是烦劳过度、阴血暗耗,或由于多思妄想,恣情纵欲,损伤肾阴,以致阴液不足,阴虚生内热,热扰精室,因而发生遗精;二是手淫频繁或早婚,损伤肾阴、肾精,肾虚失藏,精关不固,因而遗精;三是饮食不节,醇酒厚味,损伤脾胃,内生湿热,湿热下注,热扰精室所致。

二、临床医案

遗精(肾气不固,阴虚火旺)

患者:郭某,男,18岁。

初诊：2019 年 9 月 1 日。

主诉：间断性夜间遗精 2 个月余。

现病史：患者 2 个月来间断出现梦中遗精，醒后方知，经常熬夜，现精力不集中，精神差，口干舌燥，欲饮，小便短黄，大便尚可，舌质红，苔白，脉沉细数。

既往史：无。

辅助检查：暂无。

西医诊断：遗精。

中医诊断：遗精。

中医证型：肾气不固，阴虚火旺。

治法：补肾固精，滋阴降火。

方药：补肾Ⅱ号方加减。

熟地黄 18g，山药 15g，山萸肉 15g，牡丹皮 15g，茯苓 15g，泽泻 15g，五味子 15g，芡实 15g，龙骨 15g，牡蛎 15g，女贞子 15g，知母 15g，黄柏 15g，锁阳 25g，金银花 15g，蒲公英 15g，桑螵蛸 10g，黄连 10g，甘草 6g。15 剂，水煎服，日 1 剂，早晚分服。另予：金锁固精丸，每日 2 次，每次 6g，口服。

二诊（9 月 16 日）：服药后遗精次数减少，口干舌燥好转，舌质红，苔白，脉沉细。处方：守上方，去女贞子、知母，加覆盆子 15g。15 剂，服同前法。另予：龙马滋肾丸，每日 2 次，每次 5 粒，口服。

三诊（10 月 2 日）：服药后尚有梦遗，口干舌燥基本好转，小便微黄，大便可，舌质红，舌尖稍红，苔黄，脉弦数。处方：守上方，加石韦 15g、竹叶 15g、焦栀子 15g，7 剂，服同前法。

四诊（10 月 9 日）：服药后梦遗基本消失，尚未复发，小便恢复正常，大便可，舌质淡红，苔薄黄，脉弦。处方：守上方，加麦冬 15g。7 剂，服同前法。

按语：遗精是指不因性生活而使得精液遗泄的病证，最早见于《黄帝内经》，其称遗精乃"精自下"，汉代张仲景称该病为"失精"。杨华教授指出，患者病程持续 2 个月，加之频繁熬夜，累及肝肾，致使肾精亏损，阴虚火旺，故见精神疲惫，精神不集中等精血亏虚之象，以及口干舌燥，欲饮等阴虚火旺之象。因此，杨华教授认为该患者属于肾气不固、阴虚火旺所致遗精，即其基本病机乃肾气不固、阴虚火旺，治以补肾固精、滋阴降火。杨华教授方选补肾Ⅱ号方加减化裁，即六味地黄丸为基础方加减而成。六味地黄丸源于《小儿药证直诀》，原名地黄丸，原为小儿禀赋不足之"肾怯失音，囟门不合，神不足"而设，后世多用于肾阴精不足之证。方中熟地黄可填精益髓、滋补阴精，山萸肉补养肝肾，并能涩精，山药双补脾肾，即补肾固精，又补脾以充后天生化之源，以上三药用法称为"三阴并补"，配以女贞子滋补肝肾之力更佳；泽泻、牡丹皮、茯苓可泻湿浊而降相火，加入知母、黄柏可构成知柏地黄丸，可达滋阴降火之效。杨华教授指出，治疗遗精当以为补为涩，故加五味子收敛固涩、益气补肾，芡实益肾固精，配以龙骨、牡蛎收敛固涩、平肝潜阳，锁阳、桑螵蛸均可补肾助阳，桑螵蛸还可固精缩尿，阴阳并补，兼收敛固涩，一补一收，方用妙法。同时配以金银花、蒲公英、黄连合用清热泻火，以解内火之急所致口干舌燥等热症，甘草调和诸药。二诊时，药后遗精好转，加覆盆子以助固涩之力。三诊时，小便微黄，舌尖稍红，则有心火之象，故加入石韦、竹叶、焦栀子清心火、利小便。四诊时，加入麦冬以补心阴、除烦安神。

第九节　紫　斑

一、疾病概述

紫斑是指血液溢出于肌肤之间，皮肤表现青紫斑点或斑块的病证，亦有称为"肌衄""葡萄疫"者。一般教材及中医内科书籍常分血热妄行证、阴虚火旺证、气不摄血证三个类型，但据个人体会，还应有营卫不和证、气滞血瘀证等。从总的归类看，紫斑属于血证范围，可从邪实与正虚两个方面来分型论治，如热盛迫血、阴虚火旺可归入邪实偏盛；气不摄血、营卫不调可归入正气偏虚。在治法上，也可简要地按两大类型分治，具体方药可按医理选用，不限于教科书上的几方几法。大体原则可参阅唐容川《血证论》的止血、消瘀、宁血、补虚选用方药。血小板减少性紫癜多属气血两虚、气不摄血证，故以补中益气汤、归脾养心汤或人参养营汤之类加减治疗。治法之中，"气为血帅，血为气母"，"气行则血行"，"气滞则血瘀"应注意气分药与血分药的配伍关系。另外，也需处理好补血养血与活血散瘀的关系，补养过甚则紫斑难散，活化过甚又易继发紫斑，在遣方用药时，应因人因证而异，不宜固守一法一方。对紫斑的治疗，认为是营卫不调气滞血瘀而成，系用玉屏风桂枝汤调和营卫、益气固表，兼入散瘀活血及祛风养正之药（营卫不和易遭风邪所伤），其他如牛蒡子、地肤子、五加皮、薏苡仁等根据患者具体情况加减配伍。

二、临床医案

患者：王某，男，8岁。

初诊：2019年5月24日。

主诉：下肢皮肤出血点半年余。

现病史：患者诉半年前不明原因出现下肢皮肤大片出血点，腰背隐痛不适，服用抗组胺药物后片状出血点尚存，遂去市人民医院检查，诊断为肾型过敏性紫癜，此次感冒后诱发，现在皮肤紫癜较前发病时减轻，小便短黄，色橘红，大便尚可，伴见咳嗽、吐痰，舌质红，苔黄，脉弦细数。

既往史：不详。

辅助检查：尿蛋白转性，活动后（＋－），潜血（＋＋）。

西医诊断：肾型过敏性紫癜。

中医诊断：紫斑。

中医证型：血热妄行。

治则：凉血化斑。

方药：四妙勇安汤合玉屏风散加减。

金银花12g，连翘10g，赤芍10g，小蓟12g，白茅根15g，仙鹤草15g，玄参12g，蒲公英12g，牡丹皮12g，防风12g，麦冬12g，黄芪15g，三七3g（冲），当归10g，甘草3g。7剂，水煎服，日1剂，早晚分服。

二诊（6月19日）：服药后皮肤斑块尚存，感冒症状消失，小便量稍增加，色浅红，舌质红，苔微黄，脉弦细。处方：守上方加紫草10g。10剂，水煎服，服同前法。

三诊（7月17日）：服药后上述症状轻，复查尿常规：尿蛋白（－），潜血（＋）。处方：守上方加党参10g。10剂，水煎服，服同前法。患者2个月未复诊，电话随访得知症状稳定，欲停药观察。

医嘱：清淡饮食，忌食辛辣、刺激、油腻的食物，避免情志过极，注意休息。

按语：患者西医诊断为肾型过敏性紫癜，检查结果见尿蛋白转性，活动后尿蛋白（＋－）。该病属于紫癜性疾病的一种，其中肾炎性紫癜最为严重，肾损害在皮肤紫癜后出现，临床多查尿常规、血小板计数、凝血功能、肾功能以确诊，治疗上多采用抗组胺药物、改善血管通透性的药物、糖皮质激素等。根据其症状本病应归属祖国医学的"紫斑"范畴。《外科正宗·葡萄疫》云："感受四时不正之气，郁于皮肤不散，结成大小青紫斑点，色若葡萄，发在遍体头面……久则虚人，斑渐方退。"杨华教授指出，外感内伤均会引起本病，病证分虚实，由火热、阴虚、气虚导致，本案患者感受不正之气，热入营血，血热迫血妄行，血液瘀积于肌肤腠理，则紫斑显露。久病正气虚，温热之邪首先犯肺，卫气不固，则见咳嗽、有痰、脉弦等。方选四妙勇安汤以清热，合玉屏风散益气固表，加小蓟、仙鹤草、白茅根活血止血消斑，三七、当归活血化瘀，麦冬滋阴。诸药同用，清热解毒，并兼有补益正气、活血化瘀的作用，适用于血热妄行造成的紫癜。根据"有是证用是药"的原则，兼治卫表不固、温热之邪侵袭肺卫造成的咳嗽。二诊时，加紫草凉血消斑。三诊症状减轻，但尿常规检测仍有潜血，加党参益气摄血。

第七章　妇科病及常见杂病

第一节　月经失调

一、疾病概述

1. 月经过多　月经的周期、经期基本正常，月经量较常量明显增多者，称为月经过多，又称经水过多。一般认为月经量以 30～80mL 为适宜，超过 100mL 为月经过多。

《金匮要略》温经汤条下有"月水来过多"。经水过多一词，最早见于刘河间《素问病机气宜保命集》，以四物加黄芩、白术治"妇人经水过多"的记载。《丹溪心法》指出月经过多病机有：血热、痰多、血虚。《万氏妇人科》强调"经水来有多者，不论肥瘦皆属热也"。《女科准绳》则认为其病机为虚，"经水过多，为虚热，为气虚不能摄血也"。《傅青主女科》则云："妇人有经水过多 …… 人以为血热有余之故，谁知是血虚而不归经乎。"而《医宗金鉴·妇科心法要诀》依据经血的质、色、味以及带下的特点来辨月经过多的寒热虚实。《沈氏女科辑要》认为血瘀也是本病的病因。

本病相当于西医学的排卵型功能性子宫出血引起的月经过多（如黄体萎缩不全）或子宫肌瘤、子宫腺肌症、子宫内膜异位症、子宫肥大症等引起的月经过多。计划生育手术后引起的月经过多，也可参照本病治疗。

2. 月经过少　月经量明显减少，或行经时间不足 3 天，甚至点滴即净者，称为月经过少，又称经水涩少。一般月经量少于 30mL 为月经过少。本病虽然月经量过少，或经期过短，但周期一般正常。

3. 经期延长　月经周期基本正常，经期持续时间达 7 天以上，甚至淋漓 2 周始净者，称为经期延长，又称月水不断、经事延长等。

《诸病源候论》认为："月水不断"的病机为"劳伤经脉，冲任之气虚损，故不能制其经血"。《校注妇人良方》指出，"经行而合阴阳""外邪客于胞内，滞于血海"均可致经期延长。《沈氏女科辑要》云："经事延长，淋漓不断，下之无固摄之权，虚象显然。"《陈素庵妇科补解》认为本病有虚有实，曰："若迟致半月或一月，尚淋漓不止，非冲任内虚，气不能摄血，即风冷外感，使血滞经络，故点滴不已……"可见本病的病机为冲任不固，经血失于制约。

本病相似于西医学之功能性子宫出血的黄体萎缩不全，或子宫内膜修复延长(卵泡期出血)、子宫内膜炎等。计划生育手术后引起的经期延长可参照本病治疗。

二、临床医案

病案 1：月经过多(血热证)

患者：朱某，女，23 岁。

初诊：2018 年 8 月 20 日。

主诉：月经量多半年余。

现病史：患者半年来月经行经周期延长，量多，经色红，下巴起粉刺，色红，伴口干口苦，纳食可，小便短黄，大便干燥，舌质红，苔微黄，脉弦数。

既往史：无。

辅助检查：妇科彩超示：宫颈及附件未见异常。

西医诊断：功能失调性子宫出血。

中医诊断：月经过多。

中医证型：血热证。

治则：清热凉血，养血调经。

方药：清经汤加减。

当归 15g，赤芍白芍各 15g，牡丹皮 15g，生地 15g，玄参 18g，蒲公英 18g，紫花地丁 15g，黄连 9g，金银花 15g，浙贝母 15g，甘草 6g，郁金 15g，白茅根 30g。7 剂，水煎服，日 1 剂，早晚分服。

二诊(8 月 31 日)：服药后粉刺好转，月经未行，口干苦减轻，纳食可，小便短，大便调，舌质红，苔薄黄，脉数。处方：守上方加女贞子 25g、益母草 20g。7 剂，水煎服，服同前法。

三诊(9 月 7 日)：服药后月经已来，经期较前减少 2 天，经量减少，粉刺色淡，舌质淡红，苔厚，脉弦。处方：守上方，继开 7 剂，服同前法。

医嘱：忌食辛辣、刺激食物，调起居，畅情志，多休息，定期复查。

按语：本例患者彩超提示子宫附件未见异常，西医临床考虑功能失调性子宫出血，治疗手段较为单一，不良反应大。杨华教授指出，月经过多分虚实，病因较为简单，不外乎气虚不固，热迫血行，瘀阻冲任，治疗时先辨虚实，应标本同治，方能预后良好。本案患者三七年华，气血充盈，多为实证，冲任气旺，化热伏络，迫血妄行，经量增多，血被热灼，色鲜红，热邪潜伏，经气不利，郁而化热，肝胆火旺，口干口苦，热结二阴，伤津耗液，下利膀胱，小便黄赤，大便干燥，舌红苔黄，脉弦数，一派热象，治以养血、清热、调经为法。《傅青主女科》云："妇人……其精甚多，人以为血热之极也，谁知是肾中水火太旺乎！夫火太旺则血热，水太旺则血多，此有余之病 ……然而火不可任其有余，而水断不可使之不足。治之法但少清其热，不必泄其水也，方用清经散。"方选清经汤加减，方中赤芍、丹皮、浙贝母、白茅根凉血、清热、止血；玄参、紫花地丁、黄连、金银花清热解毒，使热去肿消；郁金、莪术理气调经；甘草、炒麦芽健护脾胃。二诊仍有火热之象，舌质红，苔薄黄，脉数，加女贞子以滋阴、填补肝肾，益母草活血行经、清热利尿，为经产胎之圣药。尽剂后，患者三诊，经量减少，淋漓、面疮、口苦等症状皆好转。守上方，续服巩固疗效。

病案 2：月经过少（气虚血瘀）

患者：陆某，女，25 岁。

初诊：2019 年 3 月 25 日。

主诉：月经量少 3 个月。

现病史：患者近来 3 次月经经期缩短至 1 天，经量减少，时有血块，小腹疼痛不适，白带未见异常，末次月经 3 月 13 日。现气色差，自觉乏力不适，纳可，眠可，小便次数少，大便调，舌质淡，苔薄，脉细涩。

既往史：无。

辅助检查：无。

西医诊断：月经稀发。

中医诊断：月经过少。

中医证型：气虚血瘀。

治则：养血调经。

方药：桃红四物汤合失笑散加减。

当归 15g，白芍 15g，川芎 15g，桃仁 15g，红花 15g，土鳖虫 15g，莪术 10g，三棱 10g，炒蒲黄 15g，五灵脂 15g，甘草 6g，益母草 20g，炒香附 15g。7 剂，水煎服，日 1 剂，早晚分服。另予：乌鸡白凤丸，2 盒，每次 1 丸，每日 2 次。

二诊（4 月 1 日）：月经未行，服药后症状减轻，小便次数增多，舌质淡，苔薄，脉细。处方：守上方加女贞子 25g。7 剂，水煎服，服同前法。

三诊（4 月 9 日）：近来气色稍有好转，小便正常，月经未至。处方：守上方加阿胶 10g。7 剂，水煎服，服同前法。

四诊（4 月 17 日）：此次服药后月经量略增，偶见血块，小腹痛缓解，舌质淡红，苔白，脉细。处方：守上方加牡丹皮 15g。7 剂，水煎服，服同前法。另予：龙马滋肾胶囊，2 盒，每次 6g，每日 2 次。

五诊（5 月 8 日）：服药后症状减少，乏力尚有，舌质淡红，苔白，脉细。处方：守上方加党参 15g。7 剂，水煎服，服同前法。

医嘱：忌食辛辣、刺激食物，调起居，畅情志。

按语：大凡月经量少于以往，不足 2 日或点滴而尽病证，中医称之为月经过少。西医学中的子宫内膜炎、子宫发育不良等可参照本病治疗。杨华教授认为，临床常见月经病非"纯虚纯实"之证，本病患者月经量少伴有血块，此为血瘀之象属实；气色差，自觉乏力，乃脾气虚不荣，不能充养经脉，舌质淡，苔薄，脉细涩，为一派虚象。本证为虚实夹杂，故以养血调经为法，方选桃红四物汤合失笑散以活血补血。方中四物汤去熟地防闭门留寇，莪术、三棱、土鳖虫，破血通经，炒蒲黄，五灵脂、益母草破血下气。在整个治疗过程中，坚守此法，防"见是证用是药"，加女贞子填精益髓、滋补肝肾，加阿胶加强补血之效，加牡丹皮理气凉肝、去肝热。经络通畅，月经得复。加党参以补益中气。五诊尽剂，症状大减，疗效甚佳。

病案 3：月经过少（肾气虚）

患者：邵某，女，35 岁。

初诊：2017 年 10 月 9 日。

主诉：月经量少，腰臀部酸沉不适 2 个月余。

现病史：臀部发酸沉，腰酸沉，月经经色暗，经量少，经期 2～3 天，自诉此次月经欲至，舌质淡，舌体偏大，苔白厚，脉沉细。

既往史：无。

辅助检查：彩超示：左侧输卵管阻塞。

西医诊断：月经稀发。

中医诊断：月经过少。

证型：肾气虚。

治则：补肾调经。

方药：补肾Ⅱ号方加减。

熟地 18g，山药 15g，山萸肉 15g，牡丹皮 15g，泽泻 15g，茯苓 15g，盐杜仲 15g，川断 15g，土鳖虫 15g，防风 15g，秦艽 15g，黄芪 25g，益母草 15g，甘草 6g，威灵仙 15g。7 剂，水煎服，日 1 剂，早晚分服。

二诊（10 月 16 日）：服药 3 天后月经已至，经量少，色黑，经期延长至 5 天，臀部酸胀好转。处方：当归 15g，川芎 15g，桃仁 15g，红花 15g，盐杜仲 18g，川断 15g，菟丝子 15g，枸杞 15g，巴戟天 15g，牛膝 15g，土鳖虫 15g，甘草 6g，车前子 15g（包），炒薏苡仁 25g，姜黄 15g，制乳没各 9g。7 剂，水煎服，服同前法。

三诊（10 月 30 日）：经后带下量多，色微黄，舌质淡，舌根部黄厚苔，脉沉数。处方：守上方去巴戟天、姜黄，加土茯苓 15g、蒲公英 15g、金银花 15g。7 剂，服同前法。

四诊（7 月 11 日）：服药后上述症状稍有缓解，舌质淡，舌体大小基本正常，苔厚，脉沉弦。处方：守上方加阿胶 6g、川断 15g。7 剂，服同前法。

五诊（7 月 20 日）：月经提前 2 天，经色暗红，量可，舌质淡红，苔厚，脉沉。处方：

守上方，加制首乌15g。7剂，服同前法。

医嘱：忌食辛辣、刺激食物，调起居，畅情志，定期复查。

按语：月经过少有虚实两类：虚者多因素体气虚或中气不足；实者多因过食辛辣，七情致病，气滞血瘀，产后瘀血未尽。治疗上，虚者重在补益肝肾，实者重在温经行滞、祛瘀调经。杨华教授指出，肾气不足，精血亏少，冲任气血衰少，血海不能满溢，故月经量较前少，肾精衰少，不能填精益髓，腰腿失养，故腰酸。气能行津，气虚，津停，久而化为湿，舌质淡，舌体偏大，苔白厚，脉沉细，为湿盛之象，治疗上以补肾调经充养本原为法，方选六味地黄汤加减，滋补天癸。方中杜仲、益母草滋补肾气；黄芪益气建中。二诊时，月事已行，瘀血得化，气血渐充，仍有轻微腰痛，更换处方，方中 当归、川芎活血调经、补血养血；杜仲、川断、菟丝子、枸杞、牛膝、巴戟天填精益髓，滋先天之源；党参、薏苡仁健脾和胃，益经血之源；车前利湿；姜黄、乳香、没药破气下血。诸药合用则化瘀力强，兼能补益气血。三诊时 经后带下量多，舌苔黄厚，脉沉数，一派热象，故去巴戟天、姜黄等大热之品，加土茯苓、金银花、蒲公英清热解毒。四诊时，仍有苔厚，脉沉弦，说明瘀血、痰湿仍有，加阿胶、川断补血活血，调经行气。五诊时，经色暗红，因肾主色黑，肾虚不固，月经前提，故加制首乌滋补肝肾。

病案4：月经过少（血虚证）

患者：胡某，女，37岁。

初诊：2018年11月19日。

主诉：月经量少半年余。

现病史：半年来月经量少，每次行经2～3天，伴经期提前，色淡红有血块少许，气色较差，饮食尚可，夜间休息欠佳，蹲坐起立时头晕感，舌质淡，苔白，脉细。

既往史：鼻窦炎4年余。

辅助检查：无。

西医诊断：月经稀发。

中医诊断：月经过少。

中医证型：血虚证。

治则：养血调经。

方药：桃红四物汤加减。

当归15g，赤白芍各15g，熟地18g，桃仁15g，红花15g，莪术10g，三棱10g，益母草25g，牛膝15g，黄芪30g，制首乌15g，阿胶5g（烊化），土鳖虫15g，制香附15g，甘草6g，柴胡15g。7剂，水煎服，日1剂，早晚分服。

二诊（11月26日）：经期提前，色淡红质稀，血块尚有，故调方如下：处方：四君子汤合桃红四物汤加减。党参15g，炒白术15g，茯苓15g，木香9g，当归15g，川芎15g，牛膝15g，益母草25g，莪术10g，熟地15g，黄芪30g，炒桃仁15g，红花15g，杜仲炭15g，川断 15g，白芍 15g，制首乌 15g。7 剂，水煎服，服同前法。另予：乌鸡白凤丸，2 盒，每次 1 丸，每日 1 次。

三诊（12 月 9 日）：服药后腹泻止，本次月经经量较前增多，近日因感冒后引起鼻窦炎复发，现头痛鼻塞，流黄涕。舌质淡红，苔白，脉浮细。处方：守上方去莪术，加白芍 15g、阿胶 5g、辛夷 15g、防风 15g（后下）。7 剂，水煎服，服同前法。另予：辛夷鼻炎片，2 盒，每次 3 片，每日 3 次，口服。

四诊（12 月 17 日）：近来证可，鼻窦炎症状大轻，头痛缓解，夜间休息好转，纳可。处方：守上方，7 剂，服同前法。停药 2 个月未来诊，电话随访患者月经量增多，经期基本正常。

五诊（3 月 1 日）：近来证安，现月经先期伴腰酸下坠，头顶少许白发，二便调，舌质淡红，苔白，脉沉细。处方：六味地黄汤加减。当归 15g，赤芍 15g，白芍 15g，制首乌 15g，熟地 15g，山萸肉 15g，牡丹皮 15g，泽泻 15g，女贞子 15g，桑葚子 15g，桑叶 15g，生杜仲 20g，盐巴戟天 15g，桑寄生 15g，川断 15g。30 剂，水煎服，服同前法。

六诊（4 月 10 日）：服药后此次月经经期提前 3 日，行经 5 日，经量基本正常，饮食欠佳，眠可，舌质淡红，苔白，脉细弱。处方：守上方加黄芪 15g、炒白术 15g。30 剂，水煎服，服同前法。·

七诊（5 月 13 日）复诊：服药后月经先期好转，经量略多，白发可见，舌质淡红，苔白，脉细。处方：守上方加墨旱莲 15g。30 剂，水煎服，服同前法。·

医嘱：服药期间忌服辛辣、刺激性食物，月经期注意休息。

按语：月经量少若迁延日久则会发展为闭经，其特点是虚多实少，西医学的子宫内膜炎、卵巢早衰、子宫发育不良等可参照本病辨证治疗，临床上确诊需要行彩超或实验室检查。杨华教授指出，该患者系中年妇女，素体脾胃虚弱，气血生化不足，经量少，气虚统摄经血无力导致经期提前、经色淡红质稀；血不养容，面色较差，血不养脑，脑络空虚，引起头晕不适。方选桃花四物汤养血调经，配以三棱、莪术、土鳖虫化瘀调经，黄芪、甘草、阿胶滋阴益气养血。二诊时，以健脾益气、养血调经为主，前方合四君子汤加减。三诊、四诊时，以随证治之为主，即"急则治其标"之法。五诊中医理论认为"肾气为一身气之根本，主精生髓化血"，血不养发可见白发，故五诊、六诊、七诊时治以补肾调经养发，方选六味地黄汤，随诊酌加黄芪、炒白术、墨旱莲，共奏补肾调经、养血乌发之功。

病案 5：月经过少（血瘀）

患者：马某，女，42 岁。

初诊：2018 年 7 月 11 日。

主诉：月经量少半年多。

现病史：患者半年来出现月经量少于既往经量，伴见少许血块，色暗，经期后延，偶有腰酸、腰痛，纳可，寐差，二便可，舌质暗红，边有齿痕，苔白，脉沉细涩。

既往史：腰椎间盘突出 7 年。

辅助检查：无。

西医诊断：卵巢早衰。

中医诊断：月经过少。

中医证型：血瘀证。

治则：活血调经。

方药：桃红四物汤加减。

当归 15g，川芎 15g，桃仁 15g，红花 15g，土鳖虫 15g，益母草 20g，牛膝 15g，三七 5g，炒白术 15g，茯苓 15g，甘草 6g，炒香附 15g，阿胶 6g，莪术 10g，三棱 10g，生地 18g。14 剂，水煎服，日 1 剂，早晚分服。另予：乌鸡白凤丸，2 盒，每次 1 丸，每日 2 次。

二诊（8 月 1 日）：此次服药 3 天后月经已来，月经行经 10 天，滴淋不断，色淡，量少，舌质淡，苔白，脉沉细。更方如下：当归 18g，白芍炭 15g，川断炭 15g，杜仲炭 15g，益母草 15g，艾叶炭 15g，山萸肉 15g，牡丹皮 15g，阿胶 10g，生地炭 15g，甘草 6g，黄芪 25g，炒香附 15g，炒蒲黄 15g，仙鹤草 15g，白茅根 30g。14 剂，水煎服，服同前法。

三诊（8 月 15 日）：服药后气色较前明显好转，腰酸、腰痛症状缓解，休息尚可，舌质淡红，苔白，脉沉细。处方：守上方，14 剂，服同前法。

医嘱：服药期间忌服辛辣、刺激性食物，调起居，畅情志，定期复诊。

按语：月经过少临床上较为常见，易反复，治疗上多采取中西医结合疗法治疗。杨华教授指出，本例患者冲脉瘀阻，内结成块，见血块、色暗，宿血阻滞，新血不下，故月经后延；血瘀化热，热扰心神，见心烦不安，寐差，舌质暗红，边有齿痕，苔白，脉沉细涩，为血瘀之象。治以活血调经，方选桃红四物汤加减。基础方桃红四物汤以养血调经，加三棱、莪术行气破瘀，阿胶滋养阴血，炒白术、茯苓祛湿、健脾、益气，香附行气。诸药同用，本方行补兼施，牛膝引药下行，直达下焦。二诊时，月经已来，此时患者月经淋漓 10 日不止，峻下逐瘀药因其药性猛烈故妇人经期少用，患者已至六七，本已阳气衰少，气血不足，况素体虚弱，腰府不充，故更改处方，以理气、养血、柔肝、补气为主。二诊尽剂后，三诊患者气血濡养头面，面色较好，续服前方巩固疗效。

病案 6：月经过少（肝肾亏虚）

患者：刘某，女，39 岁。

初诊：2019 年 5 月 29 日。

主诉：月经量少，色黑 3 个月。

现病史：月经量少，色黑，经期提前。既往月经规律，经量中等。近来末次月经 5 月 20 日，行经 2~3 日即尽，经量少。伴见腰酸乏力，面部粉刺、黄褐斑，二便调，纳可，眠可，舌质淡，苔白，脉弦细数。

既往史：不详。

辅助检查：暂缺。

西医诊断：功能性月经失调。

中医诊断：月经过少。

中医证型：肝肾亏虚。

治则：养肝调经，补肾填精。

方药：胶艾四物汤加减。

当归15g，赤芍15g，白芍15g，生地15g，制首乌15g，玄参15g，益母草25g，阿胶15g，蒲公英15g，甘草6g，莪术10g，黄芪30g，怀牛膝15g，党参15g，炒白术15g，金银花15g。7剂，水煎服，日1剂，早晚分服。

二诊（6月10日）：服药后月经经期未至，腰酸不适尚有，舌质淡，苔白，脉弦细。处方：守上方加女贞子25g。7剂，水煎服，服法同前。

三诊（6月21日）：自诉服药后月经已行，延期1天。此次月经量少，见少许血块，色暗，舌质淡，苔白，脉涩。处方：守上方加川芎15g。10剂，水煎服，服法同前。

四诊（7月3日）：服药后上述症状减轻，腰酸乏力明显缓解，近来皮肤干燥，口干欲饮，小便色黄，大便调。处方：守上方加麦冬15g。10剂，水煎服，服法同前。

五诊（7月19日）：昨晚月经已来，第1天月经量略增加，未见血块，自觉少腹部发凉，舌质淡，苔白腻，脉细弱。处方：守上方去麦冬、女贞子，加巴戟天15g、红景天15g。7剂，水煎服，服法同前。

六诊（7月31日）：随访，近来腰酸乏力，面部粉刺、黄褐斑明显改善，月经基本规律，自诉欲停药观察。

医嘱：按时服药，经期忌食寒凉食物，多休息。

按语：根据患者主要临床症状及年龄判断，应属于西医学中的功能性月经失调范畴。杨华教授指出，该患者未做任何相关检查，亦无相关疾病或手术史，既往月经正常，按其主要症状，可归于月经过少。本病分虚实，以"虚者补之，实者泻之"为原则治疗。就本案而言，患者年近四十，肾气渐虚，气虚血少，冲任气血不足，血海不能满溢，故月经量少，后天生化乏源，久则伤及先天根本，血虚精少，不能外荣肌肤，故有黄褐斑；肾虚不荣则腰痛乏力，阴血亏虚，久而化热，热郁头面，则发为粉刺；脉弦细数为阴虚内热症状，辨证可按血虚精亏论治。选用胶艾四物汤加减，方中玄参、蒲公英清热解毒，化郁热，消粉刺痤疮；阿胶、黄芪、怀牛膝、制首乌补益气血、滋补肝肾，补益先天之精；党参、白术健脾，滋生后天之源。本案各诊加减变化皆以滋阴精、补肝肾、调经活血为宗旨，意在滋补本源以增血量。总之，诊治均以养血健脾、补肾填精为宗旨加减用药。

病案7：月经过少（血虚经少）

患者：徐某，女，38岁。

初诊：2019 年 6 月 10 日。

主诉：月经量少 3 个月。

现病史：月经量少于既往经量，3 日即净，期准，末次月经 6 月 6 日，分泌物呈深咖色，面色黄，并有粉刺及黄褐斑，常感腰膝酸软无力，纳少，寐差多梦，二便调，舌质红，苔白，脉弦滑。

既往史：不详。

辅助检查：无。

西医诊断：排卵性月经失调。

中医诊断：月经过少。

中医证型：血虚经少。

治则：养血调经。

方药：归脾汤加减。

党参 15g，炒白术 15g，茯苓 15g，木香 9g，当归 15g，白芍 15g，熟地 18g，山药 15g，山萸肉 15g，阿胶 15g，牡丹皮 15g，炒枣仁 15g，柏子仁 15g，太子参 15g，麦冬 15g，墨旱莲 15g，女贞子 15g。7 剂，水煎服，日 1 剂，早晚分服。

二诊(7 月 5 日)：月经于 7 月 3 日行，经量增多，深咖啡样带下好转，仍有寐差。处方：守上方，加夜交藤 25g、合欢皮 15g。7 剂，服同前法。

三诊(7 月 25 日)：服药后症减，经量增加，带下好转，经前腰酸无力。处方：守上方，加怀牛膝 15g。7 剂，服同前法。

医嘱：忌食辛辣、刺激食物，调畅情志。

按语：本例患者为排卵性月经失调，主要表现为月经量少，多由子宫内膜炎、性腺功能低下等引起，多采用激素治疗。杨华教授认为，本案以月经量少为主要症状，当属祖国医学的"月经过少"，治疗时应先分虚实。本案患者肝脾不足，生化乏源，冲任气血不足，故有月经量少，气血上不荣头面，故面黄，《傅青主女科》云："经原非血也，乃天一之水，出自肾中。"故久则累及肝肾，肝肾阴精亏少，腰膝酸软无力。足厥阴肝经巡行头面，阴虚内热，故面部有粉刺及黄褐斑，患者正值行经期，故脉弦滑，辨证为"血虚经少"证，治宜养血调经，方选归脾汤加减。女子月经与肝、脾、肾三脏关系紧密，本方同治心肝与脾肾，患者未见肝郁，去柴胡。方中党参、白术、茯苓、太子参健脾益气，木香、当归、阿胶、白芍养血补血、疏肝，熟地、山药、山萸肉、墨旱莲、女贞子大补肾水益精原，柏子仁、酸枣仁养心安神，丹皮、麦冬滋阴清热以化斑。二诊时，精水充盈，肝脾健运，月经改善。守上方，加夜交藤、合欢皮以养心安神。三诊时，加牛膝以补肝肾、强筋骨，又能引血下行以改善腰膝酸软。患者症除，未再复诊。

病案 8：经期延长（血虚内热）

患者：陈某，女，40 岁。

初诊：2019 年 7 月 11 日。

主诉：经期延长、经量减少 3 个月。

现病史：患者诉近 3 个月来无明显诱因下出现行经 7 日后仍淋漓不尽，经量减少，血色先暗后暗红，质稠，伴腰酸乏力。既往月经周期、经期规律，末次月经 6 月 30 日，至今仍淋漓未尽，纳差，寐可，小便色黄，大便调，舌质淡，苔白，脉细数。

既往史：不详。

辅助检查：无。

西医诊断：排卵性功能失调性子宫出血。

中医诊断：经期延长。

中医证型：血虚内热。

治则：养血清热。

方药：清经散加减。

当归15g，赤芍15g，牡丹皮15g，生地15g，金银花15g，连翘15g，蒲公英15g，甘草6g，浙贝母15g，白茅根30g，仙鹤草15g，三七5g，炒薏苡仁25g，红景天15g，杜仲炭15g。7 剂，水煎服，日 1 剂，早晚分服。

二诊(7 月 19 日)：服药后症状减轻，月经已止，腰酸乏力症状尚有，小便色淡黄，舌质淡，苔白，脉细。处方：守上方加山萸肉15g。7 剂，水煎服，服同前法。

三诊(7 月 29 日)：近来证安，此次月经已行 1 日，经量较前增多，经色改善，腰酸乏力明显缓解，余未见其他不适。处方：守上方加茜草炭、太子参各15g。

医嘱：注意饮食起居，少食辛辣、刺激性食物，狗肉、羊肉、驴肉等也应少吃。

按语：本病属于西医临床医学的排卵性功能失调性子宫出血。功能失调性子宫出血（简称功血），分为排卵性和无排卵性，排卵性功血较为少见，多发生于育龄期妇女，发病机制复杂，西医治疗多给予止血药或宫内孕激素释放系统。杨华教授根据患者主要症状认为本案应属于祖国传统医学中的经间期出血，本病有虚实之别，常由气虚、虚热、血瘀导致冲任不固，经血失约。本案患者冲任血虚量少，阴精不足，阴虚则热，热伤冲任，迫血妄行，故月经淋漓量少，腰酸乏力，经色鲜红，小便黄，脉弦滑有热象，当属血虚内热证，究其本质，为阴虚火旺导致经期迁延，故应以养血清热为法，《傅青主女科》曰："火不可任其有余，而水断不可使之不足。治之法但少清其热，不必泄其水也。方用清经散。"方中当归活血养血；赤芍、牡丹皮清热凉血，金银花、连翘、蒲公英清热解毒，浙贝母滋阴。虽不可见血止血，但淋漓日久恐气血大虚，亦加入凉血止血药。生地滋阴凉血止血，白茅根凉血止血，仙鹤草收敛止血，防闭门留寇，又入三七活血止血，红景天益气活血化瘀，杜仲炭既能滋补肝肾又因炭用，有止血之效。二诊症减，腰膝无力明显，酌加山萸肉补肝肾、收涩止血，"气为血之帅"，故三诊配以太子参益气生血统血，茜草炭增加凉血止血之效。

第二节 痛 经

一、疾病概述

痛经的发生与年龄、是否分娩有关。月经来潮的最初几个月，很少发生痛经。16～18 岁时发病率最高，可达 82%，以后又逐渐下降，50 岁时维持在 20%，性生活的开始可以降低痛经的发生率。研究表明，有过足月分娩史的女性其痛经的发生率及严重程度明显低于无妊娠史或虽有妊娠但自然流产、人工流产者。这是因为足月妊娠时子宫上支配平滑肌细胞的肾上腺素能神经几乎全部消失，产后这些神经末端仅部分再生，去甲肾上腺素水平达不到孕前水平，产后痛经减轻或消失。初潮早、月经期长、经量多的女性痛经严重，而口服避孕药者痛经的发生率明显降低。痛经还有一定的家族性，痛经者的母亲和姐妹也常有痛经的发生。文化水平和体力活动与痛经无关，寒冷的工作环境与痛经的发生有关。还有研究表明，痛经的发生与长期接触汞、苯类混合物有关。

痛经发病有虚实之分。虚者多责之于气血肝肾之虚，实者多责之于气郁及寒、热、湿邪之侵。病位在冲任、胞宫，变化在气血，表现为痛证。其之所以伴随月经周期而发，与经期及经期前后女性处于特殊生理状态有关。未行经期间，由于冲任气血平和，致病因素尚不足以引起冲任、胞宫气血瘀滞或不足，故平时不发生疼痛。经期前后，血海由满盈而泄溢至暂虚，冲任气血变化较平时急骤，易受致病因素干扰，加之体质因素的影响，导致胞宫气血运行不畅或失于温煦，发生不通则痛或不荣则痛。痛经实者多发生在临行之际，因此时血海气实血盛。若因气郁或寒、热、湿邪干扰血海经血，以致血滞作痛，经水溢出则瘀滞随之而减，故经后疼痛常可自止，但湿热之邪所致的疼痛常因湿热缠绵而流连，故平时亦常有小腹或腰骶作痛，逢经期加重。虚者多发生于月经将净及始净之际。乃因患者血气本虚，肝肾亏损，行经之后血海更虚，胞脉失于濡养之故，待经静之后，随着冲任气血渐衰，胞脉得养，则疼痛渐除。无论虚实，如得到适当调治，使病机逆，病可向愈；若病因未除，素体状况未获改善，则下一次月经来潮疼痛又复发作。

痛经虽有虚实之分，但因妇女本不足于血，即属实证亦常兼不足，如肝郁血虚、肝郁肾虚等，又如气血本虚，血少则不畅，气虚则运行迟滞，便是虚中有实之例，所以痛经"夹虚者多，全实者少"。

二、临床医案

病案 1：痛经（寒凝血瘀）

患者：方某，女，25 岁。

初诊：2018年8月8日。

主诉：经期小腹部疼痛3个月余。

现病史：患者于夏季饮食寒凉食物，近3次月经出现小腹部疼痛，月经色暗有少量血块，未予治疗，症状加重，月经延期3~4天，较前量少，现自觉小腹部凉痛，小便频多，大便干，饮食尚可，眠可，舌质深暗，苔白，脉细弱。

既往史：无。

辅助检查：彩超：子宫及附件未见异常。

西医诊断：原发性痛经。

中医诊断：痛经。

中医证型：寒凝血瘀。

治则：养血温经，化瘀止痛。

方药：桃红四物汤加减。

当归15g，川芎15g，桃仁15g，红花15g，土鳖虫15g，延胡索15g，炒香附15g，益母草25g，莪术10g，三棱10g，炒五灵脂10g，丹参25g，甘草6g，郁金15g，茜草15g，三七5g(冲服)。7剂，水煎服，日1剂，早晚分服。

二诊(8月15日)：服药期间月经未行，小腹部胀痛不适减轻，小便频，大便调，舌质暗，苔白，脉细弱。处方：守上方加姜黄10g、炒蒲黄15g。7剂，水煎服，服同前法。

三诊(8月23日)：服药后上述症状明显减轻，月经尚未行，时有身懒乏力感，小便次数减少，舌质暗，苔白，脉细。守处方：上方加黄芪25g。7剂，水煎服，服同前法。另予：七物香附丸，2盒，每次5g，每日3次。

四诊(8月31日)(代诉)：月经已来2天，此次行经疼痛缓解，小腹部凉感尚有，二便调，舌质暗，苔白，脉细迟。处方：守上方加乌药15g、炒茴香5g。7剂，水煎服，服同前法。

医嘱：忌食生冷、辛辣、酒酪等物，调起居，畅情志。

按语：患者彩超提示未见异常，仅有小腹疼痛，应属于西医临床医学的痛经。《金匮要略》首次将经行小腹疼痛命名为痛经，凡女性行经期或经行前后出现少腹疼痛，腰骶酸痛，均可按本病辨证施治。杨华教授指出，本案患者病因明显，由于过食寒凉导致痛经发生，当属痛经中的实证之寒凝血瘀。寒客冲任，经血不行，行经时期，气血下注，然寒邪阻滞胞宫，饮食寒凉，不通则痛，小腹凉痛，阴寒内生，脏腑无阳则阴难以生化，血海亏少，阴虚不能滋养。治宜养血温经、化瘀止痛，用桃红四物汤补血和血，加三棱、莪术、土鳖虫破血行气，五灵脂、郁金温经理气，丹参活血补血，延胡索通经络、理气，三七止痛、活血。诸药并用，攻补兼施，以驱寒化瘀兼养血理气。二诊时，服药后患者月经仍推迟，且小腹仍有胀痛。加姜黄、炒蒲黄破气化真，行瘀敛阴。三诊时，症见肾困倦乏力，加黄芪大补气血，尽剂。四诊时，痛经缓解，仍感小腹凉，给予乌药、炒小茴香温中理气。

病案 2：痛经（气滞血瘀）

患者：蔡某，女，39 岁。

初诊：2019 年 5 月 20 日。

主诉：痛经 3 个月余。

现病史：患者 3 个月前因工作压力出现痛经症状，未予治疗，平素生气易怒，现行经时疼痛部位不定，时下血块，经色暗，量少，饮食尚可，眠可，小便调，舌质红，苔白，脉弦涩。

既往史：无。

辅助检查：彩超：子宫内壁回声欠均匀。

西医诊断：原发性痛经（功能性痛经）。

中医诊断：痛经。

中医证型：气滞血瘀。

治则：疏肝理气，化瘀止痛。

方药：血府逐瘀汤加减。

柴胡 15g，黄芩 15g，当归 15g，桃仁 15g，红花 10g，莪术 10g，三棱 10g，炒香附 15g，延胡索 15g，益母草 20g，阿胶 5g，土鳖虫 15g，甘草 6g，牛膝 15g，川芎 15g，姜黄 10g。7 剂，水煎服，日 1 剂，早晚分服。

二诊（5 月 27 日）：服药后月经尚未行，面部红肿，时作痒，舌质红，苔微黄，脉弦涩。更上方：当归 15g，赤白芍各 15g，牡丹皮 15g，生地 15g，玄参 15g，蒲公英 15g，黄连 10g，桃仁 15g，红花 10g，甘草 6g，黄芩 15g，延胡索 15g，莪术 10g，益母草 15g。7 剂，水煎服，服同前法。

三诊（6 月 21 日）：服后面部痒肿不适减轻，此次月经延后 3 天，痛经症状较前明显缓解，经排大量血块，经色暗，舌质淡，苔薄，脉弦细。处方：守上方加鸡血藤 25g。7 剂，水煎服，服同前法。

四诊（6 月 29 日）：近来证安，情绪平稳，饮食及休息佳，面部症状基本消失，舌质淡，苔白，脉弦细。处方：守上方，7 剂，服同前法。

医嘱：忌食生冷、辛辣、酒酪等物，调起居，畅情志。

按语：原发性痛经是一种较为常见的妇科疾病，主要表现为行经期或行经前后出现的下腹疼痛，伴有腰酸不适，主要是由于前列腺激素升高导致，临床上应与盆腔炎、子宫内膜异位症相鉴别。西医多采取激素治疗，较易复发，患者多选择中医汤药治疗。杨华教授指出，痛经不外虚、实两方面，胞宫失于濡养，不荣则痛，或邪气阻滞胞宫经血，不通则痛，临床上应先辨别虚实，本案患者明显由因情志不畅诱发，平素易怒，暴怒伤肝，肝郁气滞，气停血不行，瘀阻胞宫，不通则痛，发为本病，血行不畅，则经色暗淡、量少、有结块，脉弦涩为血瘀气滞之象。治以疏肝理气、化瘀止痛为法，用血府逐瘀汤以活血化瘀、行气止痛。方中柴胡、黄芩泻肝经火热；桃仁、红花、当归、川芎为四物汤，活血化瘀、养血调经；莪术、三棱破气行血；香附、延胡索性较平缓，理气调经；牛膝引血下行；土鳖虫为血肉有情之品，破症瘕血瘀，通经络；姜黄降气除热，止心腹疼痛。二诊时，因感受风热，面红，瘙痒，舌红苔黄，脉弦涩，一派气滞血热之象，更方给予当归、芍药、牡丹皮、生地、玄参滋阴润燥，清虚热，给予蒲公英、黄连、黄芩清热解毒。三诊时，前症俱减，续上方加鸡血藤养血调经。四诊时，症状俱减，守上方以巩固疗效。

第三节　闭　经

一、疾病概述

闭经是许多妇科疾病所具有的一种症状，它可以由全身或局部的多种原因引起。妇女年满18周岁月经尚未来潮称为原发性闭经，约占总数5%，多为先天性发育异常。月经来潮但继之又闭经3个月经周期称为继发性闭经，约占95%，其病因各异。下丘脑-垂体-卵巢轴的功能正常及靶器官子宫内膜对性激素有周期性反应才能建立起正常的月经周期。下丘脑分泌促性腺激素释素和泌乳素抑制因子调控着垂体促性腺激素的分泌，而垂体促性腺激素又将促使卵巢排卵并分泌雌、孕激素，从而使子宫内膜发生周期性变化而出现周期性子宫出血即月经。上述任何一个环节受到干扰引起的功能失调均可导致闭经，另外闭经还可合并有泌乳、高雄激素血症。

闭经属祖国医学"女子不月""月事不来""血枯"等范畴。临床表现为肝肾亏虚或脾肾虚弱之虚证，或气郁血瘀、寒凝血滞等实证，治疗则重在辨清虚实，分别以补肾填精、滋肝养血、健脾益气以及温经散寒、行气解郁、活血通经等法。

二、临床医案

病案1：闭经（气虚血瘀）

患者：杨某，女，41岁。

初诊：2018年9月5日。

主诉：月经停经1年余。

现病史：患者停经1年，伴见面部黄褐斑，自诉精力不足，纳食可，二便调，舌质暗红，苔白，脉弦细。

既往史：卵巢早衰4年。

辅助检查：无。

西医诊断：停经。

中医诊断：闭经。

中医证型：气虚血瘀。

治则：益气化瘀，养血调经。

方药：八珍汤加减。

当归15g，赤芍15g，生地18g，山药15g，制首乌15g，女贞子15g，党参15g，炒白术15g，茯苓15g，丹参25g，黄芪30g，甘草6g，郁金15g，五味子15g，阿胶5g（冲服）。7剂，水煎服，日1剂，早晚分服。另予：龙马滋肾丸，1盒，每次5g，每日3次；黄体酮胶囊，3盒，每次2粒，每日2次。

二诊（9月12日）：服药后上述症状减轻，口干欲饮，舌质暗红，少苔，脉弦细。处方：守上方，加麦冬15g。7剂，水煎服，服同前法。黄体酮胶囊，2盒，每次2粒，每日2次；龙马滋肾丸，1盒，每次5g，每日2次。

三诊（9月19日）：服药后症状减轻，伴见夜间腰酸不适，活动加重。处方：守上方，加枸杞15g，7剂，水煎服，服同前法。龙马滋肾丸，1盒，每次5g，每日2次。

四诊（9月26日）：服药后面斑淡化，腰酸不适好转，舌质淡红，苔白，脉弦细。处方：守上方，加红花10g、白芷15g。14剂，水煎服，服同前法。

五诊（10月10日）：面斑好转，精神状态可，月经已来，经期3天，色红，量可，舌质淡红，苔白，脉弦数。处方：守上方，去党参、黄芪，加金银花15g、蒲公英15g。14剂，水煎服，服同前法。龙马滋肾丸，2盒；黄体酮胶囊，2盒，服同前法。

六诊（10月25日）：近来证安，面部黄褐斑基本消失，余未见异常，舌质淡红，苔白，脉弦。处方：守上方，继开14剂。服同前法。

医嘱：调饮食，畅情志。

按语：本证属于西医学继发性闭经的一种——卵巢早衰，是各种原因引起的激素分泌失调、卵巢功能衰竭导致的。《血证论》曰："妇女经闭有四：一寒证，一热证，一实证，一虚证。"杨华教授认为，闭经的发生不外虚实两种：虚者，源泉不足；实者，气血阻滞。本病患者脾虚不行，精力不足，气虚血停，瘀血内阻，气血不荣，胞宫闭阻，经血不下，发为本病，本病常表现为激素失调，单纯中医药治疗恐不甚理想，故以西药结合中医辨证治疗。治以益气化瘀、养血调经，以八珍汤为基础方，气血双补，加制首乌、女贞子补益肝肾；黄芪峻补中气，郁金下气、破血、开郁，一升一降调畅气机，五味子收敛，阿胶补血止血。二诊时，阴虚化热，故见口渴，加麦冬滋阴。三诊时，伤及肾阴，外府不荣，故腰痛，加枸杞滋补肝肾。四诊时，肝肾充盈，气血得补，仍有面斑，故加白芷生肌祛斑，红花活血去斑。五诊时，脉弦数仍有热象，但月经已来，且色量正常，故去党参、黄芪，加金银花、蒲公英清热。六诊证安，斑去。

病案 2：闭经（气滞血瘀）

患者：刘某，女，17 岁。

初诊：2019 年 5 月 20 日。

主诉：患者 14 岁月经来潮，现月经半年未行，小腹部胀痛不适，近来学习紧张，面部频发粉刺，精神面貌欠佳，食欲尚可，眠差，二便调，舌质红，苔白，脉弦细。

既往史：无。

辅助检查：激素六项：孕酮下降，促黄体激素上升，睾酮上升。

西医诊断：内分泌失调。

中医诊断：闭经。

中医证型：气滞血瘀。

治则：养血化瘀。

方药：膈下逐瘀汤加减。

当归 15g，川芎 15g，桃仁 15g，红花 15g，丹参 20g，土鳖虫 15g，牛膝 18g，香附 15g，莪术 15g，三棱 15g，益母草 25g，甘草 6g，阿胶 2g，川断 15g，熟地 18g，赤芍 15g，红景天 10g。7 剂，水煎服，日 1 剂，早晚分服。另予：坤泰胶囊 1 盒，每次 4 粒，每日 2 次。

二诊（6 月 12 日）：自诉服药后小腹部胀痛症状减轻，面部粉刺未进展，精神状态好转，食欲眠差尚有，舌质红，苔白，脉弦细。处方：守上方，加酸枣仁 15g。7 剂，服同前法；坤泰胶囊，1 盒，每次 4 粒，每日 2 次。

三诊（7 月 1 日）：服药后症状减轻，月经仍未行，面部粉刺减轻，舌质红，苔白，脉细。处方：守上方。加蒲公英 15g、益母草 20g。7 剂，水煎服，服同前法。

四诊（7 月 17 日）：此次服药期间经行 2 天，月经量少，精神状态佳，面部粉刺基本消退，舌质红，苔白，脉细。处方：守上方，加黄芪 15g。7 剂，水煎服，服同前法。

医嘱：调畅情志，规律作息，避免熬夜，定期复查。

按语：闭经为妇科常见疾病，西医治疗多预后欠佳。杨华教授认为，患者年轻，最易出现气滞血瘀，治疗中应先辨虚实，随证治之。本案缘由情志不畅，气滞血停，血在下焦，闭阻冲任，乃半虚半实之闭经，属气滞血瘀证，宜养血破积，处以膈下逐瘀汤加减。方中当归、川芎、赤芍、桃仁、红花、熟地养血活血，行冲任瘀血以调经，丹参功同四物，补养兼行，阿胶、熟地、益母草、川断、红景天活中寓养，通冲、任二脉，赤芍、香附 疏肝理气，三棱、莪术、土鳖虫破血下气，气血同治，行血分，解气分；牛膝引药下行，破瘀通经，诸药和而用之，瘀去血行，经闭得通。《内经》云："月事不来者，胞脉闭也，胞脉者，属心而络于胞中。"二诊时，冲任尚未尽通，心神不宁，寐差，加酸枣仁以养心安神。三诊时，加胎产圣药益母草以调经行血，加蒲公英清热散结化斑。四诊时，重用黄芪补气养血、托毒消斑，则诸症去。

病案3：闭经（血瘀经闭）

患者：黄某，女，32岁。

初诊：2019年5月29日。

主诉：闭经4个月余。

现病史：末次月经1月20日，月经不来4个月，常感情绪不畅，心烦意乱，双侧胸胁胀痛，既往月经周期、经期正常，痛经，孕2产2，足月顺产，纳少，寐可，二便调，舌质红，苔白，脉弦滑。

既往史：不详。

辅助检查：暂缺。

西医诊断：继发性闭经。

中医诊断：闭经。

中医证型：气滞血瘀。

治则：理气养血，破瘀通经。

方药：桃红四物汤加减。

当归15g，川芎15g，莪术10g，三棱10g，丹参25g，桃仁15g，红花15g，益母草30g，炒香附15g，阿胶15g，甘草6g，怀牛膝15g，白茅根30g，炒五灵脂10g，党参15g。7剂，水煎服，日1剂，早晚分服。另予：定坤丹，2盒，每次1粒，每日2次。

二诊(6月5日)：服药后症状减轻，时有腹痛不适，纳食差。处方：守上方，加炒茜草5g，干姜6g。7剂，水煎服，服法同前。

三诊(6月12日)：服药后痛经好转，月经恢复正常，仍感心中烦躁不适，舌质红，苔微黄，脉弦滑。处方：守上方，去干姜，加川楝子15g。7剂，水煎服，服法同前。

四诊(7月23日)：上述症状好转，月经周期、经期基本正常，小便黄，大便偏干。处方：守上方加生地15g、土鳖虫10g、大黄10g。7剂，水煎服，服法同前。

五诊(7月31日)：患者月经已行，经期3天，量可，大便松软，余症改善。

医嘱：调畅情志，适当锻炼，定期复查。

按语：本案属于西医临床医学的继发性闭经，即女性已有正常月经周期，月经停止6个月以上，或按原有周期，停经3个周期以上，常采用激素治疗或结合实验室检查进行手术治疗。杨华教授认为本病当属祖国医学"闭经"范畴，本病分虚实两类，常由血虚、肾虚、脾虚，或寒凝、痰阻、气滞血瘀导致，治疗常根据病症采取虚者补之、实者泻之的方法。本案患者月经4个月未行，且兼有情志不畅，烦躁易怒，肝气郁结，气滞血瘀，冲任阻滞，经血不通，故月经停闭；肝经所过，病之所及，肝气阻滞，不通则痛，故双侧胸胁胀痛，脉弦滑，属气滞血瘀之象，辨证应属实证之"气滞血瘀"，方选膈下逐瘀汤加减。方中当归、川芎养血活血，三棱、莪术破血逐瘀，合用祛瘀而不伤阴血，又加胎产圣药益母草行血养血，丹参功同四物，亦补亦泄，入心养血，活血化瘀，桃仁、红花、五灵脂、香附行气活血、润燥止痛。阿胶、怀牛膝滋肾益气、破血结、通月经，党参补脾以滋生化之源。二诊时，症状减轻，月经得行，按原方加茜草以行瘀敛新，加干姜使血遇热行之。三诊时，月经如常，痛经好转，故去干姜，仍有心胸烦躁，小肠与心相表里，故加川楝子以去心肝火旺。尽剂后，患者心胸畅快，症状大减。四诊时，患者月经延后2周，患者仍气机阻滞，血瘀不行，兼有小便黄，脉弦滑等热象，以理气养血、破瘀通经为宗旨，加生地滋阴清热，土鳖虫清热逐瘀，大黄清热泻火使闭者通。尽剂后患者肝肾得滋，心热得清，瘀血得行，经血按期而至。

第四节　崩　漏

一、疾病概述

崩漏，古谓："经乱之甚"，属不规则子宫出血。凡经血量多而阵下、大下为崩，量少而持续不止或止而又来、淋漓不断为漏。两者或有先后转化，故统称为"崩漏"。本病多发于青春期或更年期的妇女。现代医学称功能失调性子宫出血，简称"功血"。青春期以血热、血瘀所致者居多，而更年期多为肾虚、气虚所致。经血量多阵下，或时多时止，或淋漓日久不止，或经血紫暗有块，或色鲜红，或伴有其他兼症。

西医中的无排卵性功能性子宫出血可以参照本病进行辨证论治。

二、临床医案

病案1：崩漏（脾肾两虚）

患者：蒋某，女，40岁。

初诊：2019年5月20日。

主诉：月经淋漓不断2周余。

现病史：患者近3次月经周期延长，经期不规律，月经量如前，现贫血貌，食欲较差，腰酸，颈椎疼，身懒乏力，面颊部起斑，舌质淡胖，苔白，脉沉细。

既往史：颈椎病6年。

辅助检查：无。

西医诊断：无排卵性功能性子宫出血。

中医诊断：崩漏。

中医证型：脾肾两虚。

治则：健脾固涩，补肾调经。

党参15g,炒白术15g,茯苓15g,当归15g,杜仲炭15g,川断炭15g,益母草25g,白茅根30g,仙鹤草18g,黄芪30g,五味子15g,白芍炭18g,人参10g,甘草6g,砂仁9g(后下)。7剂,每日1剂,水煎服。另予:云南白药胶囊,2盒,每次2粒,每日2次。

二诊(5月27日):月经淋漓如前,身懒好转,腰酸、颈椎疼减轻,舌质淡胖,苔白,脉沉细。处方:守上方加山萸肉15g。7剂,水煎服,服同前法。另予:云南白药胶囊,2盒,每次2粒,每日2次。

三诊(6月9日):服药后月经量稍有减少,色淡红,身懒乏力,舌质淡胖,苔白,脉沉。处方:守上方,7剂,服同前法。

四诊(6月19日):服药后症状减轻,食欲一般,饭后饱胀感,舌质淡胖,苔白厚,脉沉。处方:守上方,加炒麦芽25g。7剂,水煎服,服同前法。

五诊(6月26日):症状稳定,患者要求服用中成药巩固疗效。龙马滋肾胶囊,2盒,每次5粒,每日2次,口服;枳术解郁胶囊,2盒,每次5粒,每日2次,口服。

医嘱:忌食辛辣、刺激食物,调畅情志,多休息。

按语:本病当属西医临床医学的无排卵性功能失调性子宫出血,根据出血量的特点,包括月经过多、子宫不规则出血过多、子宫不规则出血、月经过频等症状,治疗上多采用激素治疗。杨华教授指出,本案月经周期延长,月经淋漓不断,应属于祖国医学的"崩漏"范畴,缘于脾气虚,冲任不固,血失统摄,经血淋漓不止;患者又年至不惑,正如经云"六七,三阳脉衰于上,面皆焦,发始白",本已气血虚少,又大失精血,气血不上荣头面、四肢,而现贫血貌、身懒;脾本生化不足,耗伤肾精,肾在体合骨,又阳气虚损,腰府失容,则见腰酸颈痛等症状;舌淡,苔白,脉沉细,为一派虚象。治以健脾、补肾、调经为法,给予自拟方药,处方以四君子汤为基础补益脾胃,使受纳与运化得以健运,又加当归、川芎、杜仲补益肾精,益先天之源。女子以肝为先天,加川断以复肾藏精、肝藏血之能,以"暖子宫,疗腰痛",益母草本为胎产圣药,并用能补、能止、能行,有回虚补损之力,补中兼疏。阴虚日久,多有热象,故加白茅根除胃肠客热,仙鹤草健胃止血。脾气不升,血出不止,所以重用黄芪,升阳举陷,人参益气止血,砂仁理气,气行则血行。脾胃一伤,则肺金受刑,难以制肝,木寡于畏,仍克土,故方中加入芍药酸收,滋肝平木。二诊时,脾气稍旺,但仍不得统血,筋骨得充,但精血仍乏源,肝血已伤,仍有出血不止,淋漓不尽,加山萸肉敛肝,大补精血。三诊时,症状好转,方已奏效。四诊时,见胃胀气不畅,加炒麦芽开胃健脾除胀。五诊时,症状尽消,处以中成药滋补肾阴、理气,以巩固疗效。

病案2:崩漏(脾虚不固)

患者:李某,女,47岁。

初诊:2019年5月27日。

主诉:月经淋漓不断月余。

现病史:近半年来月经期提前,经期延长 2～3 日,淋漓不断,常持续 20 日,末次月经日期为 4 月 20 日,行经前 5 天经量多,伴神疲乏力,精神萎靡,食少,寐差,小便正常,偶有便溏,舌质淡,少苔,脉弦涩。

既往史:不详。

辅助检查:B 超示:子宫体积大,子宫壁强回声结节,考虑子宫肌瘤、宫颈囊肿。

西医诊断:子宫肌瘤,宫颈囊肿。

中医诊断:崩漏。

中医证型:脾虚不固。

治则:健脾固经。

方药:固冲汤加减。

党参 15g,炒白术 15g,茯苓 15g,黄芪 30g,当归 15g,白芍炭 15g,杜仲炭 15g,川断炭 15g,山萸肉 15g,女贞子 25g,旱莲草 15g,焦栀子 15g,郁金 15g,白芍 15g,太子参 15g,麦冬 15g,甘草 6g。7 剂,水煎服。日 1 剂,早晚分服。

二诊(6 月 4 日):服药 3 天后月经已止,神疲乏力及精神改善,食欲欠佳,舌质淡、苔白,脉弦涩。处方:守上方,炒山药 15g、五味子 15g。7 剂,服同前法。

三诊(6 月 12 日):复查 B 超:子宫壁低回声结节,体积较前稍有缩小。

医嘱:忌食辛辣、刺激食物,禁服活血行血药物,调畅情志。

按语:本案 B 超提示,该患者属于西医临床医学的子宫肌瘤、宫颈囊肿,是一种女性常见疾病,好发于 30～50 岁女性,治疗上使用多促性腺激素释放激素类似药物,或手术治疗。杨华教授认为,该患者经期延长 2～3 日,淋漓不断,常持续 20 日,可归属祖国医学"崩漏"范畴,本病根据病情轻、重、缓、急,总以急则治其标、缓则治其本的原则。杨华教授指出,该患者脾气虚弱,冲任不固,血失统摄,故经血淋漓不尽;精血亏少,津液耗伤,脾虚则中气不足,故神疲乏力、精神萎靡;经血不足,不能充养脉道,久而脉失濡润,脉气往来艰涩,综合辨证为脾虚不固证。《万氏妇人科》曰:"妇人崩中之病,皆因中气虚,不能收敛其血,加以积热在里,破血妄行,故令经血暴下而成崩中。崩久不止,遂成漏下。"所以,治疗时以健脾固经为法,方选固冲汤加减。本方固气兼补血,加栀子、郁金、麦冬清热、滋阴、凉血,以除经中郁热。二诊时,脾虚症状尚有,配以炒山药、五味子益气敛阴血。三诊时,复查结果明显好转,尽剂后,患者症状大减,未再来。

第五节 乳 癖

一、疾病概述

乳癖相当于西医的乳腺增生，是乳腺组织的良性增生性疾病。陈实功在其《外科正宗》云："乳癖乃乳中结核，形如丸卵不疼痛，不发寒热，皮色不变，其核随喜怒而消长，此名乳癖。"本证成因较多，盖女子素多忧思愤怒，易致肝气郁结。若逢摄生不慎，脾虚痰湿，可致痰气搏结，血运不畅，络道壅塞而成该证；抑或志郁化火，暗耗真阴，灼津炼痰，痰瘀搏击，坚积不解因发乳癖；亦有因嗜欲无度，耗丧根基，导致肾精暗耗，肝失濡养，冲任失调所致本证。但思虑伤脾，郁怒伤肝，脾伤则生痰，肝伤则气滞，痰凝气滞而致斯证者临床较为多见。治疗大法以豁痰理气、软坚散结、调理冲任为常用之法。治疗此证，立足于肝、脾、肾，着手于调气豁痰、活血益肾、散结消瘀。有时诸法合用，有时则有偏重，视病机而灵活施用。调气多用香附、青皮、枳壳，活血止痛常用乳香、没药、延胡索、当归、白芍、郁金，豁痰用瓜蒌、贝母。大便秘结者，芒硝、大黄视情择一。

西医中的乳腺增生，可参照本证进行辨证论治。

二、临床医案

病案1：乳癖（肝气痰凝）

患者：杨某，女，30岁。

初诊：2019年1月4日。

主诉：双侧乳腺胀痛不适1个月余。

现病史：1个月来出现双侧乳腺胀痛不适，月经周期正常，行经量少，情绪低落，容易生闷气，眠差，饮食尚可，二便调，舌质暗，苔薄白，脉弦细。

既往史：无。

辅助检查：彩超示：双乳腺小叶增生，BI – RADS 3类。

西医诊断：乳腺增生。

中医诊断：乳癖。

中医证型：肝气痰凝。

治则：疏肝理气，化痰散结。

方药：逍遥蒌贝散加减。

金银花15g，柴胡15g，黄芩15g，清半夏15g，木香10g，麸炒枳壳15g，莪术10g，三棱

10g,猫爪草15g,延胡索15g,瓜蒌15g,浙贝母15g,天花粉15g,蒲公英15g,紫花地丁15g,甘草6g。10剂,水煎服,日1剂,早晚分服。另予:平消片,2盒,每次5片,每日2次。

二诊(1月14日):服药后乳腺肿胀感尚未减轻,精神状态好转,睡眠质量有所改善,本次月经尚未至,舌质暗,苔薄白,脉弦细。处方:守上方加夏枯草15g。10剂,水煎服,服同前法。另予:内消瘰疬丸,1盒,每次5g,每日2次。

三诊(2月11日):近来症状缓解,乳腺肿胀感明显减轻,此次月经色暗,有少许血块伴量少,舌质淡,苔薄白,脉弦涩。处方:守上方加皂角刺15g、红花10g。10剂,水煎服,服同前法。

四诊(4月10日):复查彩超示:乳腺增生BI-RADS 2类、乳房结节。其余未见明显异常。处方:柴胡15g,黄芩15g,清半夏15g,木香9g,当归15g,赤芍白芍各15g,莪术10g,牡丹皮15g,郁金15g,夏枯草15g,三棱10g,天花粉15g,醋香附15g,甘草6g,蒲公英15g,浙贝母15g,焦栀子15g,红景天10g。10剂,水煎服,服同前法。另予:枳术解郁胶囊(院内制剂),2盒,每次5粒,每日2次。

五诊(4月26日):服药后乳腺肿胀感明显减轻,情绪状态好转,时发轻微胁痛,口干欲饮,小便微黄,舌质红,苔白,脉弦数。处方:守上方,加川楝子15g。14剂,水煎服,服同前法。

六诊(5月10日):患者近1周内未再发胁痛,口干缓解,小便淡黄,舌质淡,苔白,脉弦滑。处方:守上方,加白附子6g。14剂,水煎服。枳术解郁胶囊2盒,服同前法。

七诊(5月24日):近来证安,月经基本恢复正常,精神状态明显好转,夜间休息改善,未服药。

医嘱:鉴于患者症状消失,建议停药观察,适时彩超复查。

按语:乳腺增生病是一种良性增生性疾病,本质上是乳腺正常结构紊乱,由生理增生与复旧不全导致。本病发病率较高,是一种常见妇女外科疾病,可通过彩超及实验室钼靶检查确诊,必要时进行病理学检查防止癌变,中医学将本病称为"乳癖"。杨华教授指出,本病多由气滞痰凝血瘀,或肝、脾、肾气不足导致乳房结块。本案患者为中年妇女,平素情志不畅引发肝气郁结,经脉所过病之所及,故乳房胀痛,杨华教授认为女子以血为用,肝藏血,主月经生理功能,肝气不疏引起月经不调。方选逍遥蒌贝散加减,治以疏肝理气、化痰散结,总以此为基调,二诊时加夏枯草散结消肿。三诊时加红花活血调经,皂角刺祛痰散结。四诊更方,五诊时加川楝子疏肝泄热。中成药总以疏肝解郁为主,根据临床症状适时调整。六诊时,尽剂,症状大减。

病案2:乳癖(肝郁痰凝)

患者:王某,女,24岁。

初诊:2019年5月13日。

主诉:乳房胀痛2个月余。

现病史：患者 2 个月来乳房胀痛时作，平时容易生闷气，现症见乳房胀痛伴低热，面色黄，口苦，下颌部粉刺明显，月经提前，纳可，饮食一般，眠可，二便调，舌质红，苔黄厚，脉弦滑。

既往史：无。

辅助检查：彩超：乳腺结节。

西医诊断：乳腺结节。

中医诊断：乳癖。

中医证型：肝郁痰凝。

治则：软坚散结，清热解毒。

方药：小柴胡汤合五味消毒饮加减。

柴胡 15g，黄芩 15g，清半夏 15g，炒香附 15g，当归 15g，赤白芍各 15g，丹参 15g，牡丹皮 15g，玄参 18g，金银花 15g，蒲公英 15g，紫花地丁 15g，夏枯草 15g，莪术 10g，天花粉 15g，焦栀子 12g，甘草 6g，猫爪草 10g。10 剂，水煎服，日 1 剂，早晚分服。

二诊(5 月 24 日)：乳腺胀痛减轻，发热好转，下颌痒痛不适尚有，舌质红，苔黄，脉弦滑。处方：守上方，加土茯苓 25g。7 剂，水煎服，服同前法。另予：内消瘰疬丸，2 盒，每次 6g，每日 2 次。

三诊(5 月 29 日)：上述症状缓解，近日饮食欠佳，饭后胃脘胀满，大便稀，舌质红，苔薄黄，脉弦滑。处方：守上方，加砂仁 10g、鸡内金 15g、炒麦芽 15g、神曲 15g。7 剂，水煎服，服同前法。

四诊(6 月 5 日)：服药后症状减轻，乳房胀痛及食欲好转，饭后胀满症状消失，大便松软，舌质红，苔薄黄，脉弦。处方：守上方，继开 7 剂，水煎服，服同前法。

五诊(6 月 10 日)：复查彩超：乳腺低密度影，回声欠均匀。症状较前好转，结节尚有。处方：守上方，去天花粉。10 剂，水煎服，服同前法。另予：平消胶囊，2 瓶，每次 3 片，每日 2 次，口服。

医嘱：服药期间注意调节情绪，避免熬夜，忌食辛辣食物。

按语：患者症状明显，诊断明确，属于西医学中的乳腺增生，祖国医学中称之为"乳癖"。本案患者平素肝郁不舒，两乳胀痛，气郁化热，《伤寒论》曰："胸胁苦满，默默不欲饮食，心烦喜呕……或胁下痞硬……或不渴，身有微热，小柴胡汤主之。"热毒上壅则下颌粉刺丛生，热迫血行则月经提前，舌红，苔黄厚，脉弦滑，为一派气郁火热痰凝之象。治以软解散结、清热解毒为法，方选小柴胡汤合五味消毒饮加减。其中小柴胡汤和解少阳，邪正兼顾，五味消毒饮清热解毒、凉血散结。二诊时，患者仅有下颌痒痛，遵循此法，复此方，再予 7 剂，加土茯苓燥土泻湿，治痈疽瘰疬。三诊时，气滞胃肠，运化不利，纳差便溏，给予砂仁温中理气、焦三仙健胃。尽剂后，正胜邪去，身凉，脉静，故去天花粉。彩超复查仍有结节，故守前方以软坚散结，至症消。

病案3：乳癖（肝郁痰凝）

患者：闫某，女，40岁。

初诊：2019年8月7日。

主诉：双侧乳房胀痛2年。

现病史：双侧乳房胀痛反复发作2年，触之双侧乳房有结块，约杏子大，表面光滑，质软，活动性良，偶有下腹胀痛，患者诉平素情志不畅，心中常感烦闷，伴见面部黄褐斑，两颊居多。月经量少，二便调，寐差，纳可，舌质红，苔微黄，脉弦涩。

既往史：乳腺增生2年、子宫肌瘤。

辅助检查：彩超提示：双侧乳腺小结节样增生，子宫底部见低回声团，边界清晰，周边未见血流信号。

西医诊断：乳腺增生。

中医诊断：乳癖。

中医证型：肝郁痰凝。

治则：软坚散结。

方药：小柴胡汤加减。

柴胡15g，黄芩15g，清半夏15，木香9g，枳壳15g，砂仁9g，当归15g，赤芍15g，白芍15g，甘草6g，丹参15g，莪术10g，炒香附15g，金银花15g，连翘15g，蒲公英15g，紫花地丁15g，猫爪草15g。7剂，水煎服，日1剂，早晚分服。

二诊（8月14日）：服药后症状减轻，乳房胀痛稍有改善，大便次数增多，小便调，舌质红，苔微黄，脉弦。处方：守上方，加远志15g、川芎15g。7剂，水煎服，服法同前。另予：平消胶囊，2盒，每次3粒，每日2次。

三诊（8月22日）：近来证安，乳房胀痛明显缓解，面部斑淡，大便时溏，月经基本规律。处方：守上方，去蒲公英、紫花地丁，加炒白扁豆15g。7剂，水煎服，服法同前。

医嘱：忌食辛辣、刺激食物，调畅情志。

按语：患者主要症状为双侧乳房胀痛、有结节，下腹胀痛，彩超提示双侧乳腺增生，子宫底部平滑肌瘤，多是内分泌功能失调致病，西医治疗上多采用个体化心理疗法及药物干预，结合活检，进行适当的手术切除。杨华教授认为，该病在祖国医学中属于"乳癖"范畴，患者平素情志不畅，肝火内旺，煎着阴液，炼液为痰，痰邪停聚于胸中，致使双乳胀痛有包块，辨证应属肝郁痰凝证。究其缘由，情志为先，故治宜疏肝理气、软坚散结。《伤寒论》曰："胸胁苦满，默默不欲饮食，心烦喜呕，或胸中烦而不呕，或渴，或腹中痛，或胁下痞硬……小柴胡汤主之。"方中柴胡疏泄气机郁滞，黄芩清泻，一升一降，气机得畅，半夏降逆，木香、砂仁、枳壳理气，当归活血化瘀，芍药柔肝缓急，莪术、香附活血调经，玄参、金银花、连翘、蒲公英地丁、猫爪草清热解毒，凉血祛斑。二诊时，症状减轻，仍守上方，治以疏肝解郁、软坚散结，加远志以开窍祛痰，川芎活血消肿。三诊时，尽剂，患者症状减轻。

病案4：乳癖（气滞痰凝）

患者：范某，女，47岁。

初诊：2019年5月22日。

主诉：经前乳房胀痛3个月余。

现病史：患者3个月来行经前乳房胀痛不适，经后症状缓解，平素月经量少，色暗，时有血块，饮食欠佳，眠可，舌质红，苔白，脉弦细。

既往史：无。

辅助检查：彩超示：多发低密度回声区。

西医诊断：乳腺增生。

中医诊断：乳癖。

中医证型：气滞痰凝。

治则：疏肝化痰，软坚散结。

方药：小柴胡汤加减。

柴胡15g，黄芩15g，清半夏15g，木香9g，枳壳15g，白豆蔻10g，鸡内金15g，陈皮15g，砂仁10g（后下），炒香附15g，莪术9g，浙贝母15g，天花粉15g，甘草6g，猫爪草15g，桔梗15g，夏枯草15g，橘核15g。14剂，水煎服，日1剂，早晚分服。

二诊（6月3日）：服药后乳房胀疼不适稍有好转，食欲增加，舌质红，苔白，脉弦细。处方：守上方，加当归15g，赤芍、白芍各15g。14剂，水煎服，服同前法。

三诊（6月19日）：服药后乳房胀轻，此次月经血块较前减少，色淡，量可。处方：守上方，加牡蛎15g。14剂，水煎服，服同前法。

四诊（7月5日）：复查彩超提示乳腺增生较前明显改善，自诉欲停药观察。

医嘱：嘱其继服中药治疗，忌辛辣，畅情志，定期复查。

按语：患者诊断明确，彩超结果提示该病属于西医学的乳腺增生，即祖国医学的"乳癖"范畴。本病以乳房胀痛为主要症状，常在月经前加重，经后痛减，或随情绪波动，常涉及胸胁及肩肋。杨华教授指出，两胁及乳房为肝经所过，肝郁气滞，气血不畅，则患者胸胁胀痛；经前气血下注，冲任气血更壅滞难行，则经色暗有块；排出血块后，气血运行稍畅，乳房胀痛缓解，阴虚则热，虚火上炎，胃阴不足，则饮食不佳；虚火煎灼真阴，痰邪内生，见乳房结节；舌红苔白，脉弦细为气滞之象。治宜疏肝化痰、软坚散结。《伤寒论》曰："胸胁苦满，默默不欲饮食，心烦喜呕，或胸中烦而不呕……小柴胡汤主之。"故方选小柴胡汤加减以和解少阳。方中柴胡疏肝理气，透解少阳，散气滞，黄芩清上焦热象，清里热，半夏和胃降逆，枳壳、豆蔻、陈皮、砂仁、香附、橘核理气破滞，鸡内金降胃气，桔梗、甘草同行，载药上行，一降一升，气得以顺，莪术破瘀血，浙贝母、天花粉滋阴清热，血行痰无以生，猫爪草散结消瘰疬，夏枯草功偏散结，清热消瘿。诸药合用，和解少阳为主，兼和胃软坚，则症除。二诊时，症减，脉仍弦细，气滞、血瘀仍存，加当归养血行血温经。三诊时，胀痛虽有所好转，但仍乳房不适。《雷公炮制药性解》曰："牡蛎，主……心胁下老痰痞积，宿血温疟，疮肿结核。"故加牡蛎去老痰、宿血。尽剂，症大减，彩超复查有所好转。

病案5：乳癖（血虚肝郁）

患者：白某，女，34岁。

初诊：2019年5月13日。

主诉：两侧乳房胀痛不适月余。

现病史：患者平素工作压力大引起情绪低落，近来自感双侧乳房发胀，经前胀痛症状加重，月经量少，行经2天，面色黄，身懒心慌，气短乏力，饮食尚可，二便调，舌质淡，苔白，脉弦滑。

既往史：月经过少3个月。

辅助检查：彩超示：双侧乳腺小叶增生。

西医诊断：乳腺增生。

中医诊断：乳癖。

中医证型：血虚肝郁。

治则：养血解郁，化瘀散结。

方药：逍遥散合四物汤加减。

柴胡15g，黄芩15g，赤白芍各15g，浙贝母15g，天花粉15g，金银花15g，玄参18g，夏枯草15g，蒲公英18g，紫花地丁18g，炒香附18g，甘草6g，莪术9g，当归15g，川芎15g，熟地18g，山萸肉15g。7剂，水煎服，日1剂，早晚分服。另予：内消瘰疬丸4盒，每次6g，每日2次。

二诊（5月20日）：服药后症状稍有缓解，乳房胀痛尚有，月经未行，舌质淡，苔白，脉弦滑。处方：守上方，加丹参25g、延胡索15g。7剂，水煎服，服同前法。

三诊（5月26日）：服药后乳房胀痛好转，身懒乏力尚有，下夜班后心慌时作，舌质淡，苔白，脉弦细。处方：守上方，加太子参15g。7剂，水煎服，服同前法。

四诊（6月3日）：服药后上述症状减轻，此次月经量少，复查彩超较前明显好转，余未见明显不适。处方：守上方，加猫爪草10g。7剂，水煎服，服同前法。

五诊（6月10日）：上述症状基本消失，气色好转，精神可，舌质淡红，苔白，脉弦。处方：守上方，7剂，服同前法。

医嘱：嘱其继服中药治疗，忌辛辣，畅情志，定期复查。

按语：根据彩超结果明确诊断为乳腺增生，可按照中医"乳癖"治疗。杨华教授指出，本案当属情志致病，肝气郁结，血不下行，肝胆失疏，脉络失和，冲任失调，则乳房胀痛；气滞血不行，冲任受阻，经行涩少，血虚不能上荣头面，不能充养肌肉，则面黄、气短、身懒；舌淡苔白，脉弦滑，均属痰凝之证。方以逍遥散疏肝解郁，合四物汤补血调经，柔肝合营，血虚必有热，加浙贝母、天花粉、金银花、玄参、夏枯草、蒲公英、地丁清热泻火解毒，诸药合用，动静相宜，气血兼顾，使木条达，血虚得养。二诊时，仍有气滞血虚，加丹参、延胡索行气、通经、止痛。三诊时，气虚不复，加太子参补元气，定虚悸。四诊时，复查彩超明显好转，月经已行，量少，加猫爪草通肝肺，肺朝百脉，主一身之气，提壶揭盖，上焦气畅则下焦经血自利。尽剂后，复诊症状基本消失，续服前方巩固疗效。

第六节 症 瘕

一、疾病概述

症瘕是指腹内有结块，并伴有疼痛或胀满的一种病症。症瘕和积聚同病异名，症与积属瘀血留滞，积块有形坚硬，推之不移，痛有定处；瘕与聚属气滞不畅，积块不坚，时起时消，聚散无常，推之可移，痛无定处。

症瘕是妇科的多发病，包括子宫肌瘤、卵巢囊肿、输卵管积水、子宫内膜异位症多种疾病。

二、临床医案

病案 1：症瘕（气血两虚）

患者：胡某，女，47 岁。

初诊：2019 年 7 月 28 日。

主诉：下腹疼痛 1 个月。

现病史：缘患者 1 个月来下腹疼痛明显，平素常情志抑郁，面色黄，纳差，二便调，无妊娠反应，舌质暗，苔厚，脉沉细。乳腺癌术后卵巢转移，住院行腹腔热灌注治疗 2 次。初潮 14 岁，平素月经规律，4 天/30 天，末次月经 2019 年 6 月 20 日，量中等，无血凝块，孕 5 产 1，足月剖宫产，辅助工具避孕。

既往史：乳腺癌术后 9 年。

辅助检查：彩超：子宫体积增大，盆腔内片状低回声，左侧卵巢内囊性回声，双侧卵巢实质回升增高，宫颈多发纳氏囊肿，腹、盆腔积液（生殖系统肿瘤待排查）。肺部 CT 示：双乳癌保乳后改变，较 2018 年 12 月 17 日前影像检查变化不大，请结合临床评估。右肺中叶轻微炎症，同前。右侧心膈角区多发小淋巴结。腹水，较前新发。肿瘤标志物：CA125：6010U/mL，CA153：174.4U/mL，CA724：408U/mL，非小细胞肺癌抗原 21 - 1：

5.17ng/mL 均升高。

西医诊断：①乳腺癌术后；②卵巢癌；③颈静脉灌置入术后。

中医诊断：症瘕。

中医证型：气虚血瘀。

治则：扶正化瘀。

方药：自拟抗癌方。

党参15g，炒白术15g，茯苓15g，木香9g，当归15g，川芎15g，桃仁15g，红花10g，丹参20g，半枝莲15g，白花蛇舌草15g，猫爪草15g，蜀羊泉15g，西洋参10g，浙贝母15g，甘草6g，蚤休15g，车前子20g(包)。14剂，水煎服，日1剂，早晚分服。

二诊(2020年2月6日)：上次服药后因距离远未来诊，期间在他处就诊，效果一般。现卵巢癌，面色黄，贫血，纳差，二便可，睡眠一般，舌质淡，苔厚白，脉沉细。辅助检查：血常规示：白细胞计数：$1.5 \times 10^9/L$，淋巴细胞数目：$0.7 \times 10^9/L$，平均红细胞体积：80.5fl，平均红细胞血红蛋白含量：25.7pg，血小板计数：$400 \times 10^9/L$，降钙素原：0.304%(2020年2月1日)。更方如下：党参15g，炒白术15g，茯苓15g，木香9g，炒扁豆25g，炒山楂15g，黄芪30g，当归15g，白及15g，熟地18g，山药15g，山萸肉15g，甘草6g，太子参15g，半枝莲15g，白花蛇舌草15g。14剂，水煎服，日1剂，早晚分服。

三诊(2月22日)：近来证安，气色逐渐好转，纳食增加，情绪欠佳，余症状稳定，舌质淡，苔厚白，脉弦细。处方：守上方，加醋香附15g、百合15g。14剂，服同前法。

医嘱：起居有节，调畅情志，禁食辛辣、腌榨、海膻发物，适当锻炼，定期复查。

按语：根据患者既往病史、彩超检查结果及癌筛结果，明确诊断为西医临床医学的乳腺癌术后、卵巢癌，本病常由结节或子宫肌瘤等发展而来，预后欠佳，治疗上常采用中西医结合的方法治疗，祖国医学将之称为"症瘕"，即女子下腹有结块。坚硬、固定、痛有定处为症，属于血分；无形、时聚时散，痛无定处为瘕，属于气分。《素问·骨空论》曰："任脉为病……女子带下瘕聚。"杨华教授指出，本案患者既往有"卵巢癌"病史，素体本虚，又有瘀血蓄结，阻滞气机，故下腹疼痛；瘀阻脉络，头面失养，故肌肤少泽，面黄；冲任失调，气机不畅，故纳差；情志不舒，肝气郁结，气血运化不畅，瘀血、痰饮内停，久而成"癥"，脉沉细，为虚象。杨华教授认为，本病病位在肝、脾、肾，本虚标实之证，气血不足为本，瘀血内停为实，积极治疗病情或可稳定，但预后较差。本案治疗以扶正祛邪、攻补兼施为原则，自拟抗癌方以八珍汤为基础方，大补气血，加半枝莲、白花蛇舌草解毒、消痈、化痰、散结，西洋参滋阴益气，蜀羊泉治女子阴中内伤。二诊时，间隔日久，期间患者在他处治疗，效果一般，遂又来就诊，此时患者气血大虚，治以气血双补。自拟方以四君子汤为基础方益气，熟地、山药、山萸肉三药肝肾并补，乙癸同源，炒扁豆、炒山楂健脾理气和胃。三诊时，配以香附、百合疏肝理气、养血安神，标本兼治。

病案 2：症瘕（瘀血内结）

患者：齐某，女，45 岁。

初诊：2018 年 3 月 30 日。

主诉：宫颈肿瘤伴右侧肢体麻木，晨起加重 1 个月余。

现病史：患者月经 4 个月未行，体检发现宫颈肿瘤，并定期进行放化疗，右侧肢体麻木，晨起加重，精神状态一般，食欲欠佳，眠可，小便黄，大便调，舌质暗红，苔厚，脉弦细。

既往史：宫颈肿瘤、高血压史。

西医诊断：宫颈肿瘤。

中医诊断：症瘕。

中医证型：瘀血内结。

治则：软坚散结，活血化瘀。

方药：桃红四物汤合天麻钩藤饮加减。

炙鳖甲 15g，当归 15g，川芎 15g，桃仁 15g，红花 10g，莪术 10g，天麻 12g，钩藤 15g，地龙 15g，菊花 15g，牛膝 15g，鸡内金 15g，熟地 18g，山药 15g，山萸肉 15g，木瓜 15g，甘草 6g，郁金 15g，炒薏苡仁 25g。14 剂，水煎服，日 1 剂，早晚分服。

二诊（4 月 16 日）：服药期间右侧肢体麻木逐渐缓解，食欲未见好转，气色较差，舌质暗，苔厚，脉弦细。遂调方如下：处方：小柴胡汤合香砂六君子汤加减。柴胡 15g，黄芩 15g，清半夏 15g，木香 9g，麸炒枳壳 15g，鸡内金 15g，砂仁 9g（后下），桃仁 15g，红花 15g，土鳖虫 15g，炒白术 15g，茯苓 15g，炒薏苡仁 25g，半枝莲 15g，白花蛇舌草 15g，莪术 10g，浙贝母 15g，玄参 25g，夏枯草 15g，山慈菇 6g，猫爪草 15g，甘草 6g，14 剂。水煎服，服同前法。

三诊（5 月 4 日）：诉晨起肢体麻木明显减退，饮食较前增多，精神状态一般。舌质暗红有瘀点，苔厚，脉弦涩。处方：守上方，加郁金 15g。14 剂，水煎服，服同前法。

四诊（5 月 25 日）：近来证安，饮食尚可，化疗结束后月经仍未行，舌质暗红，苔厚，脉弦涩。处方：守上方，加炙鳖甲 15g。14 剂，水煎服。另予：内消瘰疬丸，4 盒，每次 6g，每日 3 次。

五诊（7 月 2 日）：近日来自觉小腹部热痛感，小便色黄量少，大便调，舌质红，苔腻，脉弦数。处方：守上方，加蒲公英 15g。14 剂，服同前法。

六诊（8 月 27 日）：服药后小腹部热痛减轻，小便接近正常，余未见明显不适。处方：守上方，加蜀羊泉 15g。14 剂，服同前法。

停药半月后于 9 月 21 日复查彩超示：①宫颈回声尚均；②肝血管瘤；③轻度脂肪肝。现右侧肢体麻木感及小腹部不适消失，舌质暗，苔薄腻，脉弦数。处方：守上方，14 剂，服同前法。

医嘱：嘱其继续服药治疗，并定期复查。

按语：妇科症瘕为少腹中结块的病。坚硬不移动，痛有定处为"癥"；聚散无常，痛无定处为"瘕"。其涵盖了各种妇科肿瘤，病种较多，是妇科常见病、疑难病症。此病多因脏腑失调、气血阻滞、瘀血内结引起，气聚为瘕，血瘀为癥。证候以气滞、血瘀、痰湿、湿热为主。

杨华教授认为，本例患者血行不畅，气血失于调和，故见单侧肢体麻木不仁，血液积聚于胞宫形成症瘕，治以软坚散结、活血化瘀为纲。西医放化疗后造成脾胃损伤、脾胃虚弱，导致纳差、气色欠佳，治疗应培补中焦，健护脾胃，使正盛邪去，病情得以改善。处方以桃红四物汤补气和血、活血化瘀，天麻钩藤饮平肝息风、补益肝肾，加熟地、山药、山萸肉，三阴并补，健脾、调肝、补肾，木瓜、地龙通筋活络。二诊时，患者肢体麻木好转，仍默默不欲饮食，乃脾胃运化失调之证，处方以小柴胡汤驱散半表半里的风邪，香砂六君子汤温中调胃。三诊时，见情志不佳，舌质暗红，有瘀点，苔厚，脉弦涩，一派血瘀痰凝之象，故加郁金下气破血，开郁散结。四诊时，肾阴不足，精血亏少，冲任亏虚，月经未行，舌质暗红，苔厚，脉弦涩，仍有瘀血痰凝，守上方加鳖甲滋阴清虚热。五诊时，湿滞脾胃，郁里化热，见小便色黄量少，舌质红，苔腻，脉弦数，一派热象，故加蒲公英清热解毒。六诊时，症减，复前方加蜀羊泉破血下气、祛瘀行血。尽剂后复查，病情稳定，调控良好，患者较为满意。

第七节　小　产

一、疾病概述

小产是指怀孕 3 个月后至 7 个月，胎儿已成形而殒堕者，也名"半产""半生"。《诸病源候论》首载"数堕胎"之候："若血气虚损者，子脏为风冷所居，则气血不足，故不能养胎，所以致胎数堕。"傅山在《傅青主女科》专列"小产"一门，并根据不同的病因而分"行房小产""跌闪小产""大便干结小产""畏寒腹疼小产""大怒小产"等，对预防小产的发生产生了非常重要的影响。张景岳在《景岳全书》指出小产系血热所致。王清任在《医林改错》中指出小产可由瘀血所致，"不知子宫内，先有瘀血占其地，胎至三月再长，其内无容身之地，胎病靠挤，血不能入胞胎，从旁流而下，故先见血，血既不入胞胎，胎无血养，故小产。"

二、临床医案

小产(气血亏虚)

患者：王某，女，35 岁。

初诊：2018 年 9 月 1 日。

主诉：妊娠流产后 22 天。

现病史：患者自诉 22 天前行人工流产术，近日心情烦躁，易怒，面色萎黄，脱发，月经未行，阴道时有少量恶露，食欲缺乏，眠可，小便短少，大便干，舌质淡暗，苔少而白，脉弦细。

既往史：月经先期。

辅助检查：彩超示：子宫内膜厚度约 4mm。

西医诊断：流产(刮宫术后)。

中医诊断：小产。

中医证型：气血亏虚。

治则：养血补气。

方药：八珍汤加减。

当归 15g，赤白芍各 15g，生地 15g，制首乌 15g，党参 15g，炒白术 15g，茯苓 15g，鸡内金 15g，砂仁 6g(后下)，益智仁 25g，杜仲炭 15g，甘草 6g，炒莲子 15g，桑葚 15g，女贞子 20g，阿胶 10g(冲服)。14 剂，水煎服。日 1 剂，早晚分服。

二诊(9 月 17 日)：服药后症状减轻，心情及面色好转，食欲增加，现晨起眼干眼涩不适，脱发尚有，舌质淡，少苔，脉弦细数。处方：守上方加桑叶 15g。14 剂，水煎服，服同前法。

三诊(10 月 3 日)：近来症状明显减轻，精神状态佳，眼部不适缓解，偶有腰酸乏力，舌质淡红，苔白，脉细弦。处方：守上方，加黄精 15g。14 剂，水煎服，服同前法。

四诊(12 月 19 日)：近来证安，此次服药 1 周后月经已行，经期 2 天，量可，恶露基本消失，舌质淡红，苔白，脉细。处方：守上方，14 剂，水煎服，服同前法。

医嘱：服药期间忌食辛辣食物，少运动，禁房事。

按语：患者中年女性，妊娠流产后气血虚弱，面部肌肤失于濡润，故见面色萎黄。阴血不足，阳气偏亢，症见心情烦躁易怒。血不养发则伴见脱发症状。杨华教授认为"女子以血为本，以血为用"，气血亏虚则经行不畅，甚者月事停止。本例患者小产后子宫内膜偏薄，为气血亏虚之证，治以养血补气。方选气血双补之八珍汤，配白芍、生地、制首乌、女贞子、桑葚滋补肝血，润肠通便，合鸡内金、砂仁、炒莲子健脾消食开胃，赤芍、益智仁、杜仲(炭化)凉血止血，阿胶养血止血。二诊时，眼干涩、脱发为血虚生内热，配以桑叶清热凉血。三诊时，因肝损及肾，出现肾阴虚症状，配以黄精平补肝肾。四诊时，气血渐盛，月经已行，仍需服药巩固疗效。

第八节 痤 疮

一、疾病概述

痤疮是一种毛囊、皮脂腺的慢性炎症，多发于面部、胸背部，皮损可见针尖或米粒大小的丘疹，或见黑头、脓疱、结节甚至囊肿，青春期多发，具有一定的损容性。

《说文解字》曰："痤，小肿也。"中医古籍中早有痤疮治疗的相关记载，中医称为"粉刺""肺风粉刺""酒刺"。古籍所载的"痤"类似于现代痤疮中的脓疱、结节、囊肿、粉瘤等较重的基本损害，而"粉刺""面粉皶""面皶""粉花疮""酒刺"等概念与今基本上相似，类似于现代痤疮中的白头粉刺、黑头粉刺、丘疹等较轻的基本损害，其中古籍中的"粉刺"叫法最为普遍。

二、临床医案

病案1：痤疮（脾虚湿盛，湿热郁结）

患者：问某，女，26岁。

初诊：2018年9月10日。

主诉：面部粉刺2个月余。

现病史：患者2个月前不明原因出现额面部多发粉刺，轻度瘙痒，外用芦荟胶后效不佳。现出现胃脘痞满，食欲缺乏，四肢无力发沉，症状逐渐加重，月经周期正常，量少，带下量多，舌质暗，苔白厚，脉弦细。

既往史：无。

辅助检查：暂无。

西医诊断：粉刺。

中医诊断：痤疮。

中医证型：脾虚湿盛，湿热郁结。

治则：健脾祛湿。

方药：六君子汤加减。

炒薏苡仁25g，茯苓15g，半夏15g，陈皮15g，白豆蔻10g，蒲公英15g，紫花地丁15g，甘草6g，党参15g，炒白术15g，郁金18g，黄连10g，黄芩15g，猪苓15g，当归18g，川芎18g。14剂，水煎服，日1剂，早晚分服。

二诊（9月26日）：粉刺好转，瘙痒减轻，近日出现右胁疼，口臭，舌质暗红，苔厚，脉弦细。处方：守上方，加板蓝根15g、牡丹皮15g。14剂，水煎服，服法同前。

三诊(10月10日)：粉刺减轻，胃脘痞满，食欲欠佳，舌质暗，苔厚，脉弦细。处方：守上方，加鸡内金15g、沉香曲6g。14剂，水煎服，服同前法。

四诊(10月24日)：服药后症状减轻，此次月经已来，经量可，带下量较前减少，色微黄，舌质暗红，苔薄黄，脉弦。处方：守上方，加生地15g。14剂，水煎服，服同前法。

医嘱：忌食辛辣、刺激、油腻、糖类食物，禁止用手挤压患处，避免熬夜及过度劳累。

按语：本案患者症状明确，当属祖国医学"痤疮"范畴，即西医上常说的"粉刺"，多见于青年男女，多发生在颜、面、胸、背等处，引起毛囊、皮脂腺慢性炎症。杨华教授指出，本病病因病机多为肺经郁热，或过食肥甘，或脾虚湿蕴、湿热痰瘀，或冲任失调导致，治疗以清热、祛湿、凉血、健脾、调冲任为法。本案患者脾虚失健，运化无力，湿浊内盛，湿邪困遏，胃脘痞满，食欲不佳。"无湿不作痒"，故湿邪泛溢肌肤，阻遏阳气，症见瘙痒；脾主肌肉，故见四肢无力；湿邪下注，白带量多，苔白厚，为湿盛之象，辨证为脾虚湿盛证。方选六君子汤加减以健脾祛湿，同时不忘固护脾胃，补益气血，重用炒薏苡仁的同时加党参、白术健脾护胃，并加清热解毒的蒲公英、紫花地丁，清热燥湿之黄芩、黄连，活血养血药之当归、川芎，配郁金行气活血、凉血清心，使土木相生，母子同调。诸药并用，达标本同治之效。14剂尽后，粉刺缓解，诊治中循清热解毒之法，随证适当加减。二诊时，见胁痛，口臭，为中焦郁热，加板蓝根清热，牡丹皮活血散瘀。三诊时，见纳差，酌加鸡内金健胃消食。四诊时，加生地滋阴凉血，清泻余热。尽剂后，痤疮大减，疗效佳。

病案2：痤疮(湿热瘀滞)

患者：王某，女，19岁。

初诊：2018年7月25日。

主诉：面部粉刺2个月。

现病史：患者2个月前无明显诱因面部散发粉刺，色深红、微肿、痒痛不适，口黏不欲饮，月经周期不规律，上次月经2018年7月3日止，经量多，经色深，小便短少，大便黏，寐可，纳可，舌质红、苔厚，脉弦滑。

既往史：暂缺。

辅助检查：无。

西医诊断：粉刺。

中医诊断：痤疮。

中医证型：湿热瘀滞。

治则：清热泻火，祛湿化瘀。

方药：龙胆泻肝汤合茵陈蒿汤加减。

龙胆草15g，茵陈15g，赤芍15g，木香9g，当归15g，生地15g，玄参15g，蒲公英

15g，紫花地丁 15g，黄连 10g，黄柏 15g，甘草 6g，炒薏苡仁 25g，黄芩 15g，大黄 15g。7剂，水煎服，日 1 剂，早晚分服。

二诊(8 月 1 日)：面部粉刺略有好转，色红、微肿、痒痛缓解，小便量增多，舌质红、苔厚，脉弦滑。处方：守上方，加金银花 15g、连翘 15g。7 剂，水煎服，服同前法。

三诊(8 月 8 日)：服药后上述症状减轻，粉刺红肿明显改善，口黏及二便缓解，月经尚未行。处方：守上方，加板蓝根 20g、丹参 20g。7 剂，水煎服，服同前法。

四诊：近来证安，患者服药 3 天后月经已行，经期 3 天，经量减少，少许血块，面部粉刺基本消失，舌质淡红、苔微腻，脉滑。处方：守上方，7 剂，服同前法。

医嘱：少食辛辣、刺激及生冷食物，避免熬夜。

按语：本案症状明显，诊断明确，即西医学中的"粉刺"，与内分泌、毛囊皮脂腺导管角化、感染、免疫和遗传等因素有关。本病在祖国医学中归属"粉刺"范畴。杨华教授指出，粉刺一病多因冲任失调、肺胃火盛，或脾胃湿热所致，治疗当以调理冲任、清利湿热、清泄肺胃之火为法。本案患者为年轻女性，素体阳热偏盛，月经不调，肝藏血，肝又为女子先天之本，脾为后天之本，脾气不足，运化失常，湿浊内停，郁久化热。肝胆实火上炎，循经熏蒸头面，发为本病，脉弦滑为火盛之象。证属湿热瘀滞，故以清热祛湿为基本治疗原则，配合活血化瘀、化痰散结之法。方选龙胆泻肝汤合茵陈蒿汤加减，龙胆泻肝汤清肝胆湿热，茵陈蒿汤清热祛湿。方中龙胆草清利肝胆实火、湿热，两擅其功；茵陈苦寒降泄，长于清利脾胃肝胆湿热；生地、赤芍、玄参清热凉血；大黄泻热逐瘀，通利大便，使体内湿热随大便排出，二便通利，湿热瘀滞前后分消。肝乃藏血之脏，今为实火所伤，阴血随之受损，女子以肝为先天，故用当归、生地养血滋阴，加入紫花地丁消肿毒、疗疔疮。本方既清肝胆实火，又利肝胆湿热，泻中有补，降中有升。三诊时，瘀热尚存，配以板蓝根、丹参清热凉血化瘀。四诊时，方尽，面部痤疮大减，月经已行，痘印亦减。

第九节　脓疱疮

一、疾病概述

中医称脓疱疮为"黄水疮"，是一种常见的化脓性、传染性皮肤病。因脓疱破溃后滋流黄水而得名，又名"滴脓疮""香瓣疮"，以脓疱、脓痂、自觉瘙痒为临床特征。其多发于夏秋季节，可在托儿所、幼儿园及小学互相传染。历代医籍记载本病颇多，如《外科启玄》云："黄水疮，一名滴脓疮。"并绘有一幅幼童图，说明了本病的好发人群及部位、皮损。《洞天奥旨·黄水疮》对本病具有独到的见解和深刻的认识，认为："外感热邪，内蕴之结而发病",指出了本病的发病机制。《医宗金鉴·外科心法要诀》主张用内服中药,配合外用清热燥湿之蛤粉或二白散等油调外敷治疗。

二、临床医案

脓疱疮(湿热蕴毒)

患者:崔某,男,20 岁。

初诊:2020 年 2 月 9 日。

主诉:头皮部大片脓疱,反复发作 6 年。

现病史:患者 6 年前不明原因下头部出现脓疱,大小不一,遍布整个头部,色粉红,质软,较大处按之软、有波动感,溃处流黄色脓液,按压时感到疼痛,表面光滑,脓疱处头发脱落,毛囊几乎不见,多次行外科引流,但未见好转,伴见口唇周围粉刺,常日中起,饮食偏好辛辣、肥厚及零食,胃口好,寐佳,小便可,大便干,舌质红,苔微黄,脉弦滑。

既往史:不详。

辅助检查:暂无。

西医诊断:感染化脓性毛囊炎。

中医诊断:脓疱疮。

中医证型:湿热蕴结。

治法:清热消疮。

方药:仙方活命饮合黄连解毒汤。

金银花 15g,连翘 15g,赤芍 15g,黄连 10g,焦栀子 15g,蒲公英 25g,紫花地丁 25g,玄参 30g,天花粉 15g,炒薏苡仁 25g,甘草 6g,当归 15g,川芎 15g,皂刺 15g,黄芩 15g,浙贝母 15g,夏枯球 15g,三七 5g(冲),大黄 10g。7 剂,水煎服,日 1 剂,早晚分服。另予:大黄蛰虫丸,3 盒,每次 1 丸,每日 2 次。

二诊(2 月 16 日):服药后脓疱及口周粉刺稍减,晨起口干口苦明显,痈疮色暗红,流少许脓液,舌质红,苔微黄,脉弦滑。处方:守上方,加石膏 30g。7 剂,水煎服,服同前法。另予:黄连上清片,4 盒,每次 4 粒,每日 3 次。

三诊(2 月 23 日):痤疮大清,小便调,大便偏干,2~3 日行 1 次,舌质红,苔厚,脉滑。处方:守上方,更为大黄 15g。7 剂,水煎服,服同前法。

四诊(3 月 1 日):服药后症状减轻,大便松软,日行 1 次,面部粉刺明显改善,头部疮口处脓液尚存,按之微热,质软,舌质红,苔厚,脉滑。处方:守上方,加板蓝根 15g。7 剂,水煎服,服同前法。

五诊(3 月 8 日):症见大部分好转,近日未注重饮食,右耳后又起一大脓疱,触之质软,纳可,舌红,苔微黄,脉濡数,请外科会诊后给予处方。处方:金银花 30g,连翘 15g,

赤芍15g，黄连10g，焦栀子15g，玄参25g，紫花地丁25g，黄芩15g，蒲公英25g，大黄15g（后下），芒硝6g，黄柏15g，甘草6g，天花粉15g，制乳香9g，制没药9g，炮山甲6g，浙贝母15g，炒薏苡仁25g，乳香9g，没药9g。7剂，水煎服，日1剂，早晚分服。

六诊（3月14日）：服药后症状减轻，右耳后脓疱体积稍有减少，触之质软，稍热，舌红，苔微黄，脉濡数。处方：守上方，加紫草30g。7剂，水煎服，服同前法。

七诊（3月22日）：自诉近两日口干欲饮，小便量少，右耳后脓疱明显缩小，触之热象尚存，舌红，苔微黄，脉数。处方：守上方，加滑石30g。7剂，水煎服，服同前法。

八诊（3月29日）：电话回访：头部脓疱消失，口周粉刺尽消，小便调，余症缓解。处方：黄连上清片，每次4粒，每日3次。

医嘱：加强锻炼，忌食辛辣、刺激食物，如生葱、生姜、生蒜、羊肉、驴肉、狗肉等，起居有常。

按语：杨华教授查看病人后指出，本病当属于中医"脓疱疮""头痈"范畴，西医的毛囊炎及各种化脓性炎症均可参照此病治疗。"痈"以局部光软无头、红肿疼痛为主要特点，发无定处，随处可见，根据部位不同分别命名，本案应诊断为"脓疱疮"。杨华教授认为，本病病因有内、外两方面，外感湿毒，内伤七情，郁而化火，或阴虚化火，或嗜食膏粱厚味，脾胃运化失常，湿热内生产生本病。从阴阳辨证上看，本病多属于阳证，治法总以清热利湿、和营消肿为主。本案患者体胖，运动少，胃口好，胖人多湿，又嗜食肥甘、辛辣食物，致使脾胃运化失常，火热炽盛，湿热互结，气血凝滞，化火为毒，又因患者年轻，本是阳盛，正邪交争，迫邪上行，汇于头部，发为"头痈"，舌红，苔微黄，脉弦滑均属湿热之象。治疗以清热消疮为法，方选仙方活命饮合黄连解毒汤，仙方活命饮清热解毒、消肿溃坚、活血止痛，黄连解毒汤泻心火、解毒热，病处在上焦，故去黄连、黄柏。夏枯球较夏枯草力偏清热、解毒、散结，方中加夏枯球，可清宣上行，三七和营通脉。本案患者病患日久，另给予中成药大黄䗪虫丸加强活血破瘀、通经散结的效用。7剂后，患者二诊得见头部脓疱大轻，瘀结得散，此时更换中成药为黄连上清片，减轻力度，着重清湿热。《雷公炮制药性》曰："石膏……主出汗解肌，缓脾益气，生津止渴，清胃消痰，最理头痛"，故方中加石膏解肌清热，理头痛。三诊时，症状又见轻，《雷公炮制药性解》曰："大黄……性沉而不浮，用走而不守，夺土郁而无壅滞，定祸乱而致太平，名曰将军。又主痈肿及目疾痢疾暴发，血瘀火闭，推陈致新"，故加大大黄的用量。四诊时，加板蓝根解毒、凉血、降热。五诊时，来时耳后又起，调整用方，治法原则不变，加芒硝下气、破留血，乳香、没药入十二经络疗风水肿毒、止痛生肌。六诊时，加紫草通窍疏利、凉血活瘀、泻心火。七诊时，加滑石"通九窍六腑津液，去留结"，又"化食毒，行积滞逐凝血"。尽剂后，电话回访，患者头部脓疱好转，几乎尽清，嘱服用黄连上清片巩固疗效。

第十节　产后身痛

一、疾病概述

产褥期间，出现肢体、关节酸痛、麻木、重着者，称"产后身痛"，亦称"产后遍身疼痛""产后关节痛"。本病始见于《诸病源候论》云："产则伤动血气，劳损脏腑，其后未平复，起早劳动，气虚而风邪乘虚伤之，致发病者，故曰中风。若风邪冷气，初客皮肤经络，痛痹不仁，苦乏少气。"本病主要发生在产褥期内，与产褥生理密切相关，是产后常见病之一。

西医学风湿、类风湿引起的产褥期关节疼痛可参照本病辨证论治。

二、临床医案

病案1：产后痹证（血虚风寒）

患者：孙某，女，31 岁。

初诊：2018 年 8 月 22 日。

主诉：产后身痛 2 个月余。

现病史：患者 2 个月前产后，在家坐月子期间吹空调受风，逐渐出现双膝关节疼痛，活动不利，全身怕风、怕冷等症状，饮食可，睡眠一般，二便调，舌质淡，苔白，脉弦细。

辅助检查：无。

西医诊断：产后病。

中医诊断：产后痹证。

中医证型：血虚风寒。

治则：养血祛风，散寒除湿。

方药：黄芪桂枝五物汤加减。

黄芪 30g，桂枝 15g，当归 15g，川芎 15g，桃仁 15g，红花 15g，防风 15g，秦艽 15g，威灵仙 15g，羌活 15g，独活 15g，川断 15g，干姜 9g，炒香附 15g，延胡索 15g，鹿角霜 3g，盐杜仲 18g，甘草 6g。7 剂，水煎服，日 1 剂，早晚分服。痹痛舒胶囊，2 盒，每次 5 粒，每日 2 次。

二诊（9 月 2 日）：关节症状减轻，畏寒缓解，近日出现眼睑水肿，小便短少，大便调，舌质淡红，苔白，脉濡细。处方：守上方，加菊花 15g、枸杞 15g。7 剂，水煎服，服同前法。

三诊（9 月 12 日）：上述症状明显减轻，眼肿消失，膝关节活动尚可，舌质淡红，苔白，脉弦细。处方：守上方，去延胡索、鹿角霜，加鸡血藤20g。7剂，水煎服，服同前法。

医嘱：避免风寒，注意保暖。

按语：本病可参考西医临床医学的风湿性关节炎及类风湿性关节炎治疗，但考虑患者在哺乳期，西医治疗多有限制，一般采用中医辨证施治。《金匮要略·血痹虚劳脉证并治》曰："夫尊荣人，骨弱肌肤盛，重因疲劳汗出，卧不时动摇，加被微风，遂得之……如风痹状，黄芪桂枝五物汤主之。"杨华教授认为，产后病多见虚证，妇人产后胞络空虚，本已体虚，最易犯邪，调摄不当，感受风寒，邪气侵袭，卫外不固，肢体疼痛，名曰痹证，证属血虚风痹。方中黄芪益气固表而为君；桂枝入血分，行风调营，黄芪、桂枝同用，益气固表，通中有补，宣营卫而行瘀，通经络而开痹；当归、川芎、桃仁、红花养血补血兼有行血；防风、秦艽、威灵仙、羌活、独活祛风散寒，驱邪外出；川断、香附、延胡索理气调经，达邪外出；阿胶、鹿角霜、盐杜仲补益精血，填补胞宫。二诊时，见眼睑水肿、小便不利，一因本病多由风、寒、湿三邪夹杂，一因寒邪阻遏，水液运化不利，加菊花清头风及肌肤湿痹。枸杞有"……主周痹风湿，下胸邪气，……明眼目，……去皮肤骨节间风"之效，故加枸杞。7剂尽，恶风、怕冷消失，骨节痹痛大轻，正气得复。守上方去延胡索、鹿角胶，防滋腻碍胃，闭门留邪，加鸡血藤以行血祛风，巩固疗效。

病案2：产后身痛（寒凝经脉）

患者：张某，女，31岁。

时间：2019年6月28日。

主诉：遍身酸痛加重2周。

现病史：患者产后6个月，诉4个月前哺乳期不慎受寒，自此出现全身酸痛，2周前凉水洗脚后身痛加重，且足跟疼痛，见患者面白声低、身懒、乏力，偶感气短喘息，食少纳差，寐尚可，二便调，舌质红，苔白厚，脉沉细。

既往史：不详。

辅助检查：无。

西医诊断：产后病。

中医诊断：产后身痛。

中医证型：寒凝经脉。

中医治法：补气健脾，祛寒通络。

中医方药：党参15g，炒白术15g，茯苓15g，木香9g，砂仁10g，防风15g，秦艽15g，威灵仙15g，甘草6g，当归15g，川芎15g，炒苍术15g，红花15g，全蝎9g，姜炭9g，川断15g，制川乌9g，伸筋草15g。7剂，水煎服，日1剂，早晚分服。

二诊（7月22日）：服药后症状减轻，仍偶有喘息。处方：守上方，加白果15g。7剂，服法同前。另予：痹痛舒胶囊，2盒，每次5粒，每日2次。

医嘱：忌食生冷、鱼肉、海鲜类食物，注意保暖。

按语：本病类似于西医临床医学的风湿性关节炎、类风湿性关节炎，是一种自身免疫系统疾病，临床上应检查红细胞沉降率、类风湿因子、抗 O 及 C 反应蛋白来进一步确诊。杨华教授指出，该患者的症状是在产后出现的，以肢体关节酸痛为主要症状，应属于祖国医学的"产后身痛"，又称为"产后风"。杨华教授认为，该病有内、外两个方面的因素，产后胞络空虚、正气不足为致病的内在因素，感受风寒湿气为致病的外在因素。患者素体亏虚，又感寒邪，寒邪阻滞经络，客于血脉，不通则痛，气血亏虚，难驱邪外出，又不荣经脉，遍身酸痛，证属"寒凝经脉"，应当内外兼顾，以补气健脾、祛寒通络为法。《素问·痹论》曰："营气虚，则不仁。"《沈氏女科辑要笺正》曰："遍身疼痛，同在经络……此证多血虚，宜滋养。或有风、寒、湿三气杂至之痹，则养血为主，宜滋养，稍参宣络，不可误投风药。"故方选独活寄生汤加减，方中党参、白术、茯苓补脾肺之气，除湿健运，助脾化生气血；木香、砂仁和胃行气；防风、秦艽、威灵仙祛风除湿，尤治下半身疼痛；方中当归、川芎、红花活血养血，柔肝宣肺，使"血行风自灭"；苍术补中除湿；全蝎通络止痛；姜炭温经；川断、制川乌、伸筋草，补肝肾、通经络；甘草调诸药。7 剂尽，身痛症减。二诊时，守上方，以补气健脾、祛寒通络为旨；加白果以除湿，平喘。

第十一节　产后腹痛

一、疾病概述

分娩后，由于子宫强烈地阵发性收缩，而引起小腹剧烈疼痛者称产后腹痛。本病多见于经产妇，为妇女分娩后常见并发症之一，包括腹痛和小腹痛，以小腹部疼痛最为常见，大多由于血瘀、气血虚或感受风寒所致，以产后瘀血凝滞（或风冷夹瘀血）为主的名"儿枕痛"，小腹部可摸到硬块，有明显压痛，常兼见恶露不畅或不下，胸腹胀满，脉多弦涩有力，有偏寒、偏热的不同。气血虚的每易外感风寒，多见腹痛喜热喜按，往往摸不到硬块，头昏目眩，体倦畏冷，甚则心悸，气短，舌质淡，脉虚细或弦涩；如夹瘀血，则少腹硬痛，舌质多紫暗；兼气滞的则有胸闷腹胀、大便溏薄等症。

二、临床医案

产后腹痛（气虚经瘀）

患者：苗某，女，32 岁。

初诊：2018 年 7 月 18 日。

主诉：小腹部胀痛 2 个月。

现病史：缘因患者 2 个月前不慎流产，现下腹反复胀痛 2 个月，经停 2 个月余，伴见面部粉刺,以额部、鼻旁居多。舌质红,苔白,脉沉细。末次月经为2018年2月8日。14岁初潮,周期28~30天,经期5~7天,量中,色暗,偶有血块、痛经,二便调,舌质红,少苔,脉细涩。

既往史:2个月前流产。

辅助检查:腹部彩超示:盆腔积液深度约2cm。

西医诊断:盆腔炎。

中医诊断:产后腹痛。

中医证型:气虚血瘀。

治则:养血调经。

方药:生化汤加减。

当归15g、赤芍15g、白芍15g、制首乌15g、桃仁15g、红花15g、土鳖虫15g、桑寄生15g、益母草25g、莪术10g、参15g、阿胶15g、甘草6g、炒香附15g。7剂,水煎服,日1剂,早晚分服。

二诊(8月8日):月经未行,小腹部胀痛减轻,面部粉刺稍有缓解,小便色黄,舌质红,少苔,脉细数。处方:守上方,加金银花15g、连翘15g、赤芍15g、玄参18g、天花粉15g。7剂,服法同前。

三诊(8月17日):自诉近来证安,面部粉刺大减,小便色淡黄,量少。腹部彩超示:盆腔积液少量,子宫内膜4~5cm。处方:守上方,加泽泻15g、熟地18g。7剂,服法同前。

医嘱:忌食辛辣、刺激食物,忌大汗。

按语:该患者2个月前流产,现出现腹痛、停经等症状,腹部彩超亦可见盆腔积液增多。西医上多认为此病是盆腔炎导致,该病多发于女性妇科手术后、产后或流产后,是一种较为常见的妇科疾病。杨华教授根据患者主症"小腹胀痛2个月"指出,此病当属中医学中"产后腹痛"的范畴。诱发原因一般较为明显,如宫腔手术、流产、分娩、房事等。

杨华教授认为,该患者盖因小产所致,产后胞宫正开,营血亏虚,气血大脱,而瘀血尚存,产后调摄不当,情志抑郁,致肝失条达,气滞血瘀,冲任失调而发病。治疗应以调经祛瘀,补气养血为法,一行一补防元气虚脱,又可祛除贼寇,故给予桃红四物汤合胶艾汤加减。《医方集解》明言四物汤用于"一切血虚及妇人经病"。患者不见热象,生地性寒,故去生地,又可防止闭门留寇。丹溪论:"川芎上窜,非虚炎短乏者所宜",故换为炒香附,香附为妇科圣药,又入肺、肝、脾、胃四经,理气行血又能兼顾气血生化之源。所用处方中白芍补脾,制首乌补益精血,桃仁、红花、莪术行气化瘀,阿胶、益母草(代艾草)、桑寄生治冲任虚损,又加人参补之,阳旺故能生阴血也。补、行兼顾,不拘泥于产后大补气血,亦治积血多矣。7剂下,患者查彩超见盆腔积液已消。二诊时,以消面部粉刺为主,杨华教授指出患者积血大清,但血海仍不能按时满溢,又见颜面痤疮,阳明、太阳经循于面额,系阳明郁热见症,阴虚血热,日久郁毒而成痤疮,故以清热解毒为法,配以金银花、连翘、赤芍清热凉血,玄参、天花粉散结消肿。三诊时,患者检查显示子宫内膜过薄,杨华教授认为此时瘀血已尽,郁热已除,贼寇尽去,行方应以补肝肾、清热利湿为主。因患者素体不足,加之流产后气血大虚,此方可久服至胞脉充盈,气营血旺,直至月事下。

第十二节　产后抑郁症

一、疾病概述

产褥期妇女精神疾病的发病率明显高于妇女的其他时期,尤其以产褥期抑郁症较常见。1968 年 Pitt 首次提出产后抑郁症的概念,他描述产后抑郁症是分娩后不典型抑郁,病程较产后忧郁长,出现较晚,但严重程度不及产后精神病的情感性障碍,属于神经症性抑郁,但有别于常说的精神病。目前国内外学者普遍认为产后抑郁症多在产后 2 周发病,4 ~ 6 周症状明显,一般在产后 6 个月开始症状逐渐缓解,预后良好,约 2/3 患者可在一年内康复,如再次妊娠则有 50% 的复发率。产妇的抑郁发病率是非孕妇的抑郁发病率的 200 倍。50% ~75% 的女性都随着孩子的出生经历过一段产后忧郁。

二、临床医案

产后郁证(气血两虚)

患者:王某,女,35 岁。

初诊:2018 年 9 月 1 号。

主诉:妊娠流产 22 天。

现病史:患者自诉 22 天前行人工流产术,近日心情烦躁,易怒,面色萎黄,脱发,月经未行,舌质淡红,苔少而白,脉弦细。

既往史:月经先期。

辅助检查:子宫内膜厚度约 4mm。

西医诊断:刮宫术后、产后抑郁症。

中医诊断:产后情志异常。

中医证型:气血不足。

治则:养血滋阴,补气清心。

方药:八珍汤加减。

当归 15g，赤白芍各 15g，生地 15g，制首乌 15g，党参 15g，炒白术 15g，茯苓 15g，鸡内金 15g，砂仁 6g（后下），益智仁 25g，杜仲炭 15g，甘草 6g，炒莲子 15g，桑葚 15g，女贞子 20g，阿胶 10g。14 剂，水煎服。日 1 剂，早晚分服。

二诊（9 月 17 日）：服药后症状减轻，心情及面色好转，舌质红，苔少而白，脉弦细。处方：守上方，加桑叶 15g。14 剂，水煎服，服同前法。

三诊（12 月 3 日）：服药后症状减轻，月经已行，经期 2 天，量可。处方：守上方，14 剂，水煎服，服同前法。

四诊（12 月 19 日）：近来症状明显减轻，偶有腰酸乏力，舌质红，苔白，脉弦。处方：守上方，加黄精 15g。14 剂，水煎服，服同前法。

医嘱：服药期间忌食辛辣食物，少运动，禁房事。

按语：杨华教授指出，此患者人工流产亦可视作产后期，产后 2 周左右出现精神异常，或抑郁，或烦躁，或哭笑无常，中医称之为"产后情志异常"，类似于西医临床医学上的产后抑郁症，属于产褥期的精神综合征，诊断困难，问卷调查对其发现有所帮助。治疗上对采用心理治疗或服用抗抑郁药物作用不甚显著。杨华教授认为，本病亦分虚实，本案患者缘由产后肝肾大虚，气血多变导致，心血耗损，心阴不足，心火上炎，心情烦躁，气血不足，不能上荣头面，面色萎黄。肾之华在发，发为血之余，肝肾不足，面色萎黄，精血亏虚，脱发，不能填充胞宫，月事不行，舌淡苔白，脉弦细，一派虚象。治宜养血滋阴，补气清心。处方以八珍汤以补益气血，加制首乌、杜仲、女贞子填精益髓，鸡内金、砂仁行气，补而不滞，桑葚、阿胶滋补精血，莲子降心火，除烦躁，益智仁益气安神。二诊时，患者气血较前充盈，面色好转，舌红苔少，脉弦细，仍有阴虚火热之象，加桑叶清热疏风。三诊时，症状大减，月事行，复前方。四诊时，患者中气虚，致使腰酸乏力，加黄精补中益气。此方药性平，气血双补，补中有行，可服至症消。

第八章　内分泌系疾病

第一节　瘿　病

一、疾病概述

瘿病是以颈前喉结两旁结块肿大为主要临床特征的一类疾病。古医籍中又有称瘿、瘿气、瘿瘤、瘿囊、影袋等。

瘿病的病因主要是情志内伤、饮食及水土失宜，但也与体质因素有密切关系。气滞、痰凝、血瘀壅结颈前是瘿病的基本病机。初期多为气机郁滞，津凝痰聚，痰气搏结颈前所致，日久引起血脉瘀阻，气、痰、瘀合而为患。本病的病变部位主要在肝、脾，与心有关。肝郁则气滞，脾伤则气结，气滞则津伤，脾虚则酿生痰湿，痰气交阻，血行不畅，则气、血、痰壅而成瘿病。瘿病的病理性质以实证居多，久病由实致虚，可见气虚、阴虚等虚候或虚实夹杂之候。

本病相当于西医中所说的甲状腺疾病。

二、临床医案

病案1：瘿病（气滞痰阻）

患者：段某，女，41岁。

初诊：2019年4月29日。

主诉：甲状腺结节3个月余。

现病史：患者于3个月前体检示甲状腺结节，未采取药物治疗，现颈前区肿胀不适、吞咽动作时明显，伴右胁部疼痛，面色黄，精神状态可，饮食可，二便调，舌质暗红，苔白，脉弦细。

既往史：子宫颈囊肿，甲状腺结节3个月。

辅助检查：暂无。

西医诊断：甲状腺肿大。

中医诊断：瘿病。

中医证型：气滞痰阻。

治法：理气化痰，消瘿散结。

方药：小柴胡汤加减。

柴胡 15g、黄芩 15g、清半夏 15g、赤白芍各 15g、猫爪草 15g、浙贝母 15g、丹参 15g、牡丹皮 15g、夏枯草 15g、天花粉 15g、甘草 6g、焦栀子 15g、莪术 10g、炒香附 15g、蒲公英 15g。14 剂，水煎服，日 1 剂，分早晚温服。

二诊（5 月 24 日）：患者近来病情稳定，颈前区肿胀感减轻，右胁疼痛尚有，因工作压力出现脱发、晨起头晕等不适，饮食尚可，舌质红，苔白，脉弦、细数。处方：守上方，加当归 15g、女贞子 15g、玄参 18g。14 剂，水煎服，方同前法。

三诊（6 月 10 日）：彩超示：甲状腺结节范围较前稍小，患者自觉肿胀感、右胁疼痛减轻，余未见明显异常，舌质红，苔腻，脉弦。处方：守上方，加牡丹皮 15g。14 剂，水煎服，服同前法。

四诊（7 月 15 日）：患者近日来间接出现小便黄，上次月经量多、质稠色暗，行经时腰部隐痛，大便调，饮食尚可，舌质红，苔厚白，脉弦。遂调方如下：处方：桃红四物汤合地黄汤加减。当归 15g、赤芍白芍各 15g、熟地 15g、山药 15g、山萸肉 15g、牡丹皮 15g、川芎 15g、桃仁 15g、红花 15g、土鳖虫 15g、焦栀子 10g、甘草 6g、莪术 10g、猫爪草 10g、红景天 10g。14 剂，水煎服，服同前法。

五诊（9 月 13 日）：颈前区甲状腺结节肿胀感消失，右胁部疼痛明显减轻，本次月经尚未行，饮食及夜间休息可，舌质红，苔厚，脉弦。处方：守上方加金银花 15g、连翘 15g、浙贝母 15g。14 剂，水煎服，服同前法。

医嘱：平素注意调畅情志，忌口辛辣、油腻食物，定期复查。

按语：《外科正宗·瘿瘤论》：“夫人生瘿瘤之症，非阴阳正气结肿，乃五脏瘀血、浊气、痰滞而成。”指出瘿瘤主要由气、痰、瘀壅结而成，采用的主要治法是“行散气血”“行痰顺气”“活血散坚”。足厥阴肝脉过阴器，抵小腹，布胁肋，肝脉受邪，经气不利，则胸胁胀满，治以小柴胡汤加减。方中柴胡、醋香附专入肝经，疏肝理气，清半夏、夏枯草、猫爪草、浙贝母软坚化痰散结，丹参、莪术、丹皮、赤芍凉血化瘀，黄芩、焦栀子、蒲公英清上焦郁热。二诊时，以血分有热，阴液不足为主，加当归、玄参、女贞子养血滋阴清热。三诊时，症状减轻，加丹皮化瘀凉血，巩固疗效。四诊时，小便黄，提示热证尚有，伴见腰酸、经量大，为肾虚指征，治以补肾化瘀清热。五诊时，上述症状明显改善，酌加清热药清退郁热。本病治疗过程是以脏腑经络辨证为治疗思路，疗效甚佳。

病案 2：瘿病（痰结血瘀）

患者：段某，女，41 岁。

初诊：2019 年 4 月 29 日。

主诉：甲状腺结节 2 个月。

现病史：患者 2 个月前体检发现甲状腺结节，近日颈前部发胀，按之稍硬，伴见右胁疼痛不适，胸口发闷，饮食欠佳，面色发黄，小便调，大便干，月经量少，色暗，有血块，舌质暗红，苔白，脉弦细。

既往史：宫颈囊肿5年余。

西医诊断：①甲状腺结节；②宫颈囊肿。

中医诊断：瘿病。

中医证型：痰结血瘀。

治则：软坚化瘀，化痰散结。

方药：小柴胡汤加减。

柴胡15g，黄芩15g，清半夏15g，赤白芍各15g，猫爪草15g，浙贝母15g，丹参15g，牡丹皮15g，夏枯球15g，天花粉15g，甘草6g，焦栀子15g，白术10g，炒香附15g，蒲公英15g。14剂，水煎服，日1剂，早晚分服。

二诊（2019年5月14日）：尚有甲状腺结节，子宫囊肿，右胁疼痛，舌质暗红，苔白，脉弦细。处方：守上方，加当归15g、女贞子15g、玄参18g。14剂，水煎服，服同前法。

三诊（2019年6月10日）：甲状腺结节好转，右胁疼痛减轻，月经尚有血块，量可，舌质淡红，苔白，脉弦细。处方：守上方，加牡丹皮15g。14剂，水煎服，服同前法。

四诊（2019年8月15日）：停药约2个月，自诉症状明显改善，近日房事频，自觉腰膝酸软，舌质淡，苔白，脉沉细。更上方为：当归15g，赤芍白芍各15g，熟地15g，山药15g，山萸肉15g，牡丹皮15g，川芎15g，桃仁15g，红花15g，土鳖虫15g，焦栀子10g，炙甘草6g，白术10g，猫爪草10g，红景天15g。14剂，水煎服，服同前法。

五诊（2019年9月3日）：右胁疼减轻，月经基本正常。复查彩超：甲状腺结节范围较前缩小，宫颈囊肿未见明显改变。处方：守上方，加金银花15g、连翘15g、浙贝母15g。14剂，水煎服，服同前法。

医嘱：服药期间避免受寒、劳累，注意调畅情志，定期复查。

按语：甲状腺结节是指在甲状腺内的肿块，可随吞咽动作随甲状腺而上下移动，是临床常见的病症，可由多种病因引起，女性发病率明显高于男性。根据其临床表现，辨证属祖国医学"瘿病"范畴。《外科正宗·瘿瘤论》认为："夫人生瘿瘤之症，非阴阳正气结肿，乃五脏瘀血、浊气、痰滞而成。"指出瘿瘤主要由气、痰、瘀壅结而成，确定了本病的病机。杨华教授认为，患者素有宫颈囊肿，继发甲状腺结节，为气滞痰阻、瘀血内结而成，伴见右胁疼痛为肝经受邪，治以疏肝理气、和解少阳为主，方选小柴胡汤。方中猫爪草、浙贝母、夏枯球、天花粉化痰散结，丹参、赤芍凉血散瘀，焦栀子、蒲公英、炒香附等清热疏肝。二诊时，症状缓解，配以当归、女贞子、玄参养阴血，解毒消肿。三诊时，酌加牡丹皮增加凉血散瘀之效。四诊时，以肾虚为主证，更方为六味地黄汤加减。五诊时，上述症状明显改善，配以金银花、连翘、浙贝母清热散结，巩固治疗效果。

第二节 消渴病

一、疾病概述

消渴病以多饮、多食、多尿、形体消瘦，或尿有甜味等为特征，大多发生在40岁以上成年人，20岁以下患者常有家族史和遗传倾向。其发病多由饮食不节、肥胖及精神因素等的影响而诱发。长期乏力、持续消瘦多见于幼年型和重症患者，中年以上患者症状大多不典型。消渴病相当于现代医学的糖尿病、甲状腺功能亢进和尿崩症。

由于年龄、体质、病程长短的不同，消渴病的临床表现也各异，多见口渴欲大量饮水，消谷善饥，小便次数多且尿量多，尿色浑黄，体重减轻。其中，若以口渴欲大量饮水，小便次数频多为主症，可诊断为肺热津伤型消渴；若多食易饥，口渴引饮，大便燥结，可诊断为胃热炽盛型消渴；若尿频量多，浑浊如脂膏，或尿甜，手足心热，咽干舌燥，腰膝酸软无力，头昏耳鸣，多梦遗精，皮肤干燥，全身瘙痒，可诊断为肝肾阴虚型消渴；若小便频数，浑浊如膏，甚则饮多少水排多少尿，面容憔悴，耳轮干枯，面色黧黑，腰膝酸软无力，四肢欠温，畏寒怕冷，甚则阳痿，可诊断为阴阳两亏型消渴；若口渴引饮，多食与大便溏薄并见，或饮食减少，精神不振，四肢乏力，可诊断为脾胃气虚型消渴。

二、临床医案

病案1：消渴（肺阴虚）

患者：尚某，男，43岁。

初诊：1995年3月27日。

主诉：口渴、尿频2个月。

现病史：患者2个月前体检发现血糖高，口渴多饮，小便频，饮食尚可，既往患肺结核，长期服利福平、异烟肼等药治疗，现咳嗽偶发伴少量血丝，手心自觉潮热，舌质红，少苔，脉细数。

既往史：肺结核10年余。

辅助检查：体温：37.3℃。

西医诊断：糖尿病、肺结核。

中医诊断：消渴。

中医证型：肺阴虚。

治则：滋阴清热。

方药：沙参麦冬汤合玉液汤加减。

北沙参 30g，麦冬 15g，五味子 15g，葛根 15g，天花粉 30g，白及 20g，百部 20g，知母 15g，黄精 30g，三七 6g，玄参 30g，苍术 30g，怀山药 30g，桃仁 15g，川贝母 15g，甘草 6g。4 剂，水煎服，日 1 剂，早晚分服。

二诊（4 月 1 日）：服药后发热症状减退，口渴多饮及小便频好转，夜间休息欠佳，舌质红，少苔，脉细数。处方：守上方，加地骨皮 30g、酸枣仁 15g。5 剂，水煎服，服同前法。

三诊（4 月 6 日）：服药后症状减轻，体温正常，自诉口干咽疼明显，咳痰黏，带少许血丝，小便次数减少，休息好转，舌质红，苔微黄，脉细数。处方：守上方，去百部，加牛蒡子 15g、百部根 20g、茜草 20g。5 剂，水煎服，服同前法。

四诊（4 月 12 日）：服药后咽疼减轻，口渴欲饮尚有，咳痰量少，未见咯血，舌质红，苔薄黄，脉细数。处方：守上方，去牛蒡子，加石膏 30g。5 剂，水煎服，服同前法。

医嘱：按时服药，忌食瓜果、甜性食物，清淡饮食，适当锻炼。

按语：患者基础疾病有肺结核、糖尿病，两者均需长期服药治疗和规范化饮食，慢性肺结核多为痨虫所伤，发作可见咯血丝、五心烦热等症，糖尿病则以"三多一少"为标，本例患者症状属中医"消渴"范畴。杨华教授认为，患者咳嗽，口渴多饮，尿频，手足心热，舌质红，少苔，脉细数，辨证为肺阴虚，虚火上扰。治以滋阴清热、养阴润肺。方选沙参麦冬汤合玉液汤，加白及、百部凉血止血杀虫，黄精、山药、三七平补脾肺肾。中医认为"肺为水之上源，肾主水，脾运化水谷"，补肺宜三脏同调，达到"水土共济、金水相生"之功。二诊时，配以地骨皮滋阴、凉血、清热，酸枣仁养心安神。三诊时，咳痰、咯血明显，易百部为百部根。臣禹锡等谨按蜀本云："百部根，微寒，主咳嗽上气。"加牛蒡子、茜草凉血止血。四诊时，患者症状明显减轻，去大寒之品牛蒡子，加清热生津之石膏，使热出而不伤阴，则效更佳。

病案 2：消渴（气阴不足）

患者：何某，女，年龄：64 岁。

初诊：2019 年 5 月 22 日。

主诉：小便频数伴口干欲饮加重 1 个月。

现病史：患者平素血糖高，服药效果不佳，近 1 个月来出现身懒乏力，腰背酸痛等不适，精神欠佳，饮食尚可，眠可，小便频数，大便稍干，舌质淡胖，苔白少津，脉沉细。

既往史：糖尿病史 3 年，左膝关节外伤半年。

辅助检查：空腹血糖值：11.6mmol/L。

西医诊断：糖尿病。

中医诊断：消渴。

中医证型：气阴不足。

治则：益气养阴。

方药：沙参麦冬汤加减。

北沙参15g，麦冬15g，五味子15g，当归15g，川芎15g，制首乌15g，枸杞子15g，女贞子15g，炒麦芽15g，神曲15g，甘草6g，牡丹皮15g，白豆蔻10g(后下)。10剂，水煎服，日1剂，早晚分服。

二诊(6月5日)：服药后身懒乏力症状轻微缓解，自觉胸中蒸蒸发热欲汗出，口干欲饮尚有，饮食及睡眠正常，小便次数减少，大便干。舌质淡胖，苔微黄，脉沉细。处方：守上方，加黄连10g、浮小麦20g。14剂，水煎服，服同前法。

三诊(6月26日)：服药后症状减轻，口干欲饮减轻，现时有情绪不佳，嗳气，舌质淡，苔厚，脉沉细。处方：守上方，加白芍15g、醋香附15g。7剂，水煎服，服同前法。

四诊(7月5日)：背冷好转，已出汗，口渴好转，近来食欲欠佳，血糖值为11.1mmol/L，二便尚可，舌质淡，苔白，脉沉。现以降血糖为主，遂调方如下：处方：玉液汤加减。当归15g，赤白芍15g，白术15g，茯苓15g，陈皮15g，丹参25g，砂仁10g，鸡内金15g，甘草6g，黄连10g，麦冬15g，花粉15g，玄参18g，知母15g，桃仁15g，红花12g。7剂，水煎服，服同前法。

五诊(7月31日)：服药后血糖控制稳定，近日因劳累后左膝关节间接性疼痛，余未见明显不适，舌质淡红，苔白，脉沉细。处方：守上方，去知母、花粉，加三七3g(冲服)、川芎15g、莪术10g。10剂，服同前法。

六诊(8月12日)：近来证安，左膝关节痛大轻，口干症状缓解，复查血糖值基本正常。处方：守上方，加黄芪30g、女贞子20g。7剂，水煎服，服同前法。

医嘱：忌口甜品、瓜果，多吃蔬菜，加强锻炼，按时服药。

按语：糖尿病属中医消渴范畴。杨华教授认为，病因主要是损伤肺、胃、肾之阴液而形成，其主要病机为阴虚燥热，以阴虚为本，燥热为标，继而可致血瘀。本病初期虽有上、中、下三消之不同，其始虽异，其终则同，病久多见三焦俱病，即肺燥、胃热、肾虚，见多饮、多食、多尿。

本例患者糖尿病3年，久病耗伤气阴，引起身懒乏力，口干欲饮，治以益气养阴活血为主。方选沙参麦冬汤，方中沙参、麦冬养阴生津，平补肺胃，何首乌、枸杞、女贞子滋补肝肾，五味子、甘草补气，当归、川芎、丹皮活血养血。二诊时，配以黄连、浮小麦清胃中虚热。三诊时，根据患者情绪症状，辨证为肝郁，随症加白芍、醋香附疏肝柔肝。四诊时，症状缓解，血糖值仍高，更方为玉液汤。五诊时，病程较长，根据久病多瘀，配以三七、川芎、莪术化瘀通络。六诊时，酌加黄芪、女贞子巩固疗效，达到标本兼治之用。

病案3：消渴(肾阴虚)

患者：黄某，男，43岁。

初诊：1995年3月18日。

主诉：口渴多饮、小便频数伴消瘦40天。

现病史：缘患者40天前出现口渴多饮，小便频数，呈泡沫样，抽血检测血糖值高。近日症状加重，现纳食一般，眠可，身体逐渐消瘦，身懒嗜睡，夜间盗汗明显，大便干燥，舌质红，少苔，脉沉细数。

既往史：糖尿病月余。

辅助检查：血糖值：9.6mmol/L。

西医诊断：糖尿病。

中医诊断：消渴。

中医证型：肾阴虚。

治则：滋阴补肾。

方药：地黄汤加减。

熟地30g，怀山药30g，山萸肉25g，丹皮15g，泽泻15g，茯苓15g，苍术30g，玄参30g，肉桂5g，川黄连9g，地骨皮30g，牡蛎30g，石膏30g，高丽参10g。5剂，水煎服，日1剂，早晚分服。另予：格列本脲（优降糖）1瓶，每次2片，每日2次，口服。

二诊（3月23日）：服药口渴减轻，小便次数及泡沫量减少，身懒乏力缓解，大便质干，舌质红，苔黄，脉沉细。处方：守上方，加葛根15g、天花粉20g。5剂，水煎服，服同前法。

三诊（3月28日）：服药以来，口渴欲饮明显改善，时有夜间汗出，小便次数减少，大便调，舌质红，苔薄黄，脉沉细。处方：守上方，去高丽参、肉桂，加五味子15g、知母15g。5剂，水煎服，服同前法。

四诊（4月3日）：患者复查血糖值，接近正常。上述症状基本消失，嘱其继服优降糖巩固治疗。

医嘱：按时服药，忌食含糖量高食物及水果，多吃蔬菜，加强锻炼。

按语：糖尿病属中医消渴范畴。古今医家对其病因病理论述其详。多认为病因损伤肺、胃、肾之阴液而形成本病。但张景岳认为："中消病，病在脾胃。"朱丹溪认为："酒而无节……脏腑生热。"河间认为："消渴者……耗乱精神，过违其度之所成也"。此乃五志过极，皆从火化，热盛阴伤，致令消渴。如《诸病源候论》云："房事过度，致肾气虚耗，下焦生热，热则肾燥，燥则渴，肾虚又不得传制水液，故随饮而小便。"杨华教授认为，本例患者为下焦元阴不足，虚火上炎，肾虚为本。治以滋阴补肾、清上温下，方选地黄汤加减。配以玄参、地骨皮滋阴清热，黄连、石膏清热生津，牡蛎、高丽参补虚敛汗。二诊时，口干渴为阴津不能上乘，佐以葛根、天花粉。三诊时，去温热之药，酌加养阴、益气、敛汗之知母、五味子。四诊时，效可，血糖控制稳定，仍需服药巩固治疗。

第三节 脏 躁

一、疾病概述

妇女精神抑郁，心中烦乱，无故悲伤欲哭，或苦笑无常，呵欠频繁作者，称为"脏躁"。以绝经或月经紊乱、情绪不稳定、潮热盗汗、失眠、心悸、头晕等为特征，属于中医学"绝经前后诸证"。脏躁的发生常与先天禀赋、情志所伤、劳逸失度、经孕产乳所伤等因素有关。本病病位在肾，与肝、脾、心关系密切。基本病机是肾精不足、冲任亏虚。中医辨证分型：心肾不交型、肝肾阴虚型、脾肾阳虚型。

西医学中的更年期综合征、双侧卵巢切除或放射治疗后双侧卵巢功能衰竭者，可参考本章节辨证论治。

二、临床医案

脏躁（气阴两虚）

患者：马某，女，53 岁。

初诊：2019 年 7 月 1 日。

主诉：阵发性多汗、面部潮红 1 个月余。

现病史：患者诉时常汗出，夜间明显，失眠，面部潮红月余，舌质红，苔少，脉弦数。

既往史：不详。

辅助检查：无。

西医诊断：更年期综合征。

中医诊断：脏躁。

中医证型：气阴两虚。

治则：滋阴益气润燥。

方药：天王补心丹合牡蛎散加减。

黄芪 30g，当归 15g，麦冬 15g，浮小麦 30g，炒枣仁 15g，生地 15g，熟地 15g，黄芩 15g，牡丹皮 15g，黄连 10g，牡蛎 30g，天花粉 15g，夜交藤 25g，合欢皮 15g，甘草 6g。7 剂，水煎服，日 1 剂，早晚分服。

二诊（7 月 12 日）：服药后多汗好转，面潮红大轻，舌质红，苔少，脉弦数。处方：守上方加柏子仁 15g、菊花 10g。7 剂，服法同前。

三诊（7 月 20 日）：上述症状明显改善，休息好转，面色淡红，舌质红，苔白，脉弦。处方：守上方，去牡蛎、浮小麦，加枳壳 15g。

按语：本病西医称之为更年期综合征，是指妇女从生育期向老年期过渡的一段时期，绝经是重要标志。在此期间，因性激素分泌量紊乱，出现以自主神经功能失调为主的综合征，主要临床表现有月经紊乱、阵发性潮热、出汗，伴头痛、思想不集中、失眠、抑郁等精神神经症状。杨华教授认为，本病中医当归属"脏躁"范畴，师古而不泥古，尊仲景《金匮要略·妇人杂病》篇："妇人脏躁，喜悲伤欲哭，像如神灵所作，数欠伸，甘麦大枣汤主之。"本病多因年老而阴气衰减，在治疗上以滋阴润燥为主，加以止汗治其标，方用天王补心丹合牡蛎散加减。方中生地、熟地并用，滋肾壮水，其中生地兼能凉血止血；麦冬甘寒，助二地滋阴壮水，以清虚火，兼以生津；丹皮清热凉血，配伍夜交藤、合欢皮以养血和血；佐以黄芩、黄连以清热泻火；患者汗多，合牡蛎散方以治其标。二诊时，患者症状减轻，精神好转，效不更方，在原方基础上稍加养心清热药物以巩固疗效。三诊时，症状明显改善，去收涩之药，配以行气之枳壳，防滋腻之品妨碍胃气，使补而不滞。

下篇 经验集萃

第九章 临床经验方选

一、糖尿病中医治疗

糖尿病属中医消渴范畴，古今医家对其病因病理论述其详，多认为病因损伤肺、胃、肾之阴液而形成本病。但张景岳认为："中消病、病在脾胃。"朱丹溪认为："酒而无节……脏腑生热。"河间认为"消渴者……耗乱精神，过违其度之所成也。"此乃五志过极，皆从火化，热盛阴伤，致令消渴。如《诸病源候论》云："房事过度、致令肾气虚耗，下焦生热，热则肾燥，燥则渴，肾虚又不得传制水液，故随饮而小便。"根据多年临床观察，本病的发生原因是多方面的，内有素体阳气不足，肾精亏损；外有七情、甘美厚味、饮酒等因素。其主要病机为阴虚燥热，以阴虚为本，燥热为标，继而可致血瘀。本病初期虽有上、中、下三消之不同，其始虽异，其终则同，病久多见三焦俱病，即肺燥、胃热、肾虚，症见多饮、多食、多尿。即至晚期，阴损及阳，始显阴阳两伤之候。

中医对本病的治疗，一般取滋阴清热法，从肺、胃、肾三脏论治，治消之方，数以百计，根据中医理论及自己的临床经验，认为消渴之证虽有虚实之分，且有上、中、下三消之分，但在临床上往往三焦俱病，不易划清。然三消之证多虚，病本在于肾。肾气虚衰，不能蒸动肾水，故治疗时以温补肾气为主，兼治肺胃。常用下列基本方剂加减治疗：

熟地30g，山药30g，山萸肉15g，葛根15g，天花粉20g，知母20g，黄柏10g，黄芪30g，党参30g，麦冬15g，乌梅肉15g，黄精30g，枸杞子30g，甘草6g。加减法：临证若见阳明热甚、口渴、多饮、大便干，上方加石膏、玄参，以清胃中浮火。阳虚四肢发冷、畏寒、腰膝酸软，男子阳痿，女子月经不调，上方可加制附子10g、肉桂3g、菟丝子30g。多食易饥，大便干燥，形体消瘦，但不畏冷，苔黄燥，上方加大黄，加重知母、天花粉用量。湿邪阻中，腹胀、腹泻、苔腻或浮胖，上方加苍术15g、车前子20g。若见四肢酸软、疼痛，舌质紫暗，若有瘀血者，可加桃仁 15g、赤芍 15g、牛膝 15g、丹参 20g。若出现视物模糊、视力下降明显，依方可加焦栀子 9g、石决明 30g。外阴病、有褥疮者上方加金银花30、蒲公英 20g。

病案简介：祁某，男，40 岁，纱厂工人。1989 年 10 月初诊。2 年前发现糖尿病，不断治疗，但血糖、血脂忽高忽低。逐渐形体消瘦，唇色暗红，多食、多尿、口干渴诸症皆有，大便略干，舌质暗，苔黄腻，脉沉数。查：尿糖(+ + +)，血糖 275mg/dl。

诊断：消渴。

治法：补肾养阴，清热生津。

方药：地黄丸合玉液汤加减。

熟地黄 30g，山药 30g，山萸肉 15g，葛根 15g，天花粉 20g，知母 15g，黄柏 10g，黄芪30g，党参 30g，麦冬 15g，乌梅 15g，黄精 30g，枸杞子 30g，苍术 15g，甘草 6g，炮附子9g，玄参 30g，水煎服，20 剂，日 1 剂，分早晚分服。

二诊：上述症状缓解,血糖下降至 133mg/dl,尿糖(-),为巩固疗效上方继制成丸药,连服 2 个月。再次复诊查血糖、尿糖均正常。嘱其禁甜食及酒,节房事。后经随访未再复发。

糖尿病的加减方：

尿糖不下降者，重用天花粉、乌梅、五味子、生牡蛎；血糖不下降者，加人参、白虎汤(知母、石膏重用)；失眠者，加酸枣仁、制何首乌、女贞子；心悸者，加节菖蒲、远志、生龙骨、生牡蛎；大便溏薄者，加炒苍术、炒芡实。

验方介绍：①黄芪 100g，山药 60g，煎水代茶饮；②对于长期使用胰岛素，有血瘀征象者，我们常用降糖活血汤(当归、赤白芍、川芎各 15g，益母草 30g，木香 9g)；③猪胰腺 1 只，低温干燥，研面冲服，每次 3g。

二、慢性胃炎的中医治疗

慢性胃炎是一种常见病、多发病，属祖国医学胃脘痛范畴。我们根据临床表现不同，分型辨证施治，取得了良好的效果。

1. 脾胃虚弱型　症见胃脘隐痛，缠绵日久，喜温喜按，饥则痛甚，食则痛减，纳少神倦，手足不温，大便溏薄，舌质淡，苔白润，脉细弱。

治则：温中健脾，理气止痛。

方药：香砂六君子汤加减。

病案简介：李某，男，65 岁，1983 年 3 月 3 日初诊。胃脘部隐痛 7 年余，经当地医院确诊为慢性萎缩性胃炎，经中西药物治疗未见好转。诊时胃中疼痛，胀满不适，纳呆食少，食则痛轻，按之则舒，形体消瘦，舌质淡，苔白厚，脉细无力。

诊断：胃脘痛。

治法：健脾益气。

方药：香砂六君子汤加减。

白术 15g，茯苓 10g，党参 20g，制半夏 9g，砂仁 10g，鸡内金 10g，陈皮 10g，麦芽 15g，丹参 20g，山药 30g，蒲黄 10g，甘草 3g。6 剂药，日 1 剂，分 2 次温服。

二诊：胃痛减轻，纳食增加，上方加桂枝 9g，6 剂，服如前法。后又服药 35 剂，胃痛消失，纳食正常，体较有力，予人参健脾丸巩固。

按语：本例病程较长，脾胃已虚，投香砂六君子汤以健脾益气，并入鸡内金、麦芽用于醒脾健胃，增进饮食，以充化源。气病日久，可以入络，痛处固定不移，多为有瘀，故加入丹参、蒲黄以化瘀。实践证明，活血化瘀药有利于慢性炎症的消除。

2. 气滞腑实型　症见胃脘胀满，疼痛拒按，呃逆泛酸，口苦而臭，大便干燥，舌质红，苔白厚，脉洪实有力。

治则：宽中理气、通腑泻实。

方药：瓜蒌承气汤（自拟）。

全瓜蒌 30g，枳实 15g，代赭石 30g，云木香 9g，白芍 20g，川厚朴 10g，瓦楞子 30g，白檀香 9g，川大黄 10g（后下），焦山楂 20g，甘草 3g。

病案简介：于某，男，30 岁，1983 年 1 月 21 日初诊。半年前经某医院确诊为慢性浅表性胃炎。胃脘时疼痛，饭后为甚，偶吐酸水，呃逆时作，口苦，大便干燥，小便黄，舌苔白厚，脉沉弦。

诊断：胃脘痛。

治法：理气通腑。

方药：瓜蒌承气汤加减。

全瓜蒌 30g，薤白 12g，枳实 10g，川朴 10g，赭石 30g，檀香 10g，九香虫 10g，煅瓦楞 24g，大黄（川军）9g，甘草 3g。4 剂，水煎服。

二诊：胃痛大减，大便已软。上方去大黄，加苏梗 12g、杭白芍 15g，以后服药 20 余剂症状消失，后随访半年胃痛未作。

按语：此型多在慢性胃炎的前期出现。本例症状表现均为气机不行，腑气不畅所致，施以瓜蒌承气汤降气逆行积滞，通热结。本方瓜蒌宽中降气，配小承气汤润肠通便，轻下热结；代赭石、木香、檀香增理气降逆之效；白芍配甘草缓急止痛；焦山楂消导积滞；瓦楞子以制酸。诸药共奏行气通腑之效。

3. 肝气犯胃型　症见胃脘胀痛，连及两胁不适，遇气恼加甚，口苦嗳气，大便不畅，舌质偏红，苔厚滑，脉弦滑。

治则：疏肝解郁，理气止痛。

方药：柴胡疏肝散加减。

病案简介：刘某，女，40 岁，1987 年 12 月 22 日初诊。主诉：上腹疼痛 2 年余，经某医院确诊为慢性胃炎，情绪舒畅时胃痛轻，恼怒后加重，两胁闷不适，呃逆时作，纳差干呕，口干欲饮，大便不爽，舌质红，苔薄白，脉弦滑。

诊断：胃脘痛。

治法：疏肝理气止痛。

方药：柴胡疏肝散加减。

柴胡 10g，白芍 20g，香附 15g，郁金 15g，枳壳 15g，檀香 9g，云木香 9g，青皮 10g，焦栀子 10g，黄芩 9g，乌药 9g，甘草 3g。3 剂，每日 1 剂，水煎服。

二诊：上腹部疼痛已轻，唯仍感胀闷不舒。上方加小茴香 5g、苏梗 10g。以后本方加减，又服药 36 剂，症状消失，胃镜复查胃黏膜炎症消失。

按语：本例属肝气犯胃，气滞为主要矛盾，故加大理气药用量。因口干舌红，热象已露，故在柴胡疏肝散基础上加栀子、黄芩以清热，防其火化，并制其香燥太过。

4. 肝胃郁热型　症见胃脘热痛，攻撑连胁，嘈杂泛酸，呕吐呃逆，口苦纳差，烦躁易怒，大便干燥，妇女常伴月经不调。舌质暗红，苔白腻，脉沉弦滑。

治则：辛开苦降。

方药：小柴胡汤合左金丸加减。

病案简介：刘某，女，38 岁，1989 年 4 月 12 日初诊。胃脘胀痛 3 年余，经检查确诊为慢性胃炎，常感胃脘胀痛疼痛较剧。连及胁肋，口吐酸水，纳食减少，烦躁易怒，反复治疗两年余疗效不显。舌质暗红，苔白腻，脉弦滑。

诊断：胃脘痛。

治法：疏肝清热，辛开苦降。

方药：小柴胡汤合左金丸加减。

柴胡 10g，黄芩 10g，白芍 20g，茯苓 20g，半夏 10g，川黄连 8g，吴茱萸 4g，陈皮 10g，瓦楞子 20g，白檀香 6g，川郁金 15g，甘草 3g，4 剂，每日 1 剂，水煎服。

二诊：患者诉胃脘疼痛大轻，吐酸水减，守方继进。服药 20 剂，症状消失。

按语：小柴胡汤是为外邪侵犯少阳胆经而设，意在和解少阳，我们常用其主药配合其他药物治疗多种疾病，扩大了经方的应用范围，收到了较好的效果。本例胃痛用小柴胡汤合左金丸加减，意在疏肝解郁、清热降逆，已达和胃之目的。

5. 寒热错杂型　证见阵发性上腹部疼痛，痛时拒按，胃中嘈杂，渴欲饮水，脊背寒凉，四末不温，舌苔青腻，脉弦紧。

治则：清热温中，理气止痛。

处方：乌梅丸加减。

乌梅 15g，川黄连 9g，干姜 6g，黄柏 10g，肉桂 5g，槟榔 15g，云木香 9g，白芍 20g，檀香 9g，党参 18g，山楂 15g，甘草 3g。

病案简介：赵某，男 29 岁，1983 年 1 月 21 日初诊。患慢性胃炎 4 年余，胃痛时作，有烧灼感，呃逆嗳气，泛酸吐水，口干不欲饮，脊背畏寒，舌红、苔青腻、脉弦紧。

诊断：胃脘痛。

治则：清胃热，祛寒邪，理气止痛。

方药：乌梅丸加减。

乌梅10g，白芍15g，黄连6g，黄柏9g，肉桂3g，干姜5g，檀香10g，九香虫10g，云木香9g，莪术6g，甘草6g。4剂，每日1剂，水煎服。

二诊：胃痛稍减，烧灼感除，余症仍在，上方加川椒6g，以后按此方稍有增减，共服药38剂，诸症消失。

按语：本例胃痛寒热错杂，故清热药与温里药同用，佐以理气止痛，方选乌梅丸加减，则胃清热，寒邪除，气机畅而诸症皆消。

三、中风临床诊治体会

中风以猝然昏仆、不省人事、半身不遂、口眼㖞斜为主症。病轻者可无昏仆，而仅见口眼㖞斜及半身不遂等症状。由于本病发生突然，起病急骤，古人形容"如矢石之中的，若暴风之急速"。临床见症不一，变化多端而速疾，有晕仆、抽引，与自然界"风行善行而数变"的特征相似，故古代医学家取类比象而名之为"中风"，又因其发病突然，亦称为"卒中"。《伤寒论》中所指"中风"是伤寒表虚证，不可混淆。

（一）病因

有三条：①情志失调；②饮食不节；③精气亏损。

（二）病机

1. 本病病位在脑。

2. 肝肾阴虚是致病之本，风、火、痰、瘀是发病之标，两者互为因果。

3. 病机主要为阴阳失调，气血逆乱。轻者入经络，重者入脏腑。

（三）治疗中风的关键

治疗之前还应辨别闭证与脱证。

1. 根据临床表现，凡半身不遂，口眼㖞斜，舌强语塞，而神志清醒者则为中经络。若神志昏迷者，则属中脏腑。鉴别要点是神志清与不清。

2. 闭证与脱证表现为突然昏仆、不省人事。两者共有症状：突然昏仆，不省人事。

闭证临床特点：面色红赤、目直视或斜视、两手握固或拘急、牙关紧闭、口噤不开，常有身热、二便闭、脉弦有力。

脱证：面色苍白、目不闭合、气息低微、鼻鼾、舌痿口开、手撒肢瘫、身无热、汗出肢冷、二便自遗、脉细微欲绝。

（四）治疗方案

1. 气虚血瘀型

主症：面色萎黄，平素气虚懒言，肢体软弱无力，一侧肢体偏枯不用，舌质淡紫或有瘀斑,苔白,脉细涩或细弱。

治则:补气养血,化瘀通络。

方药:补阳还五汤加减。

黄芪120g(血压高者减量一般应从30g开始),归尾20g,川芎15g,赤芍15g,地龙25g,桃仁15g,红花15g,牛膝15g。

加减:血瘀重者,加三七3g、丹参30g、水蛭10g;血压高者,加石决明30g、钩藤20g、夏枯草25g;口眼歪斜者,重加全蝎10g、江虫15g;言语不清者,加石菖蒲15g、白附子10g、皂角10g;有痰者,加天竺黄10g、川贝15g。

2. 肝肾阴虚型

主症:半身不遂,患肢关节强直、拘挛变形,舌强不语,患侧肌肉松弛,久则萎缩,舌红脉细,或舌淡红,脉沉细。

治则:滋补肝肾,养筋息风。

方药:左归丸加减。

熟地30g,牛膝15g,龟板15g,当归15g(地黄引子加量),赤芍15g,川芎15g,制何首乌20g,枸杞30g,山萸肉15g,鸡血藤30g,甘草6g,丹参30g。

加减:腰痛甚者,加杜仲、川断、寄生;痰浊上扰者,加石菖蒲15g、夏枯草25g、川贝15g、天竺黄3g;阳虚者,加附子、肉桂;大便干甚者,加麦冬15g、火麻仁15g。

3. 痰瘀阻络型

主症:口眼歪斜、舌强语謇或失语,半身不遂,肢体麻木,苔滑腻、舌暗紫,脉弦滑。

治则:平息肝风,化痰通络。

方药:牵正散合导痰汤加减。

天麻10g,勾藤20g,半夏10g,竹茹15g,茯苓30g,橘红10g,胆南星18g,川贝15g,地龙15~30g,僵蚕10~15g,全蝎10g,白附子9g,杭菊15g,甘草3g。

加减:音语不清者,加石菖蒲、远志,可刺舌尖两侧1~1.5寸;口角流涎者,可配针刺地仓透颊车穴;兼肝阳上亢者,加石决明、夏枯草;咽干口燥者,加天花粉、麦冬。

4. 肝阳上亢、肝风内动型

主症:平素眩晕头疼,耳鸣目赤,腰腿酸软。突然发生口眼歪斜,语言蹇涩,口角流涎,半身不遂或手足拘挛,舌苔薄白,脉象弦滑。

治则:镇肝息风,化痰通络,育阴潜阳。

方药:石决明30g,钩藤20g,天麻10g,杭菊花15g,生牡蛎30g,白芍15g,玄参20g,牛膝12g,夏枯草25g,胆星10g,川贝10g,僵蚕10g,甘草6g,全蝎10g。

加减:心烦躁者,加黄芩、栀子、茯神;痰蒙心语言不清者,加石菖蒲、金礞石、皂角刺;若伴肝肾不足、气血双虚者,加当归、首乌、枸杞子、桑寄生、熟地等补益肝肾;若痰火瘀闭,不省人事,牙关紧闭,口噤不开,面赤红,可急用凉开三宝(至宝丹、安宫牛黄丸、紫雪丹),同时灌服羚羊粉。

以上都是在辨证比较明确的情况下进行分型施治的,若在辨别不清属于何种类型时,可用下列通用方:黄芪30g,归尾20g,川芎15g,地龙25g,石决明30g、20g,牛膝10g,杭菊花10g,川贝母10g,赤芍15g,沙参30g,僵蚕15,全蝎10g,丹参30g,桃仁15g,甘草6g,橘红10g。5%葡萄糖500mL,维脑路通注射液400mg,静脉注射;大活络丹,每天3丸,分3次服。配合头三针效果极佳。

四、肝胆疾病临床诊治体会

(一)肝硬化(膨胀)

1. 概述　肝硬化腹水在临床上并不少见,许多原因都可以引起,目前中西医对于本病都没有很理想的方法,但是从个人临床实践上的体会看,本病虽然难治,但确也有不少的患者仍获得比较理想的效果,说明肝硬化腹水并不是不治之症。根据杨华教授多年对本病的诊治,积累了一些经验。他指出,要想取得良好的疗效,首先对病的病因、病机要有深刻的认识。

(1)关于本病的病名:肝硬化一词,古医籍中无此病名,但从中医医籍有关对该病的症状描述来看,本病应该属于"水臌""鼓胀""单腹胀""症瘕胀""蜘蛛胀"等范畴。有关本病的记载,最早见于《内经》,如《素问·腹中论》说:"有病心腹满,且食则不能暮食……名为膨胀。"历代医家对本病续有阐发,文献记载颇详,如:隋朝《诸病源候论·卷二十一》将"水毒气结于内,令腹渐大"者,称为"水蛊"。明代医家戴元礼则将鼓胀称为"蛊胀""臌腹",《证治要决·蛊胀》篇说:"盖蛊与臌同……俗称之为臌腹",又谓之"蜘蛛臌"。明代张景岳将鼓胀又称为"单腹胀"。此外,还有按其病因和临床特征的不同,分别称为"气臌""血臌""水臌""虫臌"者,以上所述名称虽有不同,其实都属于《内经》所说的鼓胀范围。

(2)关于本病的病因认识:本病的病因比较复杂,但归纳不外有:酒食不节、情志刺激、虫毒感染、感受外邪、病后续发五个方面。

1)酒食不节:嗜酒过度,恣食肥甘厚味,酿湿生热,蕴聚中焦,清浊相混,水谷精微失于输布,湿浊内聚,遂成臌胀。喻嘉言曰:"少年纵酒无常,多成水臌。"说明饮酒过量易发本病。

2)情志刺激:忧思郁怒,伤及肝脾,肝失疏泄,气机滞涩,日久由气及血,络脉瘀阻,肝气横逆,克伐脾胃,脾运失健,则水湿内停,气、血、水壅结而成鼓胀。说明精神长期抑郁,也可导致本病。

3)虫毒感染:虫(血吸虫)毒感染,阻塞经髓,脉道不通,肝脾两伤,形成症瘕;气滞血瘀,浊清相混,水液停聚,乃成鼓胀。

4)感受外邪:《素问·气交变大论》:"风气流行,脾土受邪,民病腹满……雨湿流行，肾水受邪，民病腹满。"此外邪是指"风气""湿气""风寒之邪""水毒"等。

5）病后续发：凡因它病损伤肝脾，导致肝失疏泄，脾失健运者，均有续发本病的可能，如黄疸日久，湿邪（寒湿和湿热）蕴阻，癥瘕不愈，久伤久痢。

（3）关于本病的病机认识：本病的病位在于肝脾，久则及肾。肝主疏泄，司藏血，肝病则疏泄不行，气滞血瘀，癥瘕内生，横逆乘脾，脾失健运，水湿内聚，进而土壅木郁，以致肝脾俱病。病延日久累及于肾，肾失开合，水湿不化。则于肝、脾、肾三脏功能失调，而导致气滞血瘀，水湿内停，形成鼓胀。故喻嘉言说："胀病亦不外水裹、气结、血瘀。"气、血、水三者既各有侧重，又常相互为因，错杂为病。其病理性质表现为本虚标实，初期以实为主，后期以虚为主。病因病机可以概括为：酒食不节、情志失调、虫毒感染、感受外邪，病后继发导致肝、脾、肾三脏受损，气滞、血瘀、水停伴黄疸，癥瘕而形成鼓胀。标实：气滞湿阻、寒湿困脾、湿热蕴结、肝脾血瘀；本虚：肝肾阴虚、肝肾阳虚。

（4）关于本病主症：腹部胀大，四肢消瘦，绷急如鼓，皮色苍黄，脉络显露。

（5）于本病的诊断要点：根据本病单腹胀，四肢消瘦，大腹青筋，两胁下痞块等临床特征，不难做出判断，但要判别虚实、标本主次。标本要分清气、血、水的偏盛，本虚要识别阳虚与阴虚的不同。中医一向认为本病的预后极为凶恶，属于不治之症，喻嘉言说："从来肿胀遍身、头面俱肿者尚易治，如是单腹胀则难治。"张景岳说："肢胀经年不死者，必非水臌，水臌之病不得逾两年"。如临床上合并高热或肢厥腹泻便血、脉率不整齐时，即为濒死前兆。因此，又有腹胀身热者死。"

（6）关于本病的治疗问题：对于本病的治疗，中医认识尚不一致，有的主张用外补法，反对用攻法（喻嘉言）。有的则主张攻，认为非攻水不能取效（陈士铎）。近年来，多数医家认为应攻补兼施。在服药过程中古人今人均一致主张忌盐，如：危亦林提出了"不能忌盐，匆服药，果欲去病，切须忌盐"。个人认识早期宜攻少补，中期攻补兼施，后期重养肝阴，少攻。

2. 个人临床体会

（1）关于本病的预后：古人认为本病属不治之症，是内科"风、痨、臌、膈"四大症之一，预后极差。但个人根据临床经验对于本病不能一概而论，预后是否良好，应根据具体情况具体分析。一般来说，患者如全身情况尚好，精神、面色、言语、呼吸、饮食、声音无明显异常，肌肉无明显消瘦，近期预后良好，用药容易取效；反之，精神萎靡，面色晦暗发青，声低气微，肉脱腹大，腹部静脉暴露，或合并深度黄疸者，预后多不良，用药效差。另外，根据患者腹形亦可判断其疾病进退，如腹形如蛙腹，形圆，下小上大，近期预后良好，用药亦容易取效；反之，腹形如宝塔，形圆而尖，下大上小，或腹虽不甚大而紧绷坚满者，腹圆虽小，治疗上极难取效。根据舌苔脉象，脉沉细微弱，舌润苔薄，预后良好。反之，脉弦大数急，舌红、苔燥，预后不好。舌色愈红，预后愈差。

（2）关于治疗方面的体会：对于本病的治疗，个人体会是：有斯证用斯药，无斯证不用药，消补兼施或攻补兼施。在每一方之中，都要酌加活血之品(丹参、三七粉、水蛭粉等)。初期宜攻少补，中晚期重养肝阳兼活血，或补脾胃。补的方面，由于本病主要在肝、脾、肾三脏，因此以补肝、补脾、补肾为主，补肝的药用当归、白芍、北沙参、女贞子；补脾的药用人参、白术、茯苓、苍术、玉米、黄芪，补肾的药用菟丝子、枸杞子、附子、干姜。消的方面，包括疏肝、软肝、活血、破瘀，软肝药多用制鳖甲、白芍，疏肝行气药有青木香、柴胡、茵陈、上沉香、大腹皮、草果仁、川朴、枳壳，活血破瘀药有炮三甲、丹参、三七、水蛭、土鳖虫、莪术、桃仁、红花、赤芍、牛膝，攻下逐水用牵牛子(二丑)、大戟、甘遂；攻逐热瘀的药有大黄、粉丹皮、芒硝、连翘等。另外，水邪上凌心肺可加麻黄、生桑白皮以宣肺肃降，此为提壶揭盖之法。

(3)治疗本病的具体方法和步骤：我们治疗本病多按早、中、晚三期论治。

1)早期：早期多为气滞湿阻、湿邪困脾，治以疏肝理气、健脾祛湿。

方药：柴胡、赤白芍、枳壳、川朴、木香、大腹皮、苍白术、茯苓、香附、郁金、甘草、沉香。湿邪阻中见尿少、尿闭、腹胀、苔腻者加草果仁、泽泻、车前子、滑石，以加强行气健脾利湿作用；如胁下刺痛，舌质紫，脉涩则见气滞血瘀之证，上方加莪术、三七、丹参、桃仁；如湿邪困脾、脾阳不振，神倦，便溏者，上方加附子、干姜、茯苓、党参。

2)中期：中期多为肝脾血瘀或肝肾阴虚，治以活血化瘀、育养肝木、行气利水。

方药：当归15g，炙鳖甲15g，赤芍12g，桃仁10g，丹参20g，三棱6g，枳壳10g，木香9g，北沙参10g，白芍12g，女贞子12g，麦冬10g，大腹皮10g，三七6g，甘草6g，猪苓10g(或车前子)。如胁下症积肿大明显，可选炮山甲、土鳖虫、水蛭、生牡蛎、莪术；如牙龈出血，鼻易出血，上方加白茅根、小蓟、粉丹皮、焦栀子；如小便黄、尿少，上方加滑石、木通、黄柏、瞿麦；如烦躁，潮热出汗，上方可加地骨皮、龟板、玄参。

3)晚期：多为脾肾阳虚，水湿内聚，故以温补脾肾，化气行水，方用实脾饮合济生肾气丸加减治疗。

方药：附子、白术、川朴、茯苓、泽泻、熟地、桂枝、牛膝、车前子、干姜、木香、草果、槟榔、粉丹皮、甘草。若偏于脾阳虚弱，神疲乏力，少气懒言，纳少便溏，上方加党参30g、炒玉米30g，若偏肾阳虚者，怯寒肢冷，上方加肉桂、仙茅、菟丝子。

4)单方介绍：①强肝丸(自制)：炙鳖甲100g、当归60g、槟榔60g、丹参100g、三棱30g、三七30g、枳壳60g、枸杞90g、生牡蛎100g、牵牛子(黑白丑)90g、沉香30g、净麝香3g、青木香30g，研面炼蜜丸，每丸重9g，每次3丸，每日3次；②自制三甲散：(慢性肝硬化)丹参100g、木香100g、龟板100g、炮山甲100g、鸡内金100g，为细末。每次10g，每日3次。

(二)胆囊炎

1. 概述　胆囊炎顾名思义为胆囊炎症。临床上按照症状分为急性、慢性两种。急性胆囊炎，表现为右胁下疼痛，甚至出现绞痛，伴恶寒发热，恶心呕吐，以致出现黄疸等症状。慢性胆囊炎，多是急性胆囊炎转化而来，表现为右胁下隐痛，反复发作，食欲缺乏，腹胀嗳气，厌食油腻，口苦或有低烧等。

2. 病因病机　主要为肝胆气滞和湿热壅聚中焦所致，此外虫积和胆管结石常是造成急性胆囊炎的另一方面原因。

3. 诊断　根据临床症状，尿三胆检查（胆红素、尿胆原、尿胆素），B超检查不难确诊。

4. 辨证治疗

（1）肝胆气滞型

治则：疏肝理气，清热利胆。

方药：柴胡9g，黄芩9g，半夏10g，麸炒枳壳15g，焦栀子9g，木香9g，白芍15g，三棱9g，滑石30g，香附12g，郁金15g，川楝子15g，金钱草30g，茵陈30g，甘草6g。

加减：如见右胁下刺痛持续，固定不移，上方加醋延胡索15g、王不留行30g、丹参15g；大便干结或浊而不爽，上方加代赭石30g、大黄10g。

（2）湿热壅阻型

治则：疏肝利胆，燥湿清表热。

方药：柴胡15g，黄芩9g，枳实15g，郁金15g，苍术15g，白术15g，木香9g，川黄连9g，干姜5g，大黄10g，芒硝10g，甘草6g。

注：干姜一药有二意，其一反佐苦寒之药，其二温散能加快湿邪祛除。

加减：若苔腻甚者，加泽泻15g、车前子30g；纳差、嗳气者，加炒麦芽15g、鸡内金15g。

（3）热毒炽盛型

治则：泻火解毒，利胆通便。

方药：金银花30g，连翘30g，茵陈30g，黄连9g，干姜6g，蒲公英30g，丹皮15g，焦栀子15g，龙胆草9g，大青叶30g，郁金15g，大黄10g，芒硝10g，甘草6g。

加减：如出现神昏谵语，高热烦躁，心神不宁，证主热入清窍，可配合服用安宫牛黄丸。每日2丸，每次1丸。

（三）病毒性肝炎

1. 概述　病毒性肝炎是由肝炎病毒所致的传染病。临床上大致有黄疸型和无黄疸型之分；又依据它的病程长短，结合病情轻重的程度，而分为急性、迁延性和慢性。黄疸型传染肝炎在中医一般认为是属于"黄疸"范畴的病变。但是，黄疸不一定是传染性肝炎，需要辨病。无黄疸性传染性肝炎，疑似中医的"肝郁""胁痛"。我们重点讨论黄疸型肝炎。

2. 病因病机　古人有关"湿热相交、民病多瘅""病在百脉"等论述，简而明地概括了本病发生的原因、地区性、季节性和传染性。"瘅"和"疸"是同义字，黄疸病多流行于湿热盛行的季节和地区。"百脉"指血分，指明黄疸病是湿热蕴于血分，除了与季节、地区有关之外，还与平素饮食不节（如饮酒过多、食物不洁等）、七情所伤（如暴怒或久郁等）都有关系。其发病机制是湿热蕴久成毒，乘虚而入，结于肝胆，蕴于血分，胆汁被迫外溢，浸渍肌肤而发黄，湿热阻滞而使湿热升降失调（指胃肠消化吸收功能紊乱）。

黄疸病机病因示意图见图 9 - 1 所示：

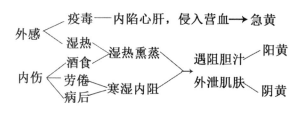

图 9 - 1　黄疸病机病因示意图

3. 辨证治疗　急性病毒性肝炎不论有无黄疸，其辨证多属于湿热弥漫三焦，结于肝胆，蕴于血分，阻滞肠胃。一般常见恶心、呕吐、厌油、纳差、腹胀、便溏、疲乏、困倦等症状。

治则：清热解毒，活血祛湿。

方药：茵陈 30g，栀子 9g，大黄 10g，大青根 30g，黄柏 12g，枳壳 12g，茯苓 15g，木通 10g，泽泻 10g，赤芍 15g，滑石 30g，甘草 6g。

临证加减：①热重于湿者，症见口渴，发热，便干，小便黄赤，脉滑而数，舌质厚苔黄燥，可加用生石膏 30g、龙胆草 9g、白茅根 30g 等，湿重于热者，症见腹胀，不思饮食，身困倦，大便溏，脉滑稍数，苔白厚腻，上方加藿香 15g、生玉米 30g、草豆蔻 10g 等；②黄疸重者，茵陈量要加大，最大可用 120g，金钱草 30g，为了加速退黄功效，可加用活血药，如丹参、牛膝、红花、延胡索等；③胁痛较甚，上方可加柴胡 9g、川楝子 15g、木香 9g、郁金 15g 等；④谷丙转氨酶高或经治疗仍不下降，可重用清热解毒药，如：败酱草、土茯苓、虎杖各 30g，肝阴虚加枸杞子、五味子；⑤肝大较明显或经治疗后仍不回缩者，可重用粉丹皮、生地、赤芍等；⑥湿热困于中、上二焦，多见上消化道症状时，如恶心、呕吐、纳差，厌油，嗳气，胃胀，苔白黄或腻，脉浮，上方去黄柏、板蓝根、赤芍、大黄、木通，加藿香 12g、半夏 10g、佩兰 15g、竹茹 15g、橘红 10g；⑦湿热偏于下焦，多见下腹胀病，大便黏滞，虽日行多次但解之不畅或下坠，脉沉滑，舌苔黄腻，治法宜清热导滞。依方加广槟榔 15g、白头翁 30g、生大黄或熟大黄 10g、炒麦芽 15g；⑧寒湿困脾、滞留中焦，症见黄色晦暗或如烟熏，脘腹痞胀，纳谷减少，大便不实，神疲畏寒，口淡不渴，舌淡、苔腻，脉缓或沉迟，此乃"阴黄"之症。更上方如下：茵陈 30g，泽泻 15g，茯苓 15g，炒白术 15g，桂枝 10g，猪苓 18g，甘草 6g，干姜 6g，车前子 30g，炒玉米 30g，半夏 10g，麸炒枳壳 15g，附子 9g，大黄 6g。如气虚加党参 20g、黄芪 20g；血虚加白芍 15g、制何首乌 20g、酸枣仁 15g 等。

4. 肝炎后期　大渴饮水，身懒乏力，脉洪大，系属湿热日久热盛耗阴而致。杨华教授的经验方是：茵陈 30g，白芍 30g，知母、黄柏各 15g，玄参 30g，生地 30g，北沙参 30g，麦冬 15g，川楝子 15g，甘草 6g，每日 1 剂，水煎服。

（四）谈慢性肝炎的施治要点

慢性肝炎（简称慢肝），有持续型和活动型两种，实际上持续型中包括迁延性肝炎在内，而长期不愈的活动型慢肝与早期肝硬化又无一条可以分开的界限，因此，慢肝病程较长，症状复杂，分型繁多，容易复发，治疗要注意以下几个要点：

1. 慢肝病程长，重点要预防。①祛邪不力，②忽视扶正。

2. 久病体虚，要注意气血变化。

3. 病情多复杂，辨证要详察。

4. 调理脾肾肝，中州要当先。

5. 活血再化痰，化瘀要软坚。

6. 扶正需解毒，湿热要彻除。

（五）肝病"胁痛"证治

胁痛是指一侧或两侧胁肋疼痛，亦属病人自觉症状。本病主要与肝胆疾患有关。《灵枢·五邪》曰："邪在肝，则两胁中痛。"由于肝之经络布于两胁，故肝胆为病，胁痛是常见症状之一。治疗应从整体辨证，全面治疗，适当加用解除胁痛的药物，若单纯止痛，很难奏效。

临床上我们曾将本病分为以下五类进行辨证治疗：肝气郁结、肝胆湿热、瘀血停着、肝血不足、肝寒型。

1. 肝气郁结　窜痛为主，时痛时止，痛无定处。

治法：疏肝理气。

方药：逍遥散加减。

柴胡 9g，条苓 9g，白芍 15g，香附 15g，麸炒枳壳 15g，木香 15g，郁金 15g，木瓜 20g，川楝子 15g，茯苓 15g，甘草 6g。临症加减：气郁化火，加焦栀子 10g。

2. 肝胆湿热　胀痛为主或兼灼痛，触痛明显。

治法：清肝利胆。

方药：龙胆泻肝汤加减。

龙胆草 20g，茵陈 20g，茯苓 15g，木通 10g，泽泻 15g，柴胡 9g，车前子 30g，焦栀子 9g，车前子 30g，甘草 6g，滑石 30g。

3. 瘀血停着　刺痛为主，痛有定处，触之坚硬。

治法：活血化瘀。

方药：复元活血汤加减。

柴胡 9g，当归 15g，川芎 15g，赤芍 12g，郁金 12g，红花 10g，桃仁 10g，炒五灵脂

10g, 延胡索 15g, 炮山甲 3g, 甘草 6g, 香附 15g。

4. 肝血不足　隐痛为主, 绵绵不休, 累后加重, 按之舒适。

治法: 养血柔肝。

方药: 一贯煎加减。

当归 15g, 白芍 15g, 北沙参 15g, 枸杞子 15g, 川楝子 15g, 麦冬 15g, 女贞子 15g, 甘草 6g。

5. 肝寒(寒凝肝脉)　胁痛绵绵不休, 喜热恶冷, 巅顶头疼, 干呕, 小腹拘急疼痛, 舌质淡, 苔白、脉沉紧。

治法: 暖肝散寒。

方药: 暖肝煎合白芍汤加减。

柴胡 9g, 白芍 30g, 川楝子 15g, 枸杞子 20g, 小茴香 6g, 乌药 10g, 茯苓 15g, 当归 15g, 干姜 5g, 沉香 3g。临症加减: 若寒甚者加附子; 干呕吐涎津者加吴茱萸等。

第十章 验方集选

一、消化系疾病

1. 地及汤

组成：生地、白及。

功效：清热凉血，和胃止痛。

主治：用于胃肠疾病、慢性胃炎急性发作、胃溃疡伴出血等。

2. 枳术解郁胶囊

组成：枳实、麸炒白术、麸炒苍术、栀子、沉香、西洋参、炒神曲、川芎、醋香附。

功效：健脾胃，消痞满，行气解郁。

主治：用于慢性胃肠病、胃肠神经功能症、消化不良，症见胸脘痞满、脘腹胀疼、嗳气等。

3. 参苓肠炎胶囊

组成：党参、白术、茯苓、赤石脂、陈皮、半夏、木香、砂仁、焦山楂、麸炒芡实。

功效：补气健脾，化湿止泻。

主治：用于急慢性肠炎、消化不良、腹泻等。

二、肝系疾病

1. 三参软肝丸

组成：赤芍、黄芪、三七、丹参、红花、地龙、防己、皂刺、薏苡仁、何首乌、葛根、土鳖虫、大黄。

功效：益气活血，化瘀软坚。

主治：主要用于气虚血滞所致肝硬化腹水症、症瘕、痞块，改善肝脏微循环，促进纤维蛋白质的降解及白蛋白的合成，进而阻断肝硬化、肝纤维化的进一步发展。

2. 玄驹灵芝胶囊

组成：鸡骨草、紫灵芝、田基黄、蚂蚁、鳖甲、沉香、木香、人工牛黄、五味子、板蓝根、甘草。

功效：益气活血，化瘀软坚。

主治：用于气虚血滞所致肝硬化腹水症、症瘕、痞块，改善肝脏微循环，促进纤维蛋白质的降解及白蛋白的合成，进而阻断肝硬化、肝纤维化的进一步发展。

3. 肝炎后期经验方

组成：茵陈30g，白芍30g，知母、黄柏各15g，玄参30g，生地30g，北沙参30g，麦冬15g，川楝子15g，甘草6g。

功效：滋阴清热化湿。

主治：用于肝炎后期，症见大渴饮水，身懒乏力，脉洪大。

三、风湿肾系疾病

1. 龙马滋肾胶囊

组成：熟地黄、山茱萸、枸杞子、海马、海龙、茯苓、山药、锁阳、砂仁、菟丝子、泽泻、牡丹皮、制首乌。

功效：滋阴益髓，强壮筋骨。

主治：用于肾阴不足引起的腰膝酸疼、头晕、脱发、记忆力减退、小便频数、阳痿、早泄、精子减少、卵泡发育不良等。

2. 补肾II号方

组成：熟地黄18g，山药15g，山萸肉15g，丹皮15g，泽泻15g，茯苓15g。

功效：补肾养阴，清利虚火。

主治：用于肾阴虚引起的男子不育、女子不孕、腰酸背痛，以及虚火内生所致遗精、梦遗、尿频等。

3. 痹痛舒胶囊

组成：熟地黄、枸杞子、杜仲、川牛膝、黄芪、全蝎、蜈蚣、天麻。

功效：祛风除湿，强筋健骨，通络止痛。

主治：用于风湿、类风湿性关节炎，强直性脊柱炎及骨质增生症。

4. 消石胶囊

组成：急性子、炒王不留行、金钱草、炒鸡内金、地龙、琥珀、大黄、女贞子、木香。

功效：清热利湿，消石通淋，化瘀止痛。

主治：用于肾结石、肝胆管结石、胆结石（稳定期）。

四、心脑系疾病

中风防瘫丸：

组成：丹参30g，当归尾20g，赤芍15g，川芎15g，桃仁10g，黄芪60g，首乌30g，泽泻15g，石决明30g，地龙15g，钩藤20g，郁金15g，石菖蒲15g，甘草3g。

功效：平肝潜阳，养阴通络。

主治：用于中风先兆期，症见眩晕、肢麻、短暂性瘫软、语涩、晕厥发作等表现。

五、消渴

1. 黄芪100g，山药60g，煎水代茶饮。

2. 对于长期使用胰岛素，有血瘀征象者，我们常用降糖活血汤（当归、赤芍白芍、川芎各 15g，益母草 30g，木香 9g）。

3. 猪胰腺 1 只，低温干燥，研面冲服，每次 3g。

第十一章　跟师心得（河南省青苗计划）

一、丰效杰跟师心得

中医学博大精深，要想学好中医，就必须拜名师。早在学生时代，就经常听到杨华老师的名字，后来有幸师从于河南省名中医杨华教授，令我收获良多，受用终生！杨华老师作为商丘市中医内科学的学科带头人，具有扎实的中医理论基础和丰富的临床诊疗经验，尤其在肝病、消化病、风湿肾病、中风、肿瘤、皮肤病、妇科病等疑难杂症的治疗上，具有独到之处。他胜人一筹的医疗技术，让患了所谓"不治之症"的患者，在他的精心治疗下恢复了健康。他谦虚谨慎，从不满足自己的成就，虽已学识渊博，仍手不离卷，孜孜以求。

在跟师学习的日子里，我深深地体会到，杨老师是一位博学的老师，他善于把自己行医多年的临床诊疗经验上升为理论，用于指导学生的工作，使我开拓了思路，活跃了思维，更新了观念，逐步提高了诊疗技术，更加坚定了对中医药的信心。

我个人觉得跟师学习并不在于老师一字一句的教，而是在无形的潜移默化中徒弟感受老师的思维和智慧的火花，思之又思再思。三思之后仍无法明白，就找其他同事探讨，仍无答案，在合适的机会再请教于老师，此时老师字字是真言，在无数次跟师学习中，老师对患者提出问题的回答使我顿悟。老师在回答患者问题时，用最朴实的语言让患者在明白道理的同时也学到了一些保健常识，这一点使我受益终生。

老师不但继承了前贤精湛的医术，同时也继承了中华民族优秀的医德医风，他以"大医精诚"之训，铸成"救死扶伤"之心。他虽已久负盛名，但毫无名医架子。多年来，他废寝忘食地工作，耐心地接待每一位患者。患者不论贫富贵贱均一视同仁，在他眼里只有个体生命和健康的延续，"为病人减轻痛苦是医生终身的责任和信仰"。老师常说："当医生不能成天想着挣钱，那样就有失医德了。"他的患者相当一部分来自农村，有些患者家里的经济条件十分拮据。"医者父母心"，面对这些前来就医的困难患者，老师总是尽最大可能帮助他们，想方设法开最经济实惠的药，甚至主动帮他们缴纳费用。

老师认为，医疗之路上，医生永远有解不开的难题，总会不断地面临新的疾病和新的困扰，人的身体奥秘无穷无尽，这并非一朝一夕所能参透。在治疗工作中每天都会遇到不同的困难和新的问题，都是边工作、边总结、边积累经验，时刻为新的问题做准备。

当问题错综复杂时，要记得老师的教导，自会有一条新的治疗思路出现。

从老师的身上可以感受到，他对古老的中医及其发展前景充满了信心。作为弟子，我一定紧跟老师的步伐，努力学习中医，认真做好中医临床工作。

二、杨淼医师跟师心得

自幼出生于中医世家，得到外祖父豫东老名医葛子端及父亲省级名中医杨华的言传身教。杨华教授不仅是我的父亲，还是我中医的启蒙老师，为我铺垫了一条开悟中医之路。在中医的熏陶下，对老师的用药如数家珍，近十年对杨华教授诊病方案加以揣摩、分析后，进行了系列总结。

有人说：中医是宏观医学，西医是微观医学，中医它承载了中国人的智慧、中国的文化、中国的发展，并使我们站在更高的角度观察人类的繁衍生息。跟师时杨老师常说，肾为先天之本，百病皆生于肾。在临床上体会颇深，肾主骨生髓，脑为髓之海，肾者，作强之官，伎巧出焉。肾藏精、主生殖、生发；肾主水，肾主纳气，主元气；肾主命门之火；肾主骨；肾生骨生髓，髓造血，其华在发；肾开窍于耳；肾主惊恐。

在临床治疗男女生殖医案时，杨华教授将"肾为本理论"的思想体现得淋漓尽致。跟师后总结杨华教授治疗男女生殖医案中医思想如下：

1. 肾藏精、主生殖　所谓的"精"就是我们老百姓常说的"精、气、神"里面的"精"。中医非常重视精的作用，强调"精不可伤，伤则失守而阴虚，阴虚则无气，无气则死矣"。肾所藏"精"又分为先天之精和后天之精两种。什么是先天之精？"两神相搏，合而成形，常先身生，是谓之精"，"人始生，先成精"，这明显表明是生殖之精，对新生命的个体来说是先天之精，是人体形态结构和生理功能形成的物质基础。两神之精相结合形成新的个体——胚胎。男性生殖细胞（精子）和女性生殖细胞（卵细胞）相结合而形成新个体和新生命的过程，也就是父母遗传基因相融合的过程，生物学上称这一过程为"受精"。通过受精过程子代就继承了亲代的遗传基因，这些基因就是指导和调节子代新个体生长、发育、分化和繁殖的物质基础。这样，先天之精（遗传基因）是代代相传，它是维持种族延续和物种相对纯性的重要保证，所以肾也称之为"先天之精"。我们认为后天之精应包括来源于食物的各种营养物质和体内合成的多种生物活性物质。通过脾胃消化吸收成为人体需要的营养物质，所以脾又称为"后天之本"。这些营养物质是维持脏腑生命活动的必需物质。同时，先天之精和后天之精又是相互联系和制约的。一方面，先天之精对后天之精的合成和功能起着指导和调节作用；另一方面，后天之精又是先天之精进行复制和补充的物质基础。如果后天之精来源不足或先天之精消耗过多，则出现"肾虚精亏"现象，这时不但发生机体衰弱，生命活力低下，而且也发生生育力降低或不孕不育。由上述可见，肾藏之"精"，它是形成人体的原始物质，又是人体生命活动的根据，因此，先天之精是生身之本，后天之精是养身之源。同时，精也是富有生命力的物质，它在人体整个生命活动过程中不断动用、消耗，也不断进行复制，合成和补肾精化生之气称为"肾气"，肾气对人体的发育、生长、生殖和衰老有密切关系。

杨华教授经常以《素问·上古天真论》对"肾气"的作用描述为根基，遵循古时男女生长过程而治疗之证。"女子七岁，肾气盛，齿更发长。二七天癸至，任脉通，太冲脉盛，月事以时下，故有子。三七肾气平均，故真牙生而长极。四七，筋骨坚，发长极，身体壮盛。五七，阳明脉衰，面始焦，发始堕。六七，三阳脉衰于上，面皆焦，发始白。七七，任脉虚，太冲脉衰少，天癸竭，地道不通，故形坏而无子也。丈夫八岁，肾气实，发长齿更。二八肾气盛，天癸至，精气溢泻，阴阳和，故能有子。三八，肾气平均，筋骨劲强，故真牙生而长极。四八，筋骨隆盛，肌肉满壮。五八，肾气衰，发堕齿槁。六八，阳气衰竭于上，面焦，发鬓斑白。七八，肝气衰，筋不能动，天癸竭，精少，肾藏衰，形体皆极。八八，则齿发去。"

从上段引文中，可看出"肾气""天癸""有子"和形体的发育、衰老四者之间有平行关系，其中核心是"肾气"，"肾气"盛实则天癸至，天癸至则女子月经来潮，男子精气溢满，故阴阳合而有子。"肾气平均"则筋骨隆盛，肌肉满壮，身体盛壮。"肾气衰"则天癸竭，天癸竭则女子地道不通，男子精少，生殖力消退。肾主藏精，肾气，即肾中所藏之精气，是肾各项功能的物质基础。肾阴、肾阳是肾中精气生理效应的两个方面。肾阴为一身阴液的根本，对各脏腑组织器官起着滋养、濡润作用；肾阳为一身阳气的根本，温煦各脏腑组织器官和激发推动各脏腑组织器官的功能活动。肾阴肾阳相互制约，互相依存，相互为用，既协调肾脏本身阴阳的相对平衡，亦维持其他脏器阴阳的协调性。肾阳虚表现为阳气不足，全身功能衰退，症见面色㿠白，形寒肢冷，四肢不温，腰膝酸软，头眩耳鸣，发白易脱，周身水肿，阳痿早泄，月经稀少或闭经。肾阴虚，表现为阴虚火旺，症见五心烦热，咽干口燥，皮肤干燥，面颊潮红，失眠多梦，脑晕耳鸣，腰膝酸痛。

2. 肾主生长、发育的理论基础　分析"肾"主身体的生长、发育与生殖。身体的生长发育受多种因素的影响，而生长的关键在于肾气的推动，在现代临床医学中生长素是人体生长的关键因素。因此生长素据测定，新生儿生长素含量很高，随着年龄增长逐渐下降，这与中医"肾气"的盛衰密切相关。睡眠时血中生长素浓度在深睡 1 个小时左右出现分泌高峰，释放量明显多于觉醒时。睡眠时，阴为主时，生长素分泌增多，这与中医"阴为物质"的理论相关。在生长素作用下，肝脏、肾及肌肉组织产生一种生长素介质，它促进氨基酸进入软骨组织，加速蛋白质合成，促进软骨细胞分裂，软骨生长，对肌肉与成纤维细胞也可能有类似作用。若腺垂体在幼年时分泌功能不足，身体的发育生长停滞，虽至壮年，但身材矮小，这也是中医"肾虚"的症状之一。所以，女子三七就是二十一岁肾气达至顶点，男子三八就是二十四岁肾气达到顶峰，也就意味着到了这个年龄，身体就不会再发育长高了，接下来的就是维持阶段，然后开始走下坡路，那么如果肾精、肾气保持充足，人体衰老速度就会减慢，机体功能也会保持相对完好。因此，养肾在生命的各个阶段都极其重要。

中医"肾主生殖"理论是《内经》对女性生殖生理的高度概括。肾对于生殖的重要作用基于肾藏精的功能，同时肾气的盛衰，与人体的生长发育衰老和生殖功能有直接关系。女性在肾气充盛后，肾中所藏生殖之精——天癸逐渐成熟，任通冲盛，月事行，才能有经、孕、产、乳的生理功能。若肾气不足，或肾阴亏损，或肾阳虚衰，均能影响冲任而发生妇科疾病。所以，补肾为女性生殖系统疾病的基本治法。

从医生涯，能遇良师，胜读万卷书，不仅需理论知识扎实，还需良师精心点拨，方可成国医之大器！

三、程涛跟师心得

中医学博大精深，要想学好中医，就必须拜名师。今有幸师从于河南省名中医杨华教授，令我收获良多，受用终生！老师作为商丘市中医内科学的学科带头人，具有扎实的中医理论基础和丰富的临床诊疗经验，尤其在肝病、消化病、风湿肾病、中风、肿瘤、面部痘斑、中医妇科等疑难杂症的治疗上具有独到之处。在跟师学习的日子里，我深深地体会到杨老师是一位博学的老师，他善于把自己行医多年的临床诊疗经验联系中医经典形成自己独特的理论体系，使我开拓了思路，活跃了思维，更新了观念，逐步提高了诊疗技术，更加坚定了对中医药的信心。下面是我跟师以来在风湿病论治上一点心得体会，兹整理探讨如下：

风湿类疾病简称风湿病，是指以肌肉、筋骨、关节疼痛为主的疾患，属于中医痹证范畴。《金匮要略》首先提出了"风湿"的病名，而有关风湿病的论述见于湿病、血痹、历节病、虚劳病、痰饮病等篇中，老师结合《内经》："风寒湿三气杂至，合而为痹"，认为风寒湿等邪为致病外因，但更强调"邪之所凑，其气必虚"，而突出以"正气虚"为内因。

1. 病因

（1）风寒湿邪侵入，不通则痛：风寒湿邪侵入，流注经络、关节，阻滞气血流通，不通则痛。湿病"风湿相搏，一身尽疼痛"，历节病"诸肢节疼痛"均为风湿之邪痹阻所致，肾着"腰以下冷痛"则为寒湿之邪停留于下焦引起。

风湿病初期或急性发作期，常因感受风寒湿邪，困郁肌表，阳气被郁，痹而不通，出现关节疼痛，伴有恶寒发热、无汗或汗出不畅。此时只有通过开腠发汗，宣散肌表之风寒湿邪，使阳郁得通，气血畅行，痹痛方止。

开腠发汗，首推麻黄。麻黄加术汤、麻杏苡甘汤，均以麻黄为主。然麻黄配白术、薏米则虽发汗而不致过汗，并可行表里之湿。"寒胜则痛"，若患者表现出关节剧痛，畏寒喜温等寒凝之象，又当温经散寒，外除寒湿，内振阳气，方能使气血周流，疼痛乃止。温经散寒，首推乌头、附子，大辛大热，气性雄烈，逐寒止痛之力最强。乌头汤、桂枝芍药知母汤、桂枝附子汤、白术附子汤、甘草附子汤均取乌头、附子等药，温散寒湿之功而止痛。现代药理证明，附子、乌头所含乌头碱具有很强的抗炎镇痛作用。

（2）虚而感邪："虚"指正气虚，这是发生风湿病的先决条件。仲景在书中反复强调卫表气虚,腠理不密,或气血不足,因而风寒水湿之邪乘虚入侵,发为历节病、黄汗病、血痹等。如"汗出入水中,如水伤心,历节黄汗出,故曰历节";"盛人脉涩小……历节痛,不可屈伸,此皆饮酒汗出当风所致";黄汗病"以汗出入水中浴,水从汗孔入得之";"风湿,此病伤于汗出当风,或久伤取冷所致也";"夫尊荣人,骨弱肌肤盛,重因疲劳汗出,卧不时动摇,加被微风,遂得之";"少阴脉浮而弱,弱则血不足,浮则为风,风血相搏,即疼痛如掣"。造成"虚"的原因有先天不足、久病、产后失血、房事不节、饮食居所等。

(3)肝肾气血不足,不荣则痛:肝肾精亏,气血不足,素体阳虚,经脉失于濡养、温煦而致肢节疼痛。如肾气虚衰,外府失于温煦之"虚劳腰痛"。"病人脉……浮者在后,其病在里,腰痛脊强不能行"为肾虚精髓不充,腰脊失养。历节病"沉即主骨,弱即主筋,沉即为肾,弱即为肝","脉弱则血不足"阐明其病机为肝肾气血不足,筋骨失于濡养。

脾胃是后天之本,为气血生化之源,主运化水湿,脾胃气虚,气血亏虚,则肢体筋脉失养;脾湿不化,易与外湿相合,故风湿病脾虚者,或为形体瘦弱,或为湿困纳呆,肢节肿痛绵绵。纵观《金匮》治风湿病诸方,或伍以姜、枣、炙甘草、黄芪甘温扶脾,或配伍以白术、薏米、山药、茯苓健脾化湿。顾护脾胃乃风湿病治疗中的一大原则。临床上屡见一味苦寒攻伐而不识顾护中阳,终致脘痛绵绵,病转虚顽者。

肾是先天之本,藏精主骨。肝主筋,肝肾同源。肾精又有赖后天水谷精微的充养。风寒湿热诸邪为风湿病外因,正气亏虚方为内因。既病之后,机体无力驱邪外出,使邪气由表卫、皮毛、肌腠,渐次深入经络、血脉、筋骨。肝肾精亏,不能充养筋骨,使筋挛骨弱而留邪不去。故益肾填精是风湿病稳定期、恢复期治疗要法。

(4)体质偏胜,合邪不同:素属阳盛之体,内有蕴热,感受风寒湿邪之后易于化热或易于感受风湿热邪;"盛人"痰湿之体,易内外合湿;阳虚之体,感邪易于寒化等。

2. 辨证特点　老师对风湿病的辨证,继承了仲景辨证论治的精髓,运用了《内经》阴阳、表里、虚实、寒热、脏腑、经络、三焦的理论,以辨明疾病的病因、病性、病位、病势,而重点在以下三方面。

(1)辨病性:风寒湿为风湿病的主要致病之邪,风、寒、湿邪之偏胜,证候表现不同。风性善行数变,风胜则表现为多关节游走疼痛;风又为百病之长,风邪致病,易兼寒、兼湿;风性燥烈,风湿相合,易于伤阴化热。如湿病"风湿相搏,一身尽疼痛",风湿历节"诸肢节疼痛……头眩短气,蕴蕴欲吐",兼见低热、咽干、口燥等症为风湿俱盛,日久伤阴化热的表现。

湿性黏滞重着,湿胜则肿或身体困重,如溢饮水湿流于四肢肌肉"身体疼重",喝病兼夹湿邪痹阻肌肉经络"身重而疼痛",黄汗病湿郁肌腠"身疼重",防己黄芪汤证。"风湿,脉浮身重"等均为湿胜的表现。

寒性收引,寒性凝滞,寒胜则痛。感受寒邪,易使气血凝滞,经脉不利而肢体疼痛,如寒湿历节突出表现为"病历节疼痛，不可屈伸"。湿病风湿表实与太阳病风寒表实，合邪不同，证候迥异。如："太阳病，关节疼痛而烦，脉沉而细者，此名湿痹"，说明风寒多伤肌腠，湿则易流关节，痹着阳气，则关节疼痛而烦。只有辨明病邪性质，才能立法正确，或以祛风，或以散寒，或以除湿。

（2）辨病位：《金匮要略·脏腑经络先后病》云："千般疢难，不越三条：一者，经络受邪入脏腑，为内所因也；两者，四肢九窍，血脉相传，壅塞不通，为外皮肤所中也；三者，房室、金刃、虫兽所伤。"

老师深得仲景之法，将邪入脏腑为内，客于肌表为外，示人辨证时，须首先辨明病之在表在里，在脏在腑，入经入络。如湿病辨风湿在表之麻黄加术汤证；在上之麻杏苡甘汤证；湿病在里在下，"湿痹之候，小便不利，大便反快，但当利其小便"。辨明病位，治疗上因而采用因势利导的方法，风湿在表用微汗法，在上用宣肺法，偏于中下用通利法。

（3）辨虚实：虚实是辨别正气强弱和邪气盛衰的纲目，决定治疗用攻用补的依据，对指导临床治疗有很重要的意义。《金匮要略》首篇即引经云：勿令"虚虚实实"，应"补不足，损有余"，示人辨别虚实的重要性。

湿病风湿在表，仲景即列出表实之麻黄加术汤证，表阳虚之桂枝附子汤证，表里阳虚之甘草附子汤证，阐明同病异治，虚实异治的精神。

病之初多实，病久则由实转虚，虚实夹杂。风湿历节之桂枝芍药知母汤证，风湿日久，正气亏虚，渐次化热伤阴之虚实错杂证候："诸肢节疼痛，身体尪羸，脚肿如脱，头眩短气，温温欲吐。"亦有虚多邪少之血痹黄芪桂枝五物汤证；虚甚之虚劳小建中汤证、肾气丸证。总须辨明虚实之多寡，或以祛邪，或以补虚，或攻补兼施。

3. 治则治法

（1）微汗法：是一种因势利导的方法，风湿之邪位于肌表，通过汗法使邪从汗解，但湿性黏滞，应取微汗法。仲景曰："若治风湿者，发其汗，但微微似欲出汗者，风湿俱去也。"汗法为风湿正治法，且应以微微汗出为度。尤在泾云："微汗使阳气内蒸而不骤泄，肌肉关节之间充满流行，而湿邪自无地可容矣。"若过汗则风邪虽去，而湿邪滞留，久则化燥伤阴，寒化伤阳。老师运用微汗法治风湿病又有以下几法：

1）发汗祛风胜湿法：此法用于风湿表实证。湿病"湿家身烦疼，可与麻黄加术汤发其汗为宜，慎不可以火攻之"，为感受风寒湿邪，寒湿痹阻，阳郁不伸，故身体疼痛而烦扰不宁，用麻黄汤加白术。麻黄得白术虽发汗而不致过汗，白术得麻黄并能行表里之湿。

2）轻清宣气化湿法：此法宣通肺气，透化湿邪。"病者一身尽疼，发热，日晡所剧者，名风湿……可与麻黄杏仁薏苡甘草汤"。风湿阻滞经络，风为阳邪，与湿相合，湿易化热化燥，故身疼发热。邪在营卫，仍当得汗而解，热象已生，治宜轻清宣化、解表祛湿，方用麻杏苡甘汤。方中用量甘草倍麻黄以缓麻黄之峻，勿令发汗太过。

3）益气固表除湿法："风湿，脉浮身重，汗出恶风者，防己黄芪汤主之。"风湿在表，未用药而汗已出，此乃卫气已虚，皮毛不固。故不任麻黄等发汗，而用防己黄芪汤益气除湿。方中防己祛水湿，黄芪温分肉、实腠理，术、草温补脾气，姜枣调和营卫，全方具扶正祛邪之功。然本方作用偏于渗利，而欲使阳气达表，微汗祛湿，必须服后以被覆以"温令微汗"，仍属微汗法的具体运用。

4）温经助阳，祛风除湿法："伤寒八九日，风湿相搏，身体疼烦，不能自转侧，不呕不渴，脉浮虚而涩者，桂枝附子汤主之；若大便坚，小便自利者，去桂加白术汤主之。"风寒湿在表，湿滞不去，表阳已虚，故脉浮虚而涩。治以温经助阳、祛风化湿。方用桂枝附子汤：桂枝祛风，附子温经助阳除湿，姜、枣、草实中气、和营卫、充表阳。以此扶正祛邪，使表浅之风湿得以外散。

服药后若见"大便坚，小便自利"而身痛仍在，是风邪渐去，湿气仍存，但里和无湿，湿仍在表。故去桂加白术，各药用量减半，即白术附子汤，白术合附子，并走皮中而逐水气。若症见"骨节烦疼掣痛，不得屈伸，近之则痛剧，汗出短气，小便不利，恶风不欲去衣，或身微肿者"为表里阳气俱虚，风寒湿邪俱盛，方用甘草附子汤，温经助阳，祛风散寒除湿，方后云："得微汗则解"，亦属微汗之剂。

（2）通利小便："太阳病，关节疼痛而烦，脉沉而细者，此名湿痹。湿痹之候，小便不利，大便反快，但当利其小便。"脾阳不运，内湿自生，招致外湿，湿流关节，阳气不通则关节疼痛；湿邪阻碍三焦气化，则小便不利，大便反快。治当利湿通阳，使三焦气化得展，则湿邪自去，即"通阳不在温，而在利小便"之意，可用五苓散。

（3）温通散寒：《素问·至真要大论》："寒者热之""客者除之""劳者温之""损者温之"是本法的依据。具体为以下几法：

1）温阳行痹法：因素体阳虚，腠理不固，风寒外袭，阻滞经脉，血行不畅，而见肢体麻痹不仁的血痹病，内治以黄芪桂枝五物汤以温阳行痹、补气行血；外治以针引阳气，令脉和阳通痹除。

2）温散寒湿法：寒湿历节剧痛，不能屈伸，治以乌头汤温经散寒除湿止痛。方中乌头温经散寒、除湿止痛；麻黄宣散透表以祛寒湿；芍药宣痹行血；配以甘草缓急止痛；黄芪益气固卫，助麻黄、乌头温经止痛，亦制麻黄过散之性；白蜜甘缓，以解乌头之毒，共奏宣通阳气、祛散寒湿之功。

3）温经通络、祛风除湿，佐以滋阴清热：历节病，风湿流注经络关节，日久渐次化热伤阴，用桂枝芍药知母汤调和营卫、温阳祛瘀、祛风除湿。

4）温肾益阳法：虚劳腰痛，为肾阳不足，命门火衰，治以肾气丸。肾气丸方中大量滋肾药物配以附子桂枝温补肾阳，意在微微生火，温而不燥，滋而不腻。此阴中求阳之法是仲景温肾法的一大特色，开温补肾阳之先河。

5）温脾建中法："虚劳……四肢酸痛……小建中汤主之。"虚劳病，阴损及阳，或阳损及阴，终则阴阳两虚，气血虚衰，四肢失于濡养而疼痛，治以温脾建中的小建中汤，方中以甘草、大枣、胶饴之甘，姜、桂之辛温，芍药之酸敛，共奏甘温建中扶阳，酸甘化阴，阴阳双补，气血得复，则肢疼可解。

（4）清热解肌："温疟……骨节疼烦……白虎加桂枝汤主之"，为内热表寒，寒伏于筋节，故骨节疼痛，治以白虎汤清热，桂枝解肌和营卫。老师多用本方治疗风湿热痹。

老师对风湿病的治疗，注重扶正祛邪，而以祛邪为主。①祛邪注重温散；②扶正注重脾肾二脏；③虚实夹杂，宜攻补兼施。

老师不但继承了前贤精湛的医术，同时也继承了中华民族优良的医德医风，他以"大医精诚"之训，铸成"救死扶伤"之心。他虽已久负盛名，但毫无名医架子。多年来，他废寝忘食地工作，耐心地接待每一位患者。

老师认为，医疗之路上，医生永远有解不开的难题，总会不断地面临新的疾病和新的困扰，人的身体奥秘无穷无尽，这并非一朝一夕所能参透。在治疗工作中每天都会遇到不同的困难和新的问题，都是边工作边总结边积累经验。

从老师的身上可以感受到他对古老的中医及其发展前景充满了信心。作为弟子，我一定紧跟老师的步伐，努力学习中医，认真做好中医临床！

第十二章　杨华教授论文选摘

第一节　针药治疗视网膜脉络炎1例

胡某，男，46岁，1991年1月10日就诊。

主诉：双眼结膜红赤伴视物不清1年余，近因工作繁忙，视力渐渐下降，眼角膜干涩，工作受限。曾在某医院住院月余，未有好转，特来就诊。诊见双眼结膜红赤，眼角膜干燥，口渴，舌红苔白，脉弦涩。检视：左0.4，右0.3，眼内：视网膜黄斑区充血水肿模糊，静脉略显充盈，色暗红，诊为视网膜脉络炎。中医辨证：肝肾阴虚，虚火炎上，灼伤目络。治以滋养肝肾，活血通络。配合针刺攒竹穴，通畅局部血络。方药：当归10g、生地15g、川芎10g、赤芍白芍各10g、野菊花10g、红花9g，胡麻仁15g、丹参15g、杞果20g、女贞子15g、薄荷6g、甘草3g。水煎服，每日1剂，共服10剂。针刺攒竹穴，以泻为主。操作方法：向下斜刺0.3~0.5寸，每日1次，共针10次。临床症状基本消除，眼检视：左1.3，右1.0，视网膜充血水肿消失。

按语：患者素体肝肾阴虚，又长年做电焊工作，受强光刺激，致使眼络受损，自失濡养，故而眼干涩，视物不清。《素问五脏生成篇》说："肝受血而能视。"《审视瑶函》进一步阐述："肝血外运于目，轻清之血，乃滋目经络之血也。""血养水，水养膏，膏护瞳神"，才能维持眼的视觉。方中生地、白芍、当归、杞果、女贞子，补益肝肾，养血明目；川芎、丹参、胡麻仁、红花、赤芍活血化瘀通络；更配野菊花、薄荷，清泻肝火，凉血明目；甘草调和诸药。全方相配，共具滋阴清肝明目、活血散瘀之功。再配针刺攒竹穴，泻肝明目，改善局部血液循环，针药并举，顽证速愈。

第二节　中西医结合治疗肝硬化的体会

肝硬化腹水属中医"鼓胀"的范畴，本病多由肝炎早期失治或治疗不彻底而成。临床主要表现为腹胀，腹皮绷紧，皮下静脉显露，食欲缺乏，肢体水肿等症状。其病理变化多为肝气郁结，气血凝滞，瘀积于肝脾，脾虚失其运化，水湿内停，进而累及于肾，肾气不足，开合不利，水不得泄，致使气、血、水瘀积腹内，遂成鼓胀。《素问·生气通天论》曰："浊气在上，则生瞋胀。"鉴于本病主要是肝、脾、肾三脏受病，多属本虚标实的证候，笔者采用中医治本、西医利水治标的方法，获得比较理想的效果。

我们治疗本病的具体方法和步骤是：按早、中、晚三期论治：①早期：多为气滞湿阻，湿邪困脾，治以疏肝理气、健脾祛湿。方用：柴胡、赤白芍、枳壳、厚朴、木香、苍白术、茯苓、大腹皮、香附、郁金、上沉香、甘草等。如湿邪阻中，尿少尿闭，腹胀，苔腻，上方加草果、泽泻、车前子，同时加服氢氯噻嗪（双氢克尿塞）、螺内酯（安体舒通）、氯化钾等，以加强行气利水作用。如胁下刺痛，舌质紫暗，脉涩，气滞血瘀较明显，上方加莪术、三七、丹参、桃仁；如湿邪困脾，脾阳不振，神倦，便溏，苔白者，加附子、干姜、党参等；②中期：多为肝脾血瘀或肝肾阴虚，治以活血化瘀、育养肝木、行气利水。方用：炙鳖甲、当归、赤芍、桃仁、丹参、三棱、枳壳、木香、北沙参、白芍、女贞子、麦冬、大腹皮、三七、猪苓、甘草等。如胁下瘀积肿大明显，可加炮山甲、土鳖虫、生牡蛎、莪术等；如牙龈出血、鼻衄，可加白茅根、牡丹皮、小蓟、栀子炭；如小便黄，尿少，上方加木通、滑石、牵牛子、黄柏；如烦躁，潮热出汗，上方可加地骨皮、龟板、黑玄参等；③晚期：多为脾肾阳虚，水湿内停。故以温补脾肾、行气化水为治则。方用实脾饮合济生肾气丸加减治疗，方用附子、白术、厚朴、茯苓、泽泻、熟地黄、桂枝、牛膝、车前子、干姜、木香、草果、槟榔、牡丹皮、甘草等；如偏于脾阳虚弱，神疲乏力，少气懒言，纳少便溏，上方加党参、炒薏苡仁；如偏于肾阳虚，怯寒肢冷，上方加肉桂、仙茅、菟丝子等。

综上所述，在治疗本病时我们有如下方面的具体体会：有斯证用斯药，无斯证不用药；消补兼施或攻补兼施；同时在每一方之中都要酌加活血之品，如丹参、三七、水蛭、桃仁等。初期宜攻少补，晚期重养肝阴兼活血。补的方面，由于本病主要在肝、脾、肾三脏，因此以补肝、补脾、补肾为主。补肝的药多用当归、杭芍、北沙参、女贞子；补脾以人参、白术、茯苓、苍术、薏苡仁、黄芪；补肾方面用菟丝子、枸杞、附子、干姜。消的方面，包括疏肝，软肝活血，破瘀。软肝，用鳖甲、白芍、地骨皮；疏肝行气，用青木香、沉香、柴胡、大腹皮、厚朴、草果、枳壳；活血破瘀药，多用炮山甲、丹参、三七、水蛭、土鳖虫、桃仁、红花、牛膝。攻下逐水，用牵牛子、大戟、甘遂；攻逐热瘀，用大黄、牡丹皮、芒硝等。另外，若水邪上凌心肺，可加生麻黄、生桑白皮，再配合安体舒通、双氢克尿塞，宣肺肃降利水，此为提壶揭盖之法，同时在服药过程中，应注意调畅情志，避免过劳，节房事，饮食清淡，多方配合，顽疾自却。

第三节　中西医结合治疗慢性肾炎蛋白尿临床观察

慢性肾炎是临床常见病和多发病，蛋白尿是其主要特征之一，持续性蛋白尿意味着肾脏实质的损害。减少和控制蛋白尿是预防肾小球硬化及进入肾衰的关键。我们采用中西医结合治疗慢性肾炎蛋白尿 30 例，疗效满意，现报告如下：

一、资料与方法

1. 资料　60 例中，男 35 例，女 25 例，年龄 12 ~ 60 岁，平均 42 岁；病程最短 1 年，最长 8 年。均以全国肾脏病学术会议诊断标准予以确诊。临床表现为腰酸、乏力、水肿等。尿常规以蛋白尿为主，持续在 + + ~ + + + + ，尿中有红白细胞、管型、血尿素氮，肌酐在正常范围或见有轻度升高。

2. 治疗方法

（1）中药治疗：方药：熟地 20g、山萸肉 12g、茯苓 15g、丹皮 10g、黄芪 20g、党参 15g、丹参 18g、赤芍 12g、牛膝 12g、川芎 l0g、芡实 15g、金樱子 10g、炒白术 15g。水肿者，加泽泻 10g、车前子 20g、冬瓜皮 10g；血尿，加白茅根 20g、生地 20g、三七 10g；因伤风病情加重者，加蝉衣 10g、防风 10g。水煎服，每日 1 剂。2 个月为 1 个疗程，一般用 2 ~ 5 个疗程。

（2）西药治疗：①对症治疗：合并感染者多选用青霉素抗感染治疗：水肿选双氢克尿噻、氨苯蝶啶联用；血压高加服卡托普利。②泼尼松 30 ~ 60mg，每日 1 次，顿服，2 个月后逐渐减量维持。

二、结果

1. 疗效标准　临床治愈蛋白尿检查持续阴性，实验室及其他检查恢复正常，水肿消退，其他症状消失。好转：蛋白尿检查持续减少一个"＋"，其他实验室检查有改善，水肿等症状明显好转。无效：上述实验室指标及临床症状均无改善。

2. 治疗结果　临床治愈 25 例，占 41%；好转 27 例，占 45%；无效 8 例，占 14%，总有效率为 86%。

三、讨论

慢性肾炎蛋白尿可归于祖国医学"精气下泄"之范畴。现在医学所说的蛋白质是构成人体和维持生命活动的基本物质，与祖国医学所谓的"精气""精微"的概念类似。祖国医学认为"精气"宜藏不宜泄，肾为"封藏之本"，主藏精气；脾主升清，故脾肾虚损，精气下泄是慢性肾炎蛋白尿的直接病机。此外，由于慢性肾炎病程冗长，"久病入络""久病必瘀"，瘀阻肾络，精气不能流畅，壅而外溢，精微下泄亦可形成蛋白尿，关于慢性肾炎血瘀的揭示，如有作者指出：肾原发性损害中的肾小球阻塞，肾组织缺血与缺氧，及其对周身的影响，同时产生"血瘀证"有共同之处，且有人认为肾小球疾病时，免疫性损伤和肾血凝障碍为两大发病机制。基于上述认识，我们从调整免疫功能、改善肾血凝障碍入手，筛选益肾健脾、补血活血的药物。方中：熟地、山萸肉、芡实、金樱子益肾固涩以固精；黄芪、党参、山药、茯苓益气健脾以摄精；丹参、赤芍、川芎、牛膝、坤草化瘀通络以畅精；且茯苓、黄芪、坤草尚有利尿之功。现代药理研究业已证明，上述补肾益气药可提高人体细胞免疫和体液免疫能力，调节人体的免疫紊乱现象；活血化瘀药可扩张肾血管，提高肾血流量，改善肾微循环和高凝状态，减少血小板聚集，增加纤溶活性，从而有助于免疫复合物的消除和增生性病变的转化与吸收，促进已损组织的修复。此外，方中益肾健脾、活血化瘀药，尚具有调节免疫功能、抵抗外源性皮质激素对下丘脑－垂体－肾上腺皮质功能的刺激，从而在增强激素疗效，减少不良反应，降低复发率上，达到较好的协调作用。对慢性肾炎蛋白尿的治疗，由于注重宏观与微观辨证的结合，补虚与泻实治法的结合，中药与西药用药的结合，故而施之，临床获效甚捷。

第四节　自拟虎蛇汤治疗乙型肝炎120例

自1998年以来，笔者自拟虎蛇汤治疗乙型肝炎120例，疗效满意，现报告如下：

一、临床资料

120例中，男78例，女42例；年龄15～66岁；病程1～15年；急性76例，慢性44例。

二、治疗方法

虎蛇汤：虎杖30g，白花蛇舌草30g，板蓝根20g，金银花、柴胡、当归各15g，赤芍、白芍、茵陈、生薏苡仁各18g。黄疸明显者，加重茵陈用量，加土茯苓30g、败酱草20g、酒大黄 10g（后入）；纳差者，加麦芽、神曲各 20g；气虚者，加黄芪 30g、太子参 15g、炒白术 15g；有瘀血肝损伤者，加丹参 20g、桃仁 12g、木瓜 20g；肝阴虚者，加女贞子 20g、山茱萸 10g；肝阳不足者，加仙灵脾 20g、仙茅 15g、菟丝子 20g；腹胀明显者，加青木香 9g、枳壳 15g、炒莱菔子 15g；肝脾肿大明显者，加莪术 10g、炮山甲 9g、水蛭 10g（或土鳖虫 10g）；湿热偏盛者，加佩兰、焦栀子 12g，每日 1 剂，水煎，早晚各服 1 次，1 个月为 1 个疗程。

三、治疗结果

显效：临床主要症状缓解，体征较治疗前好转，肝功能复查正常，HBsAg 滴度下降，乙肝五项指标部分转阴；有效：临床主要症状缓解，主要体征及肝功能复查较治前明显好转，乙肝五项指标无变化；无效：服药后临床症状、体征及肝功能未见明显改善，乙肝五项指标无任何改变。120 例服药 2~6 个疗程，显效有效计 109 例，占 90.8%；无效 11 例，占 9.2%，其中黄疸加深 3 例，出现腹水 1 例，自动终止治疗或转他处治疗 7 例。

四、典型病例

李某，男，44 岁，农民，1998 年 10 月就诊。患者自诉全身无力，右胁胀闷不舒 1 年。近半月来肝区隐隐作痛，夜不能寐，口苦纳减，溲黄，舌质红，苔黄腻，脉弦数。肝功能检查：谷丙转氨酶：248U/L，AST：162U/L，Y-GT：80U/L，总胆红素 32U/L，血清碱性磷酸酶：100U/L，HBsAg：阳性，乙肝五项指标：大三阳。用虎蛇汤加土茯苓 30g，败酱草 20g，麦芽、神曲各 20g，酸枣仁 15g，枳壳 15g，炒莱菔子 15g，服药 30 剂后，复查肝功能已恢复正常，HBsAg 1:64，乙肝五项指标已转小三阳，纳差好转，睡眠正常，临床症状十去其七。依原方去酸枣仁加太子参 15g、黄芪 30g，又进 15 剂，临床症状基本消失。继服 1 个月复查肝功能正常，HBsAg 转阴，HBsAb 抗体形成。

五、讨论

乙型肝炎近年发病率明显上升，外因湿邪疫毒感染所致，内因肝、脾、肾气血功能失调，但最主要的还是外因，所以清热、利湿、解毒为治疗大法。针对不同的临床证型及症状，进行适当的治疗，都能取得较好的效果。即使是虚证用药也应抓住三个环节，即清除余邪、扶正补虚、调理脾胃。

慢性乙型肝炎病机复杂，变化多端，病程迁延，缠绵难愈，在临床上应从长计议，病情稳定后应注意饮食及精神调养，坚持服药以巩固疗效。

第五节　仙方活命饮治疗消化性溃疡

自 1987 年 3 月以来，我们试用仙方活命饮治疗消化性溃疡 53 例，疗效可靠，报告如下：

一般资料：53 例患者均经上消化道钡餐透视及纤维胃镜检查确诊。其中男 39 例，女 14 例，年龄 20～40 岁 45 例，40～60 岁 8 例，胃溃疡 14 例，十二指肠球部溃疡 33 例，复合性溃疡 6 例。

治疗方法：方药组成：当归尾、赤芍、大贝、天花粉、金银花各 15g，防风、白芷、陈皮、皂角刺各 10g，乳没、山甲、甘草各 6g。水煎服，每日 1 剂。30 天为 1 个疗程。

治疗期间注意休息、忌烟酒和刺激性食物。脾胃素虚、寒湿内停、气血不足者不宜服用本方。

治疗结果：①疗效标准：一个疗程后，经钡餐透视或纤维胃镜复查，溃疡面愈合，临床症状全部消失，为治愈；溃疡面缩小，临床症状基本消失，为好转。溃疡面无明显缩小或目前加重者，为无效；②治疗结果：一个疗程后治愈 35 例，好转 15 例，无效 3 例。总有效率 94.3%。

病例介绍：魏××，男，30 岁。1987 年 9 月 12 日就诊。患胃痛已有 7 年，近日因饮食不节，上腹阵痛加剧，拒按，有时痛到胁下，口苦，嗳气，吞酸，大便溏，小便黄赤，舌红边尖有瘀点，苔黄，脉弦而数。经胃钡餐透视检查，确诊为十二指肠球部溃疡。证属肝失条达，郁久炎上，气滞血瘀，克伐中土，灼伤胃体。治以活血通络止痛，清肝泄热解毒，处方用仙方活命饮。服 5 剂后胃痛大减，嗳气、吞酸好转。守方连服 25 剂，临床症状全部消失。经胃钡餐透视复查，溃疡面愈合。

按语：根据我们近年来的临床观察，消化性溃疡的发病机制类似于外部溃疡。故试用仙方活命饮治疗本病，获得了满意的效果。方中当归尾、赤芍、乳没、炮山甲、皂角刺活血化瘀、通行经络，改善胃部血液循环，使瘀去新生，胃络通畅。金银花清热解毒，抑制细菌生长，减弱攻击因素；大贝、天花粉清热散结。

第六节　仙方活命饮治疗慢性胆囊炎 85 例

自 1997 年 3 月以来，笔者试用仙方活命饮治疗慢性胆囊炎 85 例，获得良好效果，报告如下：

一、临床资料

85 例患者，年龄 21~72 岁；男 53 例，女 32 例；病程最短 6 个月，最长 20 年。均有不同程度的上腹部胀痛或隐痛、恶心厌食、嗳气，大便干燥等症状，舌苔多黄腻，舌质多红或绛，甚或暗红，脉象弦数或弦涩。全部病例均经 B 超或彩超检查，符合慢性胆囊炎诊断。中医辨证分型，实热型 52 例，瘀血型 33 例。

二、治疗方法

仙方活命饮：金银花、当归、赤芍、大贝母、天花粉各 15g，防风、白芷、陈皮、皂角刺各 10g，制乳没、炮山甲、甘草各 6g。

加减：实热型用原方加大黄、生薏苡仁、金钱草、焦栀子等；瘀血型用原方加生山楂、桃仁、丹参；胁胀甚者加香附子、川楝子。每日 1 剂，煎 2 次取汁 500mL，分 2 次于饭后 2 小时服下。连服 1 个月为 1 个疗程，B 超复查。

治疗期间注意休息，忌烟酒辛辣和高脂饮食。脾胃虚寒者，不宜使用本方。

三、疗效标准及结果

疗效标准：临床症状、体征基本消失或显著减轻，饮食完全恢复正常为显效；症状体征大部分消失或主要症状显著减轻，食欲基本正常为好转；临床症状体征无明显变化为无效。治疗结果详见表 12-1。

表 12-1　85 例慢性胆囊炎治疗结果

证型	n/例	显效/例	有效/例	无效/例	有效率/%
实热型	52	43	8	1	98.1
血瘀型	33	23	9	1	97.0
合计	85	66	17	2	97.6

四、体会

慢性胆囊实是一种常见病、多发病。根据临床观察，笔者将其分为实热型和血瘀型两类，故临床试用仙方活命饮加减治疗，获得了满意的效果。方中金银花、赤芍清热凉血解毒；当归、制乳没、穿山甲、皂刺活血化瘀以止胁痛；贝母、天花粉清热散结消炎，消除胆囊水肿；陈皮疏肝利胆；防风、白芷疏散肝胆风湿热邪，使胆经热邪从外透解；甘草调和诸药。全方配伍，清利肝胆湿热、导滞行气止痛。

第七节　嗜睡证 1 例治验

　　王某，女，45 岁，1996 年 4 月 10 日初诊。自述发病一年来，初起身倦乏力，食欲缺乏，渐继出现头晕，口苦，寒热往来，心烦欲寐，动则心慌气短，眼涩难开，倦怠嗜卧，辗转治疗，疗效不佳。刻诊：精神萎靡不振，状似欲寐，面色晦黄，头晕口苦，心烦，小便黄，舌质红赤，苔黄略腻，脉弦滑。中医辨证：此乃痰气郁结，少阳被遏，脏腑壅滞，阴阳之气失和所致之胆腑实热证。治以和解少阳，清化痰热。方用柴胡 12g，黄芩 9g，半夏 10g，焦栀子 9g，郁金 15g，夏枯草 25g，龙胆草 10g，竹茹 15g，钩藤 20g，茯神 15g，酸枣仁 20g，菊花 10g，甘草 5g。水煎服，每日 1 剂，煎取 400mL，分 2 次服下，4 剂。

　　二诊：精神较前好转，口苦减轻，饮食略增，冷热基本消失，守上方加麦芽、神曲各 20g，继进 5 剂。上方共服 8 剂，一切症状全部消失而痊愈。

　　按语：少阳胆热嗜睡证，属于半表半里之少阳病范畴。本例患者，痰郁日久，热遏少阳，枢机不利，阴阳之气不和，而形成嗜睡。《张氏医通》说："胆热多眠。"《太平圣惠方》曰："胆实多卧。"故用柴胡、黄芩、栀子、夏枯草、龙胆草以清泄胆热，和解少阳；半夏、郁金、竹茹、钩藤、菊花清化热痰，利胆解郁；酸枣仁、茯神养血安神，健脾利湿，以杜痰源；甘草调和诸药。全方配伍，可使胆热清，痰热祛，少阳枢机和，而症自愈。

第八节　防瘫丸治疗中风先兆 160 例

　　中风先兆是与中风有密切联系的临床综合征，多见于中年以上人群，以眩晕、肢麻、短暂性瘫软、语涩、晕厥发作等为主要临床表现，延误治疗，可发展为中风。中风是具有高发病率、高死亡率、高致残率和高复发率的严重疾病，是人类的三大致死疾病之一。中风先兆的病机主要在于气血亏虚，肝肾不足，阴阳失调，再加上情志饮食失节、房劳等诱因，导致气血运行受阻，肌肤筋脉失于濡养，或阴虚阳亢，风、火、痰、瘀互结为患，血随气逆上冲于脑，或横窜经络所致。诚如古人所云"凡人之气血，犹源泉也，盛则流畅，少则瘀滞，故气血不虚则不滞，虚则无有不滞者"。2006 年 6 月—2009 年 6 月，笔者采用防瘫丸治疗中风先兆患者 160 例，总结报道如下：

一、一般资料

选取商丘市中医院和河南省中医药研究院中风先兆证属肝胆火旺、痰瘀闭阻型的门诊及住院患者 297 例，按随机数字表法随机分为治疗组和对照组。其中治疗组 160 例，门诊 100 例，住院 60 例；男 87 例，女 73 例；年龄最小 35 岁，最大 70 岁，平均（55.5 ± 13.1）岁；病程 2 天至 6 个月，平均（1.3 ± 0.6）个月。对照组 137 例，门诊 95 例，住院 42 例；男 72 例，女 65 例；年龄最小 36 岁，最大 68 岁；平均（54.7 ± 8.9）岁；病程 2 天至 6 个月，平均（1.4 ± 0.7）个月。两组患者一般资料对比，差别无统计学意义（$P > 0.05$），具有可比性。

二、诊断标准

中医诊断标准按照《中风先兆证诊断与疗效评定标准》。主症：阵发性眩晕，发作性偏身麻木，短暂性言语謇涩，一过性偏身瘫痪，晕厥发作，瞬时性视歧昏瞀。次症：头胀痛，手指麻，健忘，筋惕肉瞤，神情呆滞，倦怠嗜卧，步履不正。血压、血糖、尿糖、血脂、血液流变学、心电图及眼底检查。中年以上患者，具有两项以上主症，结合次症、实验室检查即可诊断。必要时可做 CT、MRI 等检查，以确定诊断。

中医肝胆火旺、痰瘀闭阻辨证标准按照《中风先兆证诊断与疗效评价标准》。头晕头痛，烦躁易怒，口干口苦，面红目赤，舌红苔黄腻或舌见瘀点瘀斑或舌下脉络青紫，脉弦滑数或弦涩。

三、治疗方法

治疗组口服防瘫丸，药物组成：丹参 30g，当归尾 20g，赤芍 15g，川芎 15g，桃仁 10g，黄芪 60g，首乌 30g，泽泻 15g，石决明 30g，地龙 15g，钩藤 20g，郁金 15g，石菖蒲 15g，甘草 3g。以上药物由商丘市中医院制剂室按规定炮制加工、粉碎，制成水丸，60g/瓶，6g/次，2 次/天。对照组口服脑心通胶囊（由咸阳步长制药有限公司生产），2～4 粒/次，3 次/天。两组均以 30 天为 1 个疗程，1 个疗程后判定疗效。

四、疗效判定标准

参照《中风先兆证诊断与疗效评定标准》。以疗效百分数为主要依据，适当参考理化指标进行评定。疗效百分数 =（治疗前症状总积分－治疗后症状总积分）/治疗前症状总积分×100%。临床治愈：疗效百分数≥95%。显效：疗效百分数为60%～<95%。有效：疗效百分数为<20%，乃至疗效百分数为负数，甚至发生中风。

五、统计学方法

采用 SPSS 11.0 统计分析软件处理。计量资料数据以均数（$\bar{x}$）± 标准差（s）表示，组间比较采用 t 检查；计数资料组间比较采用 x^2 检查；等级资料组间比较采用 $Ridit$ 分析。以 $P < 0.05$ 为差别有统计学意义。

六、结果

1. 两组临床疗效对比见表 12-2。两组对比，经 $Ridit$ 分析，$u = 2.12$，$P < 0.05$，差别有统计学意义。

表 12 - 2　两组临床疗效对比

组别	例数	临床治愈	显效	有效	无效	有效率/%
治疗组	160	100	44	12	4	97.5
对照组	137	58	32	17	30	78.1

2. 两组治疗前后血脂水平对比见表 12 - 3。

表 12 - 3　两组临床前后血脂水平对比(mmol/L, $\bar{x} \pm s$)

组别	例数	时间	TC	TG	HDL	LDL
治疗组	160	治疗前	8.81 ± 1.78	2.72 ± 0.42	1.31 ± 0.24	4.28 ± 0.61
		治疗后	4.29 ± 0.61 [**#]	1.17 ± 0.22 [*#]	1.70 ± 0.18	2.42 ± 0.64 [**#]
对照组	137	治疗前	8.72 ± 1.57	2.82 ± 0.34	1.28 ± 0.24	4.76 ± 0.57
		治疗后	5.78 ± 0.72 [*]	1.68 ± 0.61	1.37 ± 0.16	3.64 ± 0.53 [*]

七、讨论

随着我国人民生活水平的普遍提高，脑血管疾病的发病率逐年增多，严重危害人类健康。大量临床实践证明，中风先兆发展为中风的可能性非常大，它是一个由小到大、由轻到重的发展过程。如果在中风先兆阶段及时地采取防治措施，终止病情发展，能明显地降低中风发生率，或免除中风之虞。因此，重视和研究中风先兆的防治是非常重要的，开展中风病防治的研究已势在必行。王晶心认为，在中医治未病学术思想指导下，综合中西医各家之长，对中风病开展二级预防，这对降低中风病的发病率、致死率、致残率、复发率，将有极重作用。

笔者在"未病先防"的医学思想指导下，结合国内外有关资料，努力发掘传统中医药在预防中风方面的治疗经验，制成丸剂，补充了重要剂型方面的欠缺，克服了西药在预防中风方面药效不甚理想的现状。早在《素问·调经论》即有"肌肉蠕动，命曰微风"的论述。金代刘完素首先提出中风先兆的命名，曰："中风者，俱有先兆之证。"(《素问病机气宜保命集》)。张三锡曰："中年人但觉大拇指麻木或不仁，或手足力少，或肌肉微掣，三年内必有暴病。"《中风历节病脉证治》云："寸口脉浮而紧，紧则为寒，浮则为虚；寒虚相搏，邪在皮肤；浮者血虚，络脉空虚；贼邪不泻，或左或右；邪气反缓，正气即急，正气引邪，喎僻不遂。邪在于络，肌肤不仁；邪在于经，即重不胜；邪入于腑，既不识人；邪入于脏，舌即难言，口吐涎。"其理论对本病的发展和认识奠定了坚实的基础。防瘫丸是根据中风患者往往具有血黏度增高及高血压的特点，依据中医辨证论治的原则，采用以活血化瘀、补气通络为主，佐以滋阴息风、清热祛痰的治疗原则进行组方。方中丹参、当归尾、赤芍、川芎、桃仁活血化瘀为主，配以大量黄芪，意在补气行血，加强活血化瘀药物的作用，使经络通畅，血归常道，不使外溢；首乌、泽泻益肝肾之阴，降低血中脂质及血黏度，使血运阻力减少，流速加快，杜绝血栓形成；石决明、地龙、钩藤镇肝潜阳，息风降压；更配郁金、石菖蒲化瘀滞，清痰火，祛湿开窍；甘草调和诸药。现代药理研究证实，丹参、当归等活血药物促使动脉前列腺素样物质形成，抑制血栓形成，并降低血液黏稠度，改善微循环，促进侧支循环的建立，且通过各种途径抑制血小板凝集，对已聚集的血小板有解聚作用，抑制纤维蛋白的形成。黄芪在提高机体免疫力的同时提高神经细胞耐缺氧的能力，延长细胞寿命，并配合活血化瘀药物提高超氧化物歧化物（SOD），抑制过氧化脂质（LDO）。

防瘫丸是纯中药制剂，符合简、便、廉的原则，无毒副反应。从社会和环境效益上讲，对中风先兆期患者进行预防治疗，可以大大降低中风发病率和致残率，给患者带来福音，提高其生存质量，对患者本人、家庭及社会产生不可估量的社会效益和间接经济效益。

第九节　二子消石胶囊治疗泌尿系结石的临床观察与研究附 105 例疗效分析报告

本研究所项目系我院自选课题，自 1995 年 3 月—1997 年 11 月为止，已完成了临床病历观察、病人追访、疗效分析数据处理等项工作，特申报科研成果，以便今后推广使用。本课题主要研究泌尿系结石的中药排石问题，随着我国人民生活水平的普遍提高及饮食结构的改变，泌尿系结石的发病率也越来越高，特别是肾结石最为常见，手术取石虽不失最为有效的方法，但患者痛苦大，手术后的并发症也较多，调护困难，且经济负担严重，复发率也比较高，据报道在男性可高达 80%，女性达 60%，近年来发明的体外冲击波碎石法（SEWL），虽给泌尿系结石患者带来曙光，但仍有诸多不适症，大块结石碎石较难，对肾脏组织亦有轻度损伤，况且碎石后的排石问题仍需要药物来解决，费用也较贵，以上两种方法，只是对症治疗，而病因未除，结石的复发危险依然存在，因此结石病因的治疗和预防结石的发生是极其重要的。现代医学认为，结石的形成与环境、地域、气候、饮食结构、泌尿系感染、服用对肾脏有损伤的药物（如磺胺类、过量的维生素 D 等）等有关。近年来，国内在对本病的基础研究以及中医药治理肾结石等方面，取得了令人满意的效果。一是病因病机的研究，李兆华氏将其归纳为：①外感风邪、湿热：风为阳邪，最易化火，或湿热入侵下焦，蕴结肾与膀胱，消灼阴液，导致肾虚阴伤及膀胱，湿热郁蒸；②内伤七情：化火伤阴，形成肾阴阳失衡；③是恣食肥甘，房劳过度，忍尿致使肾之阴阳平衡失调，此为形成结石的重要因素。岳美中氏则认为结石的形成是由于水府失职，积湿蓄水，再遇内因或外因的火热，湿热交蒸，煎熬成石。我们在临症时多崇岳氏之论，认为结石的形成，是肾虚为本，湿热蕴积下焦，尿液受其煎熬，日积月累而成。二是辨证分型的研究。各地对本病的辨证分型不太一致。岳美中氏立足于中医辨证特点，认为结石可分为湿热型、虚型（包括肾阴虚、肾阳虚、阴阳两虚）、实型、气滞血瘀四型。李兆华氏等将其分为湿热蕴结型、气滞血瘀型、脾肾两虚三型。周俊元氏通过大量的临床表现及实验研究将其分为：气结型、湿热型、肾虚型。总之，我们认为肾结石的早期，多属实证，随证情发展，会出现虚实夹杂，以及虚证为主的证象。三是中医治法的研究，祖国医学对本病的治疗，总的来说，多主张以清利湿热、补益脾肾和配合专用排石药物为主，如选八正散、石韦散等，近年来研制的中成药制剂也比较多，如结石通、排石汤冲剂、尿塞通、消石片等。李桂土氏根据治病"必求于本"的原则，宜在滋补肾阴的前提下，配合攻下利尿软坚排石剂，选用知柏八味丸。林光启氏选用滋肾益气法治疗本病收到较好的效果。近年来，祖国医学对此病的治疗方法在不断拓宽，并且出现了多种方法综合治疗的苗头，疗效有很大提高，如沈心豪氏以耳穴埋压法配合短波或微被治疗仅冲击疗法，疗效调意赵玉美氏以针刺为主，配合手法提拔为主，擦转为辅，可谓治法多种多样。四是药物及方剂的研究，李兆华认为金钱草是有效溶石中药之一，滑石粉似有消除膀胱颈部水肿的作用，是否因其含镁，能减少尿中草酸含量，核桃仁的溶石作用可能与含有丰富的脂肪酸，增加尿中的酸根有关。李淙沈氏，肖运春氏亦认为金钱草口服液能使尿液变为酸性，故能促使在碱性环境中才能存在的结石溶解。广东尿石病协作组，以五石汤(海浮石、穿破石、滑尿石、石韦、硝石片)随症加减，共治 262 例，总有效率为 63.7%。王承训氏认为治疗本病要抓"化""引""利""排"四个方面，自拟金龙排石汤总有效率为 71.5%，还有黎镜氏的化石散、裘渊炎氏的化石利尿合剂、姚普业氏以大剂量郁金排石等都取得了较好的效果。药物排石疗法是治疗泌尿系结石的基本方法，提高结石的排石率是我们研究的目的。采用现代最新科学技术进行结石的成因，溶石与防石的研究是我们今后努力的方向。本研究成果突出了中医"整体观念，拂证施治的"特色，它合排石、溶石、防石为一体，通过百余例临床病例观察，证明了该药物排石率较高，复发率低并且具有预防结石发生的作用，止痛效果亦较好，它与国内同类药物相比较，如中成药"排石汤冲剂"，有效率为 70.37%，陈馥馨等《新编中成药手册》。"消石片"结石减轻率平均为 65.6%，输尿管结石有效率达 84.1%，广西玉林制药厂生产。总有效率为 63.7%，申志强《中医肾脏病学》。由此可见，本研究成果有效率明显优于同类药物，鉴于我区目前仍是贫困地区，群众生活水平比较落后，为此，我们在豫东名老中医葛子端先生临床经验方"二子消石胶囊"的基础上，经过科学筛选组配采用传统中药地制和制剂工艺，开发研制出了中药排石制剂，"二子消石胶囊"，临床验证其效果良好、全部观察患者 105 例，病历完备，结果一个疗程治愈 58 例，治愈率为 55.2%，显效 35 例，约占 33.3%，无效 12 例，约占 11.5%，其愈显率为 88.5%。

药物组成：急性子 300g、王不留行 300g、滑石粉 200g、金钱草 300g、鸡内金 250g、木通 150g、车前子 150g、核桃仁 150g、路路通 100g、琥珀 90g、香附 10g、甘草 50g，将以上诸药用远红外烘干，粉碎后过筛加工，装胶囊备用。

主要药物成分及药理作用：

急性子：为凤仙科植物凤仙的种子，其主要成分为"凤仙甾醇""帕灵锐酸""皂甙"等。其药理作用是：凤仙子酊剂、煎剂和水浸剂对未孕家兔离体子宫及来孕，已孕各期豚鼠离体子宫都有明显兴奋作用，表现为节律收缩增快，紧张度增高甚至强直收缩，据此推断对人体肾脏，输尿管及膀胱亦有较强的兴奋作用，因此可以加快结石的排出。

王不留行：为石竹科植物麦蓝菜的成熟种子。主要成分含皂甙及碳水化合物。除去钾质的水煎剂,对大白鼠子宫有明显兴奋作用,醇浸液的作用更强,水浸膏制成片剂内服,对通乳及子宫复旧有明显效果。据分析,对人体泌尿系结石,亦有蠕动和排泄作用。

金钱草:为唇形科植物活血丹的全草,主要成分为:芳香型金钱草含多量单萜酮,尚含 α - 蒎烯、β - 蒎烯等,除挥发油成分外,尚含熊果酸、β - 谷甾醇、硝酸钾等。药理作用为其煎剂 20g(生药)/kg 给大鼠灌胃,有显著的利尿作用,因此它具有很强的排石功能。李兆华氏认为,金钱草是有效的溶石中药之一。曾做实验,把两块重量相等、性质相同的结石,分别放入金钱草煎剂及蒸馏水中,约 1 个月后,在金钱草煎剂中的结石化为砂粒,而在蒸馏水中的结石则不变。

滑石:为硅酸盐类矿物,主含硅酸镁。李兆华氏认为滑石粉似有消除膀胱颈部尿道水肿的作用,是否因其含镁,能减少尿中草酸含量有关。

核桃仁:为胡桃科落叶乔木胡桃果实的核仁,主要成分为脂肪油,其中主要为亚油酸。李兆华氏认为核桃仁的溶石作用可能与含有丰富的脂肪油、增加尿液中的酸根有关。

适应证:本研究成果适用于肾结石、输尿管结石、膀胱结石。中医辨证属于湿热气滞血瘀型之"石淋"者,均可应用。如肾明不足者加服六味地黄丸或知柏地黄丸等。如伴有血尿发热感染明显者,在服用"二子消石胶囊"的同时,可用氨苄青霉素 6g,加入 0.9% 生理盐水中,每日 1 次,静脉滴注,如青霉素过敏者,改用甲硝唑 250mL,静脉滴注。

服用方法:每日 3 次,每次 10 粒(约含生药 4g),30 天为 1 个疗程。治疗期间,嘱其多饮水多跳动,拍打双臂区,忌食辛辣、油腻之物。

疗效标准与治疗结果:临床症状消除,B 超或腹部平片结石无残留,尿常规检查正常,无泌尿系感染,为治愈,结石明显缩小或个数减少为显效,临床症状缓解或明显改善,但结石无明显变化为无效。结果一个疗程治愈 58 例,约占 5.2%;显效 35 例,约占 3.3;无效 12 例,约 11.5%,其愈显率为 88.5%。与对照组结石通相比较,共观察 25 例,一个疗程治愈 9 例,约占 37%;有效 9 例,占 37%;无效 7 例,约占 26%,总有效率为 74%,见表 12 - 4。

表 12 - 4 两组对比

	例数	治愈	有效	无效	有效率/%
二子消石胶囊	105	58	33	12	98.5
结石通	25	9	9	7	74

理论依据及探讨:泌尿系结石属于祖国医学"石淋""血淋""腰痛"等的范畴,主要病因是外感风邪,湿热下注,内伤七情,化大伤阴,使肾之阴阳失衡,湿热郁蒸,蕴结下焦而成。较大结石阻塞肾盂及输尿管,使肾盂及输尿管上段积水,结石损伤脉络则尿血,尿路不通则疼痛。以腰部或上腹部持续钝痛或阵发剧烈绞痛,常放射至同侧下腹部或外阴等为临床特征。有时绞痛发作时可伴有出冷汗、呕吐等症状。根据祖国医学理论"实有泻之""热者清之""结者散之""坚者消之"之理论,结合葛子端老中医教十载的临床经验及百余例临床病人的观察,自行设计课题,进行大量理论探讨,研制出了以中药急性子、

王不留行为主要药物的"二子消石胶囊"用于临床，疗效满意。方中急性子、王不留行破瘀消积，软坚碎石，活血化瘀，刺激肾及输尿管，膀胱区域的平滑肌收缩，促使结石运动。配合金钱草、滑石、鸡内金、核桃仁以消石溶石；车前子、木通、琥珀清热利尿、通淋排石；香附活血理气、行肾气，以助结石排出；路路通利水除湿，改善积水，使湿热下行，以杜生石之源；甘草调和诸药，健脾祛湿。再适当配合抗生素，以尽快消除局部炎症，减轻肿胀，松解粘连，缓解痉挛，使肾盂及输尿管通畅，利于结石下行。另外，嘱其多饮水，以充盈膀胱及输尿管，多跳动，拍打双肾区，更利于结石的排出。

第十节　补中益气汤治疗高血压1例

吴某，男，47岁，1988年10月24日就诊。

患高血压2年余，常服复方降压片及平肝潜阳中草药，疗效不显，近日因劳累过度日趋加重。症见形体壅盛，面黄虚浮，头晕头痛，神疲乏力，少气懒言，心烦不寐，食欲缺乏，动则心慌气短，大便稀溏，舌质淡，舌体胖大边有齿痕，苔白厚，脉沉细。血压27.3/16.9kPa。中医辨证为中气不足，脾失健运，清阳下陷，浊气上蒙。治以补益中气，升清降浊。方用补中益气汤：黄芪30g，党参20g，白术15g，当归15g，陈皮10g，柴胡9g，升麻3g，炙甘草6g，水煎服，每日1剂。服药3剂后，头晕头痛大减，心慌气短好转，纳食增加，余无不适。守方继服十余剂，诸证悉平，血压稳定在20.8/12.5kPa。为巩固疗效，令服补中益气丸1个月。1年后随访，病未复发。

按语：气虚血压升高患者，临床较为少见。然本患者平素形盛气虚，又久服平镇潜阳、活血耗气之品，克伐中气，致使中气不足，清阳下陷，浊气不降，脾之枢机升降失调，气逆于上，故血压增高，眩晕作祟。故用补中益气汤补气健脾以治气虚之本，升提下陷之清阳，以求清升浊降，眩晕自愈。

第十一节　HPLC法测定防瘫丸中丹参素钠的含量

防瘫丸系临床经验方，由丹参、当归、赤芍、川芎、桃仁、黄芪、何首乌、泽泻、决明子、地龙等十几味中药组成，具有活血化瘀、补气通络、滋阴息风、清热祛痰的功效，用于中风先兆的防治。丹参为方中君药，丹参素钠为其中主要水溶性成分，丹参素钠的含量测定方法主要有紫外分光光度法、薄层扫描法及HPLC法等。笔者采用反相高效液相色谱法测定本品中的丹参素钠的含量。

一、仪器与试药

Waters 高效液相色谱仪，Empower Ⅱ色谱工作站。防瘫丸由商丘市中医院提供，批号：090620、090621、090622。丹参素钠对照品，供含量测定用，购自中国药品生物制品检定所，批号：110805 - 200508；甲醇为色谱纯；水为重蒸水；其他试剂为分析纯。

二、方法与结果

1. 色谱条件　美国热电色谱柱（Hypersil 填料，4.6mm × 250mm，5μm），柱温，40℃；进样量 10μL，流动相为甲醇 - 0.05% 磷酸溶液（5∶95），流速 1.0ml/min，检测波长 280nm；理论板数按丹参素钠计算应不低于 3000。

2. 对照品溶液的制备　精密称取丹参素钠对照品 1.76mg 置 10mL 量瓶中；加甲醇使溶解，并稀释至刻度，摇匀；精密吸取 1mL 置 10mL 量瓶中；加甲醇稀释至刻度，摇匀，制成每毫升含 17.60μg 的溶液即得。

3. 供试品溶液的制备　取本品适量，研细，取约 2g，精密称定，置具塞锥形瓶中，加入甲醇 25mL，密塞，称定重量；超声处理 30min，放冷，再称定重量，用甲醇补足减失的重量；摇匀，滤过，取续滤液即得。

4. 线性关系考察　精密吸取 22 项下丹参素钠对照品溶液 5μL、10μL、20μL、30μL、40μL，分别注入液相色谱仪；按上述条件分别测定丹参素钠的吸收峰峰面积，以进样量为横坐标（X），以峰面积积分值为纵坐标（Y），进行回归处理。结果：丹参素钠在 0.088 ~ 0.704μg 范围内，进样量与峰面积积分值之间线性关系良好，回归方程为 $Y = 2.069\,973 \times 10^6 X + 1.888\,410 \times 10^4$，r = 0.9996。

5. 阴性对照试验　取方中除丹参外其余药物，按防瘫丸处方比例和工艺制备缺丹参阴性对照药，按供试液制备方法制成缺丹参阴性对照液。分别吸取丹参素钠对照品溶液、供试品溶液及缺丹参阴性对照品溶液各 10μL，注入液相色谱仪，按上述色谱条件进行分析。结果供试品溶液色谱中，在与丹参素钠对照品色谱相对应的保留时间有吸收峰，而缺丹参阴性对照品溶液则在相对应的保留时间无吸收峰出现。结果表明，本品中除丹参外的其他药物对含量测定无影响。

6. 稳定性试验　取 090620 批样品，按上述方法制备供试品溶液，吸取 10μL，注入液相色谱仪，测定其含量，取 8 小时的测定结果。结果丹参素钠平均峰面积为 705 005，RSD 为 1.67%。

7. 精密度试验　精密吸取同一供试品溶液 10μL，重复进样 6 次，测定丹参素钠的峰面积。结果丹参素钠平均峰面积为 690 378，RSD 为 1.21%。

8. 重复性试验　取同一批样品（批号为 090620），制备 6 份供试品溶液，按拟定的含量测定方法，重复平行测定，丹参素钠平均含量为 0.405mg/g RSD 为 2.71%。

9. 回收率试验　取已知含量的样品（丹参素钠含量为 0.405mg/g），研细，称约 1g 精密称定，精密加入丹参素钠对照品的甲醇溶液 25mL，以下按 2、3 项下供试品溶液制备方法操作，制成加样供试品溶液。吸取加样供试液 10μL，注入液相色谱仪，按上述方法测定加样供试液中丹参素钠含量，计算回收率。结果丹参素钠平均回收率为 99.88%，RSD 为 2.81%。见表 12 - 5。

表 12 - 5　丹参素钠回收率试验结果

取样量/mg	样品中丹参素钠含量/mg	对照品加入量/mg	测得量/mg	回收率/%	x/%	RSD/%
1.0025	0.406	0.428	0.840	101.40		
1.0012	0.405	0.428	0.841	101.87		
0.9978	0.404	0.428	0.845	103.04	99.88	2.81
0.9983	0.404	0.428	0.832	100.00		
1.0001	0.405	0.428	0.819	96.73		
1.0034	0.406	0.428	0.818	96.26		

10. 样品测定　取 3 批样品,按上述 2、3 方法操作,各制备 3 份供试品溶液,依法测定,结果见表 12 - 6。

表 12 - 6　3 批样品中丹参素钠含量测定结果(mg/g)

含量批号	1	2	3	X	RSD/%
090620	0.402	0.408	0.404	0.405	0.75
090621	0.400	0.389	0.388	0.392	1.70
090622	0.377	0.385	0.366	0.376	2.53

三、小结

在本实验中,笔者曾试用甲醇 - 0.03% 磷酸溶液(4:96)、甲醇 - 0.1% 磷酸溶液(5:95)、甲醇 - 0.5% 冰醋酸(12:88)等流动相条件,经反复比较,以文中所选流动相甲醇 - 0.05% 磷酸溶液(5:95)重复性最佳,出峰时间较快,峰形尖锐、对称,且丹参素钠和杂质峰分离较好。

文献报道,丹参素的解离与溶液的 pH 有关,在制备供试品溶液时加少量的酸,能更好地将丹参素提取出来。在本实验中,笔者分别试用了甲醇、甲醇 - 醋酸溶液(99:1)和50% 甲醇溶液,超声处理制备供试品,进样测定,结果供试品溶液中丹参素钠含量基本一致。因此,为简化实验,选用甲醇为溶媒超声提取供试品溶液。

(《中医研究》,2010 年第 8 期,21 ~ 23 页)